DIE NEUE HEILWISSENSCHAFT

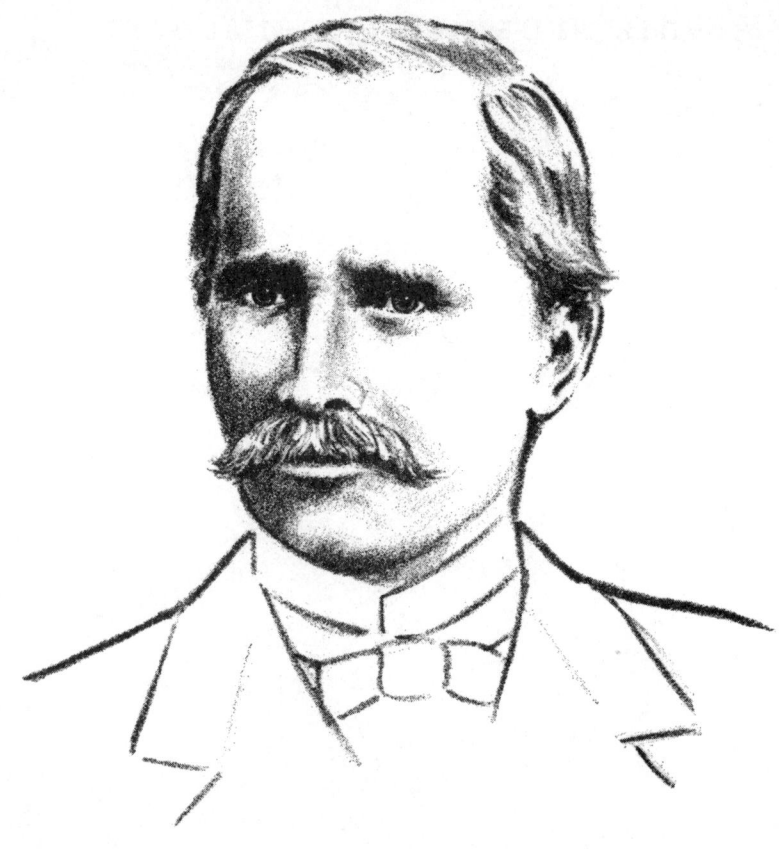

LOUIS KUHNE

Die neue Heilwissenschaft

Ein Lehrbuch und Ratgeber für Gesunde und Kranke

Neu bearbeitet von Oberregierungs - Medizinalrat a. D.

Dr. Walter G m e l i n und

Berufs- und Fachschuldirektor i. R. Ludwig G r o h

4. Auflage

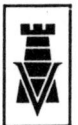

TURM - VERLAG - BIETIGHEIM / WÜRTTBG.

ISBN 3-7999-0084-5
Copyright 1966 by Turm-Verlag Bietigheim / Württ.
Druck und Bindung: Verlagsdruckerei Otto W. Zluhan, 712 Bietigheim

Wahrspruch:

„Wer Wahrheit sucht, darf nicht die Stimmen zählen."
Leibnitz

Inhaltsverzeichnis

Das alphabetische Inhaltsverzeichnis findet sich am Schluß des Werkes.

	Seite
Vorwort des Verlags	11
Vorwort der Neubearbeiter	13

1. Teil

Was führte mich zur Entdeckung der neuen Heilweise?	17
Wie entsteht Krankheit? Was ist Fieber?	26
Wesen, Entstehung, Zweck und Heilung der Kinderkrankheiten und ihre Einheit	39
Masern 41, Scharlach 43, Diphtherie 45, Pocken 46, Keuchhusten	49
Skrofelkrankheit	52
Heilfaktoren	74
Volldampfbad 74, Dampfbad für den Unterleib	78
Dampfbad für Kopf und Hals 79, Das Saunabad	80
Das Sonnenbad 81, das Rumpffreibebad	82
Das Reibesitzbad	84
Erläuterungen zu vorstehenden Kapiteln	89
Dampfbad 89, Rumpffreibebad 90, Reibesitzbad	91
Was sollen wir essen? Was sollen wir trinken?	
Wesen der Verdauung	93
Anweisung zur Bereitung guten Weizenschrotbrotes	118
Anweisung zur Bereitung der Schrotsuppe	118
Anweisung zur richtigen Auswahl naturgemäßer Kost	119

	Seite
Einige einfache Kochrezepte	120
Müsli	123
Brei aus ganzem Weizen	124
Fastenkuren	124

2. Teil

Nerven- und Geisteskrankheiten, Schlaflosigkeit	137
Geisteskrankheiten	142
Lungenleiden, Lungenentzündung, Tuberkulose, Asthma, Rippenfellentzündung, Lupus	149
Lungenentzündung und Rippenfellentzündung	156
Asthma	160
Tuberkulose (Vorgeschrittene)	162
Tuberkulose 163, Knochentuberkulose, Knochenfraß	164
Lupus, fressender Hautwolf	165
Geschlechtskrankheiten	168
Mannesschwäche und Impotenz	177
Blasen- und Nierenleiden, Zuckerkrankheit, Urämie Bettnässen, Leberleiden, Gallensteine, Gelbsucht, Darmleiden, Schweißfüße, Hautflechten	180
Steinleiden	182
Die Zuckerkrankheit	184
Urämie 185, Bettnässen 185, Darmfisteln	185
Blasenkatarrh 186, Leberleiden, Gallensteine, Gelbsucht	186
Schweißfüße	187
Hautflechten und Hautkrankheiten	188
Herzleiden und Wassersucht	190
Rückenmarksleiden, Rückenmarksschwindsucht Hämorrhoidalleiden	201
Epileptische Krämpfe	207
Blutarmut und Bleichsucht	211
Augen- und Ohrenleiden	218

Seite

Der grüne Star 220, Ägyptische Augenentzündung 220
Das Doppelsehen 222, das Schielen 222 222
Zahnleiden, Schnupfen, Grippe, Halsleiden, Kropf 228
Kopfschmerzen, Migräne, Gehirntuberkulose, Gehirnentzünd. 233
Typhus, Ruhr, Cholera, Durchfall 236
Typhus 236, Cholera, Ruhr 237
Klima- und Tropenfieber, Malaria, Gallenfieber,
Gelbfieber und Wechselfieber 242
Krätze, Würmer, Bandwurm, Parasiten, Eingeweidebrüche
Krebsleiden, wildes Fleisch 259
Wildes Fleisch 268

3. Teil

Behandlung und Heilung von Wunden ohne Medikamente
und ohne Operation 271
Schnitt-, Stich-, Quetsch- und Rißwunden 276
Quetschungen und innere Verletzungen 281
Brandwunden 284, Schußwunden 285
Knochenbrüche 288, offene Wunden 290
Frauenkrankheiten 298, Menstruationsstörungen 299
Gebärmuttervorfall, Tragen von Ringen 303
Unfruchtbarkeit 304, Schlimme Brüste und fehlende Nahrung 305
Wie erreicht man leichte und glückliche Geburten? 308
Verhalten nach der Entbindung 316
Behandlung des Kindes in den ersten Monaten 319
Alphabetisches Inhaltsverzeichnis 323

Vorwort

Die erste Auflage des Kuhne-Buches „Die neue Heilwissenschaft" ist vor etwa 80 Jahren erschienen. Inzwischen hat das Buch über 130 Auflagen in fast unveränderter Form erreicht und ist in 28 Sprachen übersetzt worden. In Deutschland war es viele Jahre vergriffen.

Die Entwicklung geht auf allen Gebieten weiter. Aber das, was Kuhne vor 80 Jahren über Vegetarismus schrieb, hat auch heute noch volle Gültigkeit, und seine Heilfaktoren, namentlich das Reibesitzbad und das Rumpffreibebad sind heute noch unübertroffen. Hunderttausende von Kranken haben durch Anwenden der Kuhne-Bäder und Befolgen der Ernährungsanregung mit Gottes Hilfe die verlorene Gesundheit wieder gefunden oder wenigstens eine Besserung ihres Leidens oder eine Milderung ihrer Schmerzen erfahren dürfen.

Der Verlag war sich darüber klar, daß einem Neudruck eine Überarbeitung des ganzen Buches aus berufener Feder vorangehen mußte, denn der Zeitraum von 80 Jahren geht an keinem Werk spurlos vorüber. Hier die richtigen Mitarbeiter zu finden, die den Sinn des Buches erhalten und trotzdem den gegenwärtigen Stand der Entwicklung zum Ausdruck bringen, ist dem Verlag mit Herrn Oberregierungs-Medizinalrat a. D. Dr. Walter Gmelin und Herrn Berufs- und Fachschuldirektor i. R. Ludwig Groh gelungen. Beiden Herren sprechen wir hier für ihr Bemühen unseren besten Dank aus. Ebenso danken wir Herrn Carl Zimmer, einem jahrzehntelangen, begeisterten Anhänger der Kuhne-Heilmethode, für seine tatkräftige Mithilfe bei der Neuherausgabe des Kuhnebuches. Wir hoffen, mit dem vorliegenden Werk vielen Kranken Mittel und Wege zur Gesundung zu zeigen und den Gesunden einen Weg zu dauernder Gesundheit bis ins hohe Alter.

Möge die neue Auflage des Buches unter Gottes Hilfe und Schutz ihren Weg zum Segen der Kranken und der Gesunden antreten.

Turm-Verlag

Vorwort

„Die neue Heilwissenschaft" von Louis Kuhne neu herauszugeben, ist ein Wagnis, denn das Buch wurde vor mehr als 80 Jahren von einem Laien geschrieben, also in einer Zeit, in der es erst ganz wenige auf der Universität vorgebildete Ärzte gab, die das Naturheilverfahren vertraten. Kuhne war Laie auf dem Gebiet des Heilwesens. Schon diese Tatsache führt uns zu der Frage: Wie konnte es überhaupt zu dem Auftreten von Laienbehandlern kommen?
Die Tätigkeit der nicht approbierten Krankenbehandler (Heilkundigen, Heilpraktiker) ist nur so erklärlich, daß das Volk den wissenschaftlich gebildeten Ärzten oft kein Vertrauen mehr entgegen brachte. Die Heilkunde ist gar keine Wissenschaft, sondern vielmehr eine Kunst und hängt, wie jede Kunst, weitgehend von einem angeborenen Einfühlungsvermögen, einer natürlichen Heilfähigkeit ab, die man nicht auf der Universität erlernen kann.
Solche begnadete Laienärzte waren Prießnitz und Rausse, Theodor Hahn, Kneipp, Pastor Felke u. a. Sie kamen aus den verschiedensten Berufen und waren ohne Hochschulbildung doch hervorragende Ärzte. Erst später, als man merkte, daß mit Krankenheilung auch Geld zu verdienen war, schlichen sich mancherlei Scharlatane ein und brachten die wahrhaft helfenden Heilkundigen in Verruf.
Die beste Reklame machte die Schulmedizin selbst für den „Kurpfuscher" Kuhne, indem sie ihm einen Prozeß machte, aus dem er nicht nur mit Freispruch hervorging, sondern der ihm auch die Gelegenheit gab, seine Lehre laut zu verteidigen und bekannt zu machen.
Louis Kuhne wurde am 14. März 1835 in Lössen bei Delitzsch geboren und starb in Leipzig am 4. April 1901. Er war über Theodor Hahn und Rausse ein Prießnitzschüler. Er hatte ein starkes

Selbstbewußtsein und war – gestützt auf große Erfolge – von seiner Unfehlbarkeit überzeugt, trotzdem auch manche seiner Thesen und Praktiken heute nicht mehr vertretbar sind.

Auch in der Diagnostik ging er eigene Wege. Er lehnte jede ärztliche Untersuchung ab und wollte mit seiner Gesichtsausdruckskunde alle Leiden feststellen und auch schon sich anbahnende erkennen. Diese Methode beruht auf intuitiver Kraft und ist, wie er auch selbst zugab, weder lehr- noch erlernbar. Da sein Buch über die Gesichtsausdruckskunde längst vergriffen ist, haben wir die darauf bezüglichen Angaben weggelassen.

1883 gründete Kuhne in Leipzig seine Heilanstalt und verkündete seine „Neue Heilwissenschaft" in einem Buch, das viele Auflagen erlebte und in 24 Sprachen übersetzt wurde. Uns lag die 122. Auflage vor, die aber der 38. von 1898 fast gleich ist.

Kuhnes Grundgedanken: Einheit aller Krankheiten, gehen auf Hippokrates zurück. Daraus erklärt er die Einheit der Behandlung. Wenn auch die von ihm aufgestellten Theorien über die Krankheitsentstehung und über gewisse Vorgänge im menschlichen Organismus nicht durchweg aufrecht erhalten werden können, so erscheint das unerheblich gegenüber den erfolgreichen Behandlungsmethoden, die Kuhne anwandte und die auch von der Naturheilkunde weitgehend anerkannt werden.

Es mag eigenartig erscheinen, daß Kuhne von einer arznei- und operationslosen Heilkunst spricht. Gerade diese bedeutet aber einen besonderen Vorzug seiner Methode. Heute lehnen zwar auch Naturärzte keinesfalls grundsätzlich in besonderen Fällen die Anwendung von Medikamenten ab, sowenig wie eine dringende Operation. Aber zur Zeit Kuhnes herrschte die Allopathie und man behandelte in erster Linie symptomatisch. So bedeutet es einen gewaltigen Fortschritt, daß Kuhne versuchte, von diesen Behandlungsmethoden loszukommen und dafür – ganz wie andere Große der Heilkunst – in der Anfachung der Lebenskraft, in der Unterstützung der Selbstheilkraft, die wichtigste Aufgabe der Krankenbehandlung erblickte.

Mögen manche Gedanken und Anschauungen von Kuhne Kopfschütteln, bei den Anhängern der Schulmedizin gar eine verächtliche Ablehnung erfahren, so zeugen andererseits die vielen neuen Erkenntnisse und Einsichten von einem solchen Weitblick von Kuhne, daß wir ihm gerne die bisweilen überheblich erscheinende Einstellung und die schroffe Zurückweisung der damaligen Ärzte nachsehen.

Was er an Gründen für die Eigenschaft des Menschen als eines Frugevoren anführt, was er zur Ernährung mit dem vollen Korn, mit unbearbeiteten Früchten und Gemüsen, mit roher Milch sagt, mutet wahrhaft neuzeitlich an und beweist, daß Kuhne seiner Zeit oft weit voraus eilte. Nicht weniger bewundernswert ist, daß Kuhne die Hauptursachen der Krankheiten in der Überernährung mit nicht naturgemäßen Nahrungsmitteln erblickte, daß er bei Fieberkranken eine Einschränkung der Ernährung forderte und diese nur bei wirklichem Hunger guthieß. Auch die Ganzheitsbehandlung entspricht ganz der modernen Anschauung der Naturärzte, und bei seiner Ansicht, daß er nicht Krankheiten sondern Kranke behandeln wolle, erinnert er an Professor Schweninger, den Leibarzt Bismarcks, dem es nicht auf die Bekämpfung irgend einer Krankheitserscheinung, sondern auf die Gesundung des Kranken durch Hebung seiner eigenen Kräfte ankam.

Bei der Neuherausgabe des Buches haben die unterzeichneten Herausgeber auch da, wo sie den von Kuhne aufgestellten Theorien und seinen Erklärungen für einzelne Vorgänge nicht zustimmen, seine originellen Angaben unverändert gelassen auch aus Gründen der historischen Treue. Nur einzelne Abschnitte wurden gestrichen, auch hier und da Neues, z. B. die Anwendung der Sauna und über das Heilfasten, hinzugefügt.

Das originelle Kuhnesche Reibesitzbad, eine lange Kaltanwendung, aber begrenzt auf einen kleinen Körperbezirk, ist trotz seiner Dauer eine milde Anwendung und ist von Ärzten mehrfach abgewandelt worden. Kuhnes Begründungen sind in Anbetracht unseres heutigen Wissens nicht mehr alle haltbar, aber sogar seine primitiven Vorstellungen haben ihn zu praktischen, wirksamen und erfolgreichen Anwendungen geführt, zu denen noch heute fortschrittlich eingestellte Ärzte greifen. So wurde Kuhne zu einem unserer Naturheilpioniere. Er war ein erfolgreicher Praktiker. Das Reibesitzbad ist weiter mit seinem Namen verbunden. Das mag die Neuherausgabe seiner „Neuen Heilwissenschaft" rechtfertigen.

Immenstaad und Bad Dürrheim, im Februar 1966.

Dr. Walter Gmelin
Ludwig Groh

Erster Teil:
Was führte mich zur Entdeckung der neuen Heilmethode?

Es liegt in der menschlichen Natur begründet, daß jeder, der etwas Neues, Eigenartiges, gefunden hat, einen unwiderstehlichen Drang empfindet, seine Entdeckungen festzuhalten, um sie schließlich den Mitmenschen mitzuteilen.

Will ich aber meine Lehre der Mit- und Nachwelt erhalten, will ich nicht mit dem Ruf eines „Pfuschers" sterben, so bin ich gezwungen, durch Unterricht, durch Demonstration an lebendigen Modellen, die von mir entdeckten Wahrheiten zu entwickeln, zu beweisen und anderen bekannt zu geben.

Zunächst lassen Sie mich kurz ausführen, wie ich zur Aufstellung meines Systems gelangt bin.

Von jeher hatte ich eine ganz besondere Liebe zur Natur, so daß es für mich keine größere Freude gab, als draußen in Feld und Wald die Vorgänge zu beobachten, durch welche das Gedeihen von Pflanzen und Tieren bedingt wird, und ferner das Wirken der großen Mutter Natur an Erde und Himmel zu verfolgen, ihre Gesetze zu erkennen und festzustellen. Daneben trieb es mich zu hören, was tüchtige Forscher, wie der Professor *Rossmässler*, gefunden hatten, und das alles lange Zeit, bevor ich nur daran dachte, mich speziell der Heilkunst zuzuwenden. Ihr hat mich erst die gewaltige Gebieterin, die Not, zugetrieben, die Lehrerin und Erzieherin der Völker und des Einzelnen.

Als ich zwanzig Jahre überschritten, wollte mein Körper nicht mehr vollkommen seinen Dienst verrichten, die Lunge und der Kopf begannen heftig zu schmerzen. Anfänglich suchte ich Hilfe bei der Schulmedizin, aber ohne Erfolg. Auch war mein Vertrauen zu ihr gering. Hatte doch meine Mutter, die Jahrzehnte lang siech und elend war, immer und immer wieder uns Kinder vor den „Doktoren" gewarnt und gesagt, daß nur sie ihren Jammer verschuldet, und war doch mein Vater unter den Händen der Mediziner am Magenkrebs zu Grunde gegangen. Da las ich im Jahre 1864 von einer Versammlung der Freunde der Naturheilkunde. Ich wurde aufmerksam, und als ich zum zweiten Male die Annonce sah, ging ich in die Versammlung. Es war der Kreis wackerer Männer, welche sich um unseren unvergeßlichen *Meltzer* versammelt hatte. Ganz bescheiden fragte ich einen der Anwesenden, was ich wohl gegen Lungenstiche, an denen ich gerade litt, tun müsse. Ganz bescheiden, sage ich, denn meine ständige nervöse Aufregung war so groß, daß ich unmöglich vor mehreren Personen hätte laut sprechen können. Er verordnete mir einen Umschlag, der auch sofort gute Dienste leistete. Von da ab blieb ich ein ständiger Besucher jener Versammlungen. Einige Jahre danach, es war im Jahre 1868, wurde mein Bruder ernstlich krank, ohne daß die Naturheilkunde, so wie sie damals war, ihm helfen konnte. Da hörten wir von den erfolgreichen Kuren *Theodor Hahn's*. Mein Bruder entschloß sich, ihn zu konsultieren, und er kam nach wenigen Wochen viel gebessert zurück. Auch ich sah immer mehr die Vorzüge des Naturheilverfahrens ein und wandte mich ihm bereits damals mit vollster Überzeugung zu.

Inzwischen hatte mein Leiden nicht stille gestanden. Die von den Eltern überkommenen Krankheiten hatten fortgewuchert, zumal durch die frühere medizinische Behandlung den alten Krankheiten neue Krankheitsursachen hinzugefügt worden waren. Mein Zustand wurde allmählich schlimmer und schlimmer, bis er zuletzt schier unerträglich war. Im Magen hatte sich der Magenkrebs eingestellt, die Lunge war teilweise zerstört, die Kopfnerven waren so mitgenommen, daß ich nur noch in freier Luft Ruhe fand, an ruhiges Schlafen und Arbeiten aber gar nicht zu denken war. Heute darf ich es sagen, so wohlgenährt und rot ich damals aussah, ich war durch und durch ein armer Lazarus. Dabei tat ich alles auf das genaueste, was die Naturheilkunde verordnete. Bäder, Packungen, Klystiere etc. wandte ich an, ohne doch mehr als Erleichterung und Milderung meiner Schmerzen zu finden. Da entdeckte ich durch Beobachtung in der freien Natur die Gesetze, auf welchen das von mir geübte und gelehrte Heilverfahren beruht. Auf sie gründete ich zunächst für mich selbst meinen Heilplan, und dann konstruierte ich die dazu zweckmäßigsten Geräte. Der Versuch glückte. Mein Zustand besserte sich von Tag zu Tag. Auch andere, die meinen Rat befolgten, waren zufrieden. Die Diagnosen vorhandener, die Prognosen noch nicht bemerkter, aber in den Anlagen bereits sichtbarer Krankheiten trafen regelmäßig ein. Ich durfte sicher sein, daß meine Entdeckungen keine Selbsttäuschungen waren.

Da kam es mir zum Bewußtsein, daß es nicht genüge, die Theorie der Entstehung und des Verlaufs der Krankheit sowie ihrer Heilung gefunden und danach geeignete Gerätschaften zur Behandlung der Kranken hergestellt zu haben, daß es nicht genüge, eine neue untrügliche, auf dem Wesen des Organismus selbst beruhende Diagnose und Prognose entdeckt zu haben, daß es ferner nicht genug sei, an mir selbst, meinen Angehörigen, Freunden und Bekannten die Erfolge des neuen Heilverfahrens zu zeigen. Es wurde mir klar, daß ich mich mit meinem Verfahren an das große Publikum selbst wenden und durch handgreifliche Erfolge in ungezählten Fällen Allopathie und Homöopathie übertreffen müsse, um bei hoch und niedrig die Überzeugung von der zweifellosen Richtigkeit, von der Naturgesetzlichkeit meines Verfahrens hervorzurufen.

Diese Einsicht warf mich in einen schweren Kampf. Denn wenn ich mich der Ausübung der neuen arzneilosen und operationslosen Kunst widmen wollte, so mußte ich meine seit 24 Jahren mit gutem Erfolg betriebene Fabrik aufgeben und anderen überlassen, um meine ganze Kraft einem neuen Berufe zu widmen, der mir doch zunächst nur Hohn, Beschimpfung und sichere Verluste, aber keinen materiellen Vorteil bringen konnte. Jahrelang schwankte der Kampf zwischen dem Verstande, der mich zurückhielt, und dem Gewissen, das mich zur Erfüllung meines inneren Berufes trieb.

Am 10. Oktober 1883 eröffnete ich endlich meine jetzige Anstalt. Die Idee hatte gesiegt. Aber reichlich, ja fast im Übermaß trat ein, was ich vorausgesehen. In den ersten Jahren wurde die Anstalt fast gar nicht besucht, obgleich einige Erfolge erzielt wurden, welche wohl die Aufmerksamkeit hätten auf sie ziehen sollen. Danach kamen allmählich zuerst einfache Badegäste, dann mehr und mehr

Kurgäste. Mit der Zeit wuchs der Besuch, insbesondere auch von außerhalb, und zwar namentlich deshalb, weil fast jeder bei mir Behandelte zu einem freiwilligen Verkünder und Agenten wurde. An vielen Tausenden hat sich meine Heilweise bewährt, und viele konnte ich durch das Vorauserkennen künftiger Krankheiten vor schweren Gefahren bewahren. Gerade hierauf lege ich größten Wert. Denn allein dadurch wird es uns möglich, wieder ein wahrhaft gesundes Geschlecht zu schaffen.

Meine Entdeckungen haben sich in jedem einzelnen Falle bestätigt, meine Erfahrungen sind mit den Jahren selbstverständlich wesentlich reicher geworden, und meine eigene Gesundheit, welche fast aussichtslos darniederlag, ist gerade durch konsequente Anwendung des neuen Verfahrens so sehr gebessert, daß ich mich jetzt den Anstrengungen einer ausgedehnten Praxis vollauf gewachsen fühle. Das ist aber nur möglich gewesen, weil ich schließlich nach vielem Nachdenken eine vervollkommnete Art des Sitzbades fand, die so wirksam ist, daß ich mit Sicherheit jede Krankheit, möge sie einen Namen haben, welchen sie wolle, für heilbar erklären darf. *Jede Krankheit,* sage ich, *nicht jeden Kranken.* Denn wessen Organismus schon gar zu sehr zerrüttet ist, wer insbesondere durch langen Gebrauch von Arzneimitteln schon ganz durchgiftet ist, dem vermag mein Verfahren wohl Linderung und Milderung seiner Schmerzen, aber nicht immer Rettung und vollständige Heilung zu bringen.

Fast ein Vierteljahrhundert habe ich mit dem Verderben gerungen, habe mich selbst gerettet und dabei zugleich zum allgemeinen Wohl den Weg zur wirklichen Beseitigung von Krankheiten gefunden. Wohl klingen diese Worte wie Selbstüberhebung. Das Experiment hat aber in jedem Falle, auch da, wo es mir nicht vergönnt war, Rettung zu bringen, meine Theorie in jeder Weise bestätigt.

Was mich zu meinen Entdeckungen geführt hat, ist die strengste, auf sorgsamster Beobachtung und planmäßigem Experiment aufgebaute Methode. Und wenn man mich doch einen Pfuscher heißt, wenn man mir die fachwissenschaftliche Vorbereitung zur Ausübung meines gegenwärtigen Berufes abstreitet, so nehme ich das mit vollkommener Ruhe und unerschütterlichem Gleichmut hin. Sind doch selbst die größten Wohltäter des Menschengeschlechtes und besonders die großen Entdecker und Erfinder fast samt und sonders sogenannte „Pfuscher" und Unzünftige gewesen, ganz zu schweigen von dem Bauer *Prießnitz*, dem Fuhrmann *Schroth*, dem Theologen und Forstmann *Franke* (Rausse), dem Apotheker *Hahn*, welche mit hellem Geiste und starkem Willen eine neue, bessere Heilwissenschaft geschaffen. In welchem Verhältnis steht nun die neue Heilkunst zu der überlieferten Heilweise, der Allopathie, der Homöopathie und der bisherigen Naturheilkunde?

Ich beabsichtige, eine Kritik dieser Heilmethoden nur soweit zu geben und ihre Fehler und Schwächen auch nur soweit in das rechte Licht zu stellen, als dies zum Wohle der Menschheit und zur klaren Auffassung meiner Darlegung notwendig ist. Möge jeder annehmen und treiben, was er für das Beste hält. Aber es ist zum Verständnis des von mir Gebotenen notwendig, zu wissen in welcher Beziehung es mit dem Bisherigen übereinstimmt, inwiefern es abweicht, um danach seine Eigenart, seinen absoluten oder relativen Wert zu bestimmen.

Mit der *Allopathie* hat die neue arzneilose und operationslose Heilkunst nur das eine gemeinsam, daß ihr Gegenstand der menschliche Körper ist. Im übrigen gehen ihre Ziele und ihre Mittel um eines Himmels Weite auseinander. Ja, ich betrachte die ganz besonders in neuerer Zeit zunehmende Vergiftung der Menschen durch die Arzneimittel der inneren Medizin als eine, wenn nicht die Hauptursache der schier unheimlichen Erscheinung, daß es fast keinen wahrhaft gesunden Menschen mehr gibt und sich die chronischen Krankheiten in erschreckender Weise mehren. Die Chirurgie wird durch richtige und rechtzeitige Ausübung der neuen Heilkunst fast gänzlich überflüssig.

Die *Homöopathie* begrüße ich als eine wackere Mitkämpferin gegen den verderblichen Arzneimittelglauben. Sie ist durch ihre kleinen Arzneigaben, in denen die Chemie keine Arzneistoffe mehr zu entdecken vermag, und durch die Sorgfalt, welche sie auf die Wahl der richtigen Diät verwendet, ein Übergang, eine Vermittlung zur arzneilosen Heilkunde. Doch fehlt ihr ein festes, klares

Prinzip in bezug auf die Diät, und auch ihre kleinen Arzneigaben sind nach meinen Erfahrungen nicht ganz unschädlich.

Die *bisherige Naturheilkunde*, welche die übrigen Heilweisen bei weitem überragt, ist die Grundlage der neuen arzneilosen und operationslosen Heilkunst. Dabei habe ich an die großen Entdecker und Begründer des Systems: *Prießnitz, Schroth, Rausse, Theodor Hahn* mich anschließen müssen.

Die Naturheilkunde gebietet über einen reichen Schatz von Anwendungsformen des Wassers: *Packungen, Klystiere, Fußbäder, Sitzbäder, Halbbäder, Vollbäder, Dampfbäder*. Meine neue Heilweise vereinfacht die Anwendung des Wassers auf das äußerste. Während sich in der bisherigen Naturheilkunde die Diät der überlieferten gemischten Kost anbequemte, schreibt die neue Heilkunst eine auf naturgesetzlicher Grundlage beruhende, genau und klar umgrenzte reizlose Ernährungsweise vor.

Die bisher übliche Naturheilkunde hat Vortreffliches geleistet, trotzdem sind die Abweichungen von ihr so groß, daß ich meiner Theorie und Praxis wohl mit Recht einen neuen Namen – den der neuen arzneilosen und operationslosen Heilkunst – beilegen durfte. Die Grundfrage, die ich zunächst erörtern muß, und auf welche sich die ganze Heilweise gründet, ist die: „Welcher Körper ist gesund und welcher nicht?" Die landläufigen Ansichten sind sehr verschieden. Da behauptet der eine, er sei ganz gesund, nur ein wenig Rheumatismus plage ihn. Ein anderer will nur an Nervosität leiden, sonst ist er, wie man zu sagen pflegt, die Gesundheit selbst. Als ob der Körper aus einzelnen Abteilungen bestände, die gegeneinander völlig abgeschlossen sind und kaum in Verbindung stehen! Eigentümlicherweise wird diese Ansicht durch die übliche Heilweise gestützt. Denn diese arbeitet vielfach nur an einzelnen Organen und berücksichtigt mitunter kaum die Nachbarorgane. Und doch ist es zweifellos klar, daß der ganze menschliche Körper ein einheitliches Ganzes ist, dessen Teile in fortwährender Wechselbeziehung stehen, so daß die Erkrankung eines Teiles einen Einfluß auf die anderen Teile haben muß. Daß dies so ist, kann man täglich beobachten. Haben Sie Zahnschmerzen, so sind Sie fast zu jeder Arbeit unfähig, es schmeckt weder Speise noch Trank. Ein

Splitter im kleinen Finger hat ähnliche Wirkung, ein Druck in der Magengegend nimmt uns jede Lust zu körperlicher und geistiger Arbeit. Das ist zunächst nur der Einfluß, der sofort durch die Nerven herbeigeführt wird. Aber wir sehen doch bereits, wie die eine Störung sogleich die andere nach sich zieht. Dauert nun eine solche lange, so sind auch die Folgen bleibend, gleichviel ob sie uns immer fühlbar sind oder nicht. Ein Körper kann daher nur dann gesund bleiben, wenn alle Teile in ihrem normalen Zustande sich befinden und die Arbeit, für die sie bestimmt sind, ohne Schmerz, Druck oder Spannung vollbringen. Die Teile müssen dann aber auch alle die zweckmäßigste Form, die ja auch unseren Schönheitsbegriffen am besten entspricht, besitzen. Ist die äußere Form nicht die richtige, so waren Einflüsse vorhanden, die dieselbe abänderten. Es gehören aber vielseitige Beobachtungen dazu, um in allen Fällen bis ins einzelne die Normalform zu bestimmen, namentlich gilt es, wahrhaft gesunde Personen zu suchen, um an diesen die Formen zu studieren. Zwar reden wir von gesunden und kräftigen Personen, zwar behaupten viele von sich, zu denselben zu gehören. Fragen wir aber genauer nach, so hat doch jeder eine Kleinigkeit, wie er sich ausdrückt, zu erwähnen, einen geringfügigen Schmerz, ein mitunter sich einstellendes Kopfweh, einen dann und wann auftretenden Zahnschmerz oder ähnliche Erscheinungen, die beweisen, daß von vollkommener Gesundheit nicht die Rede sein kann. Es bedarf aus diesem Grunde mannigfacher Studien, um die richtige Körperform kennenzulernen.

Wenn ich Ihnen hier zunächst die Tatsache kurz erwähnte, daß Krankheit die Körperformen ändert, so will ich hierzu noch einige bekannte Erscheinungen anführen. Ich erinnere Sie fürs erste an die an Fettsucht Leidenden, deren Körper jenen wohlbekannten Umfang annimmt, und im Gegensatz hierzu an die hageren Personen, bei denen fast gar keine Fettablagerung stattfindet, beides unzweifelhaft krankhafte Erscheinungen. Ferner weise ich hin auf den Verlust der Zähne, auf gichtische Zustände, bei denen sich Knoten bilden, auf Gelenkrheumatismus, bei dem ganze Körperteile anschwellen. In allen diesen Fällen treten die Änderungen so auffallend hervor, daß sie auch der Ungeübteste erkennt. In anderen Krankheitszuständen fallen sie weniger scharf in die Augen, und doch kann ich Sie noch an manche Erfahrungen erinnern. Sie finden alle, daß ein Gesunder ein ruhiges, klares Auge besitzt und daß seine Gesichtszüge nicht verzerrt sein dürfen.

Wir finden oftmals eine Person, die wir vor Jahren sahen, beim Wiedersehen zu ihrem Nachteil verändert, ohne daß es uns möglich ist, das Wesen dieser Veränderung genau festzustellen. Krankheiten offenbaren sich eben manchmal durch Veränderungen des Körpers. Noch auf einen anderen Prüfstein der Gesundheit muß ich aufmerksam machen.

Wenn bei jeder einzelnen Erkrankung immer der gesamte Körper beteiligt ist, so können wir auch an jedem Organ den Gesundheitszustand prüfen. Am besten wählen wir dazu solche, deren Tätigkeit sich gut und leicht prüfen läßt, und das sind die Verdauungsorgane. Eine gute Verdauung ist ein Zeichen guter Gesundheit, und geht sie Tag für Tag ganz fehlerlos vonstatten, so ist der Körper auch zweifellos ganz gesund. An Tieren können wir recht deutlich diese Beobachtung machen. Am besten sehen wir an den Verdauungsüberresten, wie die Verdauung selbst war. Diese müssen in solcher Form ausgeschieden werden, daß eine Verunreinigung des Körpers ausgeschlossen ist. Man kann dies alltäglich an Pferden, sowie an Vögeln, die im Freien leben, beobachten.

Das Ende des Mastdarms hat eine ganz vorzügliche Einrichtung. Es ist so gestaltet, daß die Auswurfstoffe, wenn sie in richtigem Zustand ankommen, ohne Schwierigkeit ausgestoßen werden, und dabei ist eine Beschmutzung unmöglich.

Das Klosettpapier ist eine Errungenschaft der kranken Menschheit. Vollkommen Gesunde bedürfen desselben tatsächlich nicht. Man verstehe mich nicht falsch. Ich meine nicht, daß jemand, der nicht wirklich gesund ist, nun glauben soll, daß er durch Nichtbenutzung des kleinen Kulturpapiers einen Triumph erzielt hat. Für ihn ist es eben bestimmt, um dem Reinlichkeitsbedürfnis gerecht zu werden.

An der Verdauung kann nun jeder leicht erfahren, ob er gesund ist oder nicht. Der angegebene Prüfstein ist ein äußerst wichtiger, und ich scheue mich nicht, dies mit vollster Entschiedenheit auszusprechen, ungeachtet etwaiger spöttischer Bemerkungen Ungläubiger.

Wem genannter Prüfstein die Mitteilung macht, daß er völlig gesund ist, den können wir glücklich preisen. Ein Gesunder fühlt sich immer völlig wohl, er weiß nichts von Schmerz und Unbehagen, solange ihm nicht von außen diese bereitet werden; er wird überhaupt nie seinen Körper fühlen. Er ist arbeitslustig und findet an der Tätigkeit Freude, bis er ermüdet ist, und dann kann er die süße Ruhe wieder in ihrer vollen Annehmlichkeit genießen. Ihm wird es leicht, seelischen Schmerz zu ertragen, gewährt ihm ja sein Körper auch hierin lindernden Balsam: die Tränen, deren sich bei schweren Schicksalsschlägen auch der Mann nicht zu schämen braucht.

Fassen wir alles Gesagte kurz zusammen: Innerer Drang trieb mich zur Naturwissenschaft, schwere Krankheit und üble Erfahrung mit der Schulmedizin führten mich zur Naturheilkunde. Die Erkenntnis, daß auch diese in der bisherigen Gestalt meine sehr schweren chronischen Leiden nicht zu heben vermochte, drängte zu weiteren Forschungen. Die unausgesetzte Beobachtung aus der lebendigen Natur offenbarte mir die notwendige Veränderung der äußeren Gestalt jedes Organismus durch Krankheit und die Art, wie sich diese Veränderung vollzieht, und wie sie bei Heilung der Krankheit wieder verschwindet, brachte mir die Einsicht darüber, was Krankheit ist und wie Krankheit entsteht.

Meine nächste Aufgabe wird es nun sein, die Resultate meiner Forschungen vorzuführen und zu zeigen, was nach meiner Erkenntnis Krankheit ihrem Wesen nach ist, wie sie entsteht, welchen Zweck sie hat und wie sie geheilt werden kann.

Wie entsteht Krankheit?

Was ist Fieber?

Was ist Krankheit? Wie entsteht sie? Wie äußert sie sich? Die Beantwortung dieser Fragen ist nicht nur für die Theorie, sondern auch ganz besonders für die Praxis von Wichtigkeit. Erst der klare Einblick in das Wesen der Krankheit setzt uns in den Stand, das rechte zielbewußte Heilverfahren zu finden und schließt damit jedes Herumprobieren absolut aus.

Der Weg, den wir einschlagen, ist derselbe, auf dem Naturgesetze überhaupt erkannt werden. Wir gehen aus von Beobachtungen, knüpfen hieran unsere Schlußfolgerungen und beweisen endlich durch das Experiment die Richtigkeit unserer Schlüsse.

Unsere Beobachtungen müssen sich zunächst auf alle Erscheinungen erstrecken, die wir an Kranken wahrnehmen, und es gilt dann, diejenigen herauszufinden, die immer wieder sofort hervortreten und bei jedem Kranken vorkommen.

Solche Erscheinungen sind wesentliche, und auf sie müssen wir fußen, um das Wesen der Krankheit zu erkennen.

Ich führte bereits an, daß wir bei gewissen Krankheiten auffallende Veränderungen des Körpers gewahren. Diese Wahrnehmung war es, die mich veranlaßte, weiter zu beobachten, ob nicht bei allen Kranken eine solche Änderung eintrete.

Dies ist denn, wie die Beobachtungen ergaben, tatsächlich der Fall. Namentlich verändern sich das Gesicht und der Hals.

Jahrelang habe ich Studien angestellt, ob meine Einzelbeobachtungen in allen Fällen stimmten und mit der Änderung der äußeren Form auch der Gesundheitszustand sich in jedem Falle ändere, und siehe, es stimmte immer und immer wieder.

So befestigte sich in mir die Überzeugung, daß jeder Körper eine ihm eigentümliche Normalform haben müsse, die er bei vollständiger Gesundheit allemal aufweise, daß ferner jede Abweichung von dieser Normalform durch Krankheit bedingt werde, und daß aus den Formveränderungen am Halse und im Gesichte sich ein zuverlässiges Bild vom Gesundheitszustand des betreffenden Körpers bilden lasse. Dies führte mich zur Entdeckung und Anwendung meiner neuen Diagnose, der Gesichtsausdruckskunde, die ich jetzt schon über 15 Jahre in meiner Praxis verwerte.

Die Änderungen, welche wir an Hals und Kopf wahrnehmen, finden in den entsprechenden Teilen im Unterleibe und Rumpfe in erhöhtem Maße statt, weil sie, wie wir später sehen werden, vom Unterleibe selbst ausgegangen sind, so daß wir aus der alleinigen Untersuchung von Hals und Kopf des Patienten ein genaues Bild von dessen Zustande im Leibe erhalten. Wahrzunehmen sind diese äußeren Veränderungen an Hals und Kopf einmal an einem vermehrten Umfang, welcher eintritt, wenn die Krankheitsstoffe sich zwischen die Muskelgewebe gedrängt haben und der Körper durch dieses Dazwischendrängen ausgedehnt wird, – dieser Zustand ist der am wenigsten gefährliche –; ferner an der erhöhten Spannung, hervorgerufen durch das Härterwerden der einzelnen Gewebe.

Eine vermehrte Ausdehnung des Körpers tritt nur bis zu einem gewissen Grade ein, und die Spannung der Gewebe ist dann die nächste Folge. Sehr deutlich kann man die Spannungen bemerken, wenn der Patient den Kopf und Hals dreht. Der zuletzt beschriebene Zustand ist schon schlimmer. Reicht der Platz zwischen den Geweben zur Ablagerung der Fremdstoffe nicht mehr aus, so lagern sich dieselben auch knotenweise neben den Muskelgeweben unter der Haut ab, sie werden dann besonders deutlich am Halse sichtbar. Aber auch auf der Bauchdecke sind in solchen Fällen die Knoten in jeder Größe leicht fühlbar und sichtbar.

Die verschiedene unnormale Färbung der Haut bildet dann weiter ebenfalls einen sicheren Anhalt für das Erkennen der Krankheiten und fehlt bei gewissen Krankheiten niemals.

Was aber lehren die Veränderungen der Körperformen über das Wesen der Krankheit? Es ist zweifellos, daß diese Erhöhungen und Anschwellungen von irgendwelchen Stoffen herrühren, die sich an den betreffenden Stellen abgelagert haben. Zunächst wissen wir nicht, ob es Stoffe sind, die der Körper verwenden könnte und die nur an einer falschen Stelle sich niedergelassen haben, oder ob es Stoffe sind, die überhaupt nicht in den Körper gehören. Wir wissen auch anfangs nicht, ob die Stoffe die Krankheit verursachen oder ob die Krankheit die Ursache der Ablagerung ist.

Diese Stoffe sind Fremdstoffe, also solche, die nicht oder doch in der vorliegenden Form nicht in den Körper gehören.

Der Körper selbst ist übrigens sichtlich bemüht, die Stoffe zu entfernen. Es bilden sich nicht selten Geschwüre, offene Wunden, oder es brechen heftige Schweiße wie auch Ausschlagkrankheiten aus, wodurch der Körper sich der Stoffe entledigen will. Gelingt dies, so tritt sofort ein angenehmes Wohlbefinden an Stelle des Krankheitsgefühles, vorausgesetzt, daß die Ausscheidung genügend war.

Hierdurch gewinnen wir ganz von selbst eine Erklärung des Begriffes Krankheit. Krankheit ist das Vorhandensein von Fremdstoffen im Körper. Ob diese Erklärung richtig ist, dafür gibt es einen untrüglichen Beweis. Sobald nämlich die Fremdstoffe aus dem Körper entfernt sind, schwindet die Krankheit und der Körper gewinnt seine normale Gestalt zurück.

Jetzt treten wir noch der Frage näher, welcher Art die Fremdstoffe sein mögen und wie sie in den Körper gelangen.

Es sind zwei Wege, auf denen namentlich Stoffe in den Körper eingeführt werden, nämlich durch die Nase in die Lungen und durch den Mund in den Magen. Auf beiden Wegen stehen Wachposten, aber sie sind nicht ganz unbestechlich und lassen mitunter Stoffe hinein, die nicht in den Körper gehören. Diese Wächter sind die Nase und die Zunge, jene für die Luft, diese für die Nahrung.

Sobald wir anfangen, dem einen Geruchs- und Geschmackssinn nicht pünktlich Folge zu leisten, werden dieselben lässiger in ihrer Pflichterfüllung und lassen allmählich unbeanstandet schädliche Stoffe in den Körper. Sie wissen, wie man sich daran gewöhnen kann, im dicksten Tabaksqualm zu sitzen und denselben so einzuatmen, als ob er zur gesunden guten Luft gehöre. Viel mehr als die Nase hat man noch die Zunge bestochen, und es ist bekannt, daß man dieselbe allmählich an völlig naturwidrige Speisen zu gewöhnen vermag. Soll ich Sie an die mannigfaltigen Genußmittel erinnern, die uns jetzt als unentbehrlich erscheinen, die aber alle vor Jahrhunderten unbekannt waren und an die sich die jetzige Menschheit allmählich so gewöhnt hat, daß sie lieber die naturgemäßen Nahrungsmittel meidet, ehe sie von ersteren läßt? Die „Lungenkost" ist im ganzen noch nicht so entartet wie die Magenkost, da wir mit ersterer keinen Luxus zu treiben vermögen, und in der Regel behagt uns auch heute noch die reinste Luft am meisten, während z. B. eine kräftige Mehlsuppe, die unseren Vorfahren allgemein als Morgenimbiß diente, nur noch wenigen recht munden will.

Um Ihnen deutlicher zu veranschaulichen, wie die Verdauungsorgane ganz allmählich den an sie gestellten unnatürlichen Anforderungen unterliegen, sei folgendes Beispiel angeführt. Ein Lastpferd, das mit Leichtigkeit seine 50 Ztr. zieht, wird auch vorübergehend eine größere Last, z. B. 80 Ztr., fortschleppen, zumal, wenn es durch die Peitsche zu größerer Kraftanstrengung veranlaßt wird. Wollte man ihm nun täglich 80 Ztr. aufbürden, so würde das Tier einige Zeit diese vermehrte Last bewältigen, allein sehr bald würde sich die Überanstrengung nachteilig erweisen. Zuletzt würde es nicht einmal mehr die gewohnten 50 Ztr. ziehen können. Das Tier ist überanstrengt worden, was man auch äußerlich deutlich an seinen galligen Beinen und anderen Anzeichen sehen kann. Genauso verhält es sich mit den Verdauungsorganen des Menschen. Dieselben leisten lange, sehr lange, eine über ihre natürliche Funktion gehende Arbeit, angeregt durch die fortwährenden Reizmittel der Jetztzeit. Aber allmählich wird ihre Naturkraft untergraben, sie bewältigen nur noch teilweise die an sie gestellten Anforderungen. Der Übergang vom gesunden zum kranken Zustand findet dabei so allmählich statt (oft erst nach Jahrzehnten), daß der Kranke die Veränderung lange Zeit hindurch gar nicht wahrnimmt.

Sehr schwer ist es zu sagen, wo für einen kranken Magen die Grenze des noch zuträglichen Speisequantums liegt. Oft wird z. B. ein Apfel dem schwachen Patienten zuträglich sein, während zwei bereits eine nachteilige Wirkung hervorrufen. Einen Apfel konnte der kranke Magen noch verdauen, während zwei bereits zu viel waren. Alles zu viele ist aber Gift für den Körper. Wir dürfen nie vergessen, daß alles das, was wir in den Magen hineinschaffen, auch verdaut werden muß.

Auch der gesunde Magen kann nur ein gewisses Quantum von Speisen wirklich verdauen. Alles mehr ist auch für ihn Gift und wird, wenn nicht wieder ausgeschieden, Veranlassung zur Bildung von Fremdstoffen im Körper. Mäßigkeit im Essen und Trinken ist daher überall die Grundlage einer dauernden Gesundheit.

Was wird nun aus jenen Fremdstoffen? – Fremdstoffe nenne ich sie, weil sie dem Körper zunächst fremd sind. – Der Körper sucht sie wieder zu entfernen, und zwar auf den von der Natur selbst dazu bestimmten Wegen. Aus der Lunge gehen sie direkt wieder beim Ausatmen in die ihn umgebende Luft. Aus dem Magen führt sie der Darm nach außen, oder sie treten erst ins Blut und werden dann als Schweiß, Harn und ausgeatmete Luft, also durch die Haut, die Nieren und die Lunge ausgeschieden.

So sorgt der Körper in bereitwilligster Weise dafür, daß unsere Sünden keine schlimmen Folgen haben. Freilich, allzuviel dürfen wir nicht verlangen. Muten wir unserem Körper zuviel von dieser Ausscheidungsarbeit zu, so kann er sie nicht mehr bewältigen und er muß die Fremdstoffe im Innern selbst unterbringen. Zum Aufbau des Körpers taugen sie nicht, ja sie beeinträchtigen ihn geradezu, indem sie den Blutkreislauf und damit die Ernährung erschweren. Sie lagern sich aber allmählich an einzelnen Stellen ab, besonders in der Nähe der Ausscheidungsorgane, denn sie waren auf dem Wege dahin.

Ist nun einmal der Anfang gemacht, so schreitet, falls nicht baldige Änderung in der Lebensweise eintritt, die Ablagerung rasch fort.

Ein solcher Körper ist bereits krank, seine Krankheit ist aber eine schmerzlose (latente). Sie entwickelt sich so allmählich, daß der Betroffene es nicht merkt. Erst nach längerem Zeitraum kommt ihm das Bewußtsein von unangenehmen Veränderungen. Er hat nicht mehr denselben Appetit, er kann körperlich nicht mehr so viel leisten, geistig nicht mehr so anhaltend arbeiten, oder es stellen sich ähnliche Erscheinungen dieser Art ein. Der Zustand ist immer noch leicht erträglich, solange die Ausscheidungsorgane noch kräftig arbeiten, solange Darm, Nieren und Lunge eifrig schaffen und die Haut warmen Schweiß hervorbringt. Sobald aber diese Tätigkeiten nachlassen, tritt sofort größere Unzufriedenheit mit dem körperlichen Befinden ein.

Die Ablagerung selbst beginnt also in der Nähe der Ausscheidungsstellen, setzt sich aber bald nach den entfernteren Stellen fort, besonders nach den oberen Körperstellen. Am Halse ist dies am deutlichsten wahrnehmbar. Dort sieht man recht bald die Veränderungen, und es zeigen sich infolgedessen bei der Drehung des Halses Spannungen, an denen zugleich zu erkennen ist, von welcher Seite her die Stoffe heraufgedrungen sind.

Die meisten Menschen kommen schon mit Krankheitsstoffen beladen zur Welt, weshalb es die Krankheitserreger leicht haben, sich einzunisten. Der Körper ist bestrebt, durch die Krankheiten sich von den in ihm befindlichen Krankheiten zu befreien, weshalb fast kein Kind von den sogenannten Kinderkrankheiten verschont bleibt. Dieselben bilden gerade eine Art von Reinigungsprozessen.

Die Stoffe, die hauptsächlich im Unterleib bzw. im Darm sich abgelagert haben, durchziehen schließlich den ganzen Körper und hindern die regelmäßige Ausbildung der Organe.

Wenn auch die Organe stellenweise sich dadurch helfen, daß sie umfangreicher werden, so können sie sich doch dabei nicht in vollkommener Weise ausbilden, denn wo Fremdstoffe ruhen, da ist den Nährstoffen der Raum genommen. Da hierbei auch die Blutzufuhr gehindert ist, so leidet die Ernährung mehr oder weniger, und die Organe werden schwächer infolge der darin ruhenden Stoffe.

Diese Stoffe können nun lange Zeit in Ruhe (latent) beharren, aber unter passenden Umständen kann plötzlich in ihnen eine Veränderung eintreten. Es sind ja alles Stoffe, die auflösbar und umwandelbar sind, Stoffe, die verwesen können, die in Zersetzung oder Neubildung übergehen, wenn die Bedingungen sich einstellen. Man könnte von einer Gärung reden. Wie bei jeder Gärung wuchern kleine pflanzliche Wesen und es tritt dabei eine auffallende Änderung des Stoffes ein, der durch Ausdehnung an Umfang gewinnt.

Durch die Reibung der Massen wird auch Wärme erzeugt. Je heftiger der Prozeß, desto größer ist die Wärme und die mit ihm verbundene Veränderung der Stoffe.

Welcher Art die kleinen pflanzlichen Wesen sind, ist für uns nebensächlich, wichtig ist aber zu wissen, daß sich dieselben nur dort entwickeln können, wo der geeignete Boden vorhanden ist, wo sich Stoffe befinden, die in Verwesung übergehen wollen.

Sind solche vorhanden, so bedarf es nur noch des passenden Wetters oder irgendeines Anstoßes, dann beginnt die Umwandlung. Ganz ähnlich ist es im menschlichen Körper. Auch hier tritt die Bewegung ein, sobald der Boden dazu vorhanden, sobald genügend Fremdstoffe da sind, die in Zersetzung überzugehen drohen und der erforderliche äußere Anstoß erfolgt. Eine solche Gelegenheitsursache ist der Witterungswechsel (daher die sogenannte Erkältung), ferner der Genuß einer besonders zur Gärung neigenden Speise, die länger als bestimmt im Verdauungskanal bleibt, Ärger, Schreck, Gemütsbewegungen, Stoß usw.

Da die Störung meist im Leib beginnt, führt sie vielfach zum Durchfall und endet damit. Oft aber, besonders wenn Verstopfung vorhanden ist, gelingt dem Körper diese rasche Selbsthilfe nicht und der Prozeß setzt sich fort, besonders in denjenigen Körperteilen, in denen Fremdstoffe abgelagert sind.

Durch die Gärung wird Wärme erzeugt, und bald spüren wir die Temperaturerhöhung im Innern. Es ist der Zustand entstanden, welchen wir Fieber nennen. Dasselbe kann demnach nur entstehen, wenn Fremdstoffe vorhanden sind und die natürlichen Ausgänge verstopft sind, also wenn wir 1. keine ordentlichen Stuhlausleerungen haben, 2. nicht genügend Urin entfernt wird, 3. die Hautporen verstopft sind, 4. das Atmen ungenügend ist.

Nach diesen Darlegungen gewinnen wir folgende sehr einfache Erklärung des Fiebers, die sich auf langjährige Beobachtungen und Erfahrungen stützt.

Fieber ist eine Gärung, die im Körper vor sich geht. Wir werden daher die beim Fieber zu Tage tretenden Erscheinungen am besten verstehen, wenn wir uns die Gärungsvorgänge richtig vorstellen, wie wir sie außerhalb des menschlichen Leibes sehr häufig beobachten können.

Sehen wir uns noch etwas genauer nach den Ursachen der Gärung um. Ein jeder weiß, daß man Wein und Bier in Flaschen füllt und in den Keller bringt, um eine möglichst langsame Gärung hervorzubringen. Die Keller-Temperatur ist im Sommer und Winter eine ziemlich gleichmäßige, es treten hier keine raschen Temperaturwechsel ein, weshalb auch die veranlassende Ursache zu einer schnellen Gärung fehlt.

Auch im menschlichen Körper tritt die Gärung bei eintretender Wärme viel leichter ein. Wir sehen daher, wie im Süden und in den Tropen die akuten Fieberkrankheiten in den verschiedensten Formen fortwährend herrschen, während unsere kühleren Gegenden bei weitem mehr der Sitz aller chronischen Krankheiten sind. Besonders liegt dies an den schnelleren und größeren Temperaturwechseln der heißeren Klimate, wo wir mitunter am Tage bis zu + 37,5 ° C und in der Nacht + 5 ° C haben, während in unseren nordischen Gegenden die Unterschiede selten mehr, meist weniger als 12,5 ° C betragen. Besonders häufig treten bei uns die Fieberkrankheiten im Frühling auf, weil wir da die größten Temperaturunterschiede haben. Auffallend dürfte es nun manchem erscheinen, weshalb gerade bei den Kindern leichter akute Krankheiten (Befreiungskrisen), die bekannten Kinderkrankheiten, auftreten, während im späteren Alter mehr chronische Krankheitszustände vorzuherrschen pflegen. Dem vorher erwähnten Temperaturwechsel kommt hier noch die größere Lebenskraft der jugendlichen Organismen zu Hilfe, welche noch so groß ist, daß sie gar keiner oder doch sehr geringer äußerer Anregung bedarf, um ein heftiges Heilbestreben, das ist eine akute Krankheit behufs Entfernung der Fremdstoffe, hervorzurufen.

Da die Haut dehnbar ist, so gibt sie nach, wenn die gärenden Stoffe gegen sie drängen, und je stärker das Drängen wird, desto größer wird auch die Spannung der Haut. Hat die Haut die größte Spannung erreicht, so daß sie nicht weiter nachgeben kann, dann ist auch die Fieberhitze und Gefahr am größten. Da nämlich die gärenden Massen noch immer das Bestreben haben, sich auszudehnen und nach außen keinen Raum mehr finden, so schaffen sie sich im Inneren Platz. Der Körper verbrennt förmlich von innen heraus, und die unvermeidliche Folge ist der Tod – natürlich nur, wenn die Haut verschlossen bleibt. Gelingt es, den Verschluß zu öffnen, dann ist die Gefahr beseitigt. Denn dann finden die gärenden Stoffe einen Ausweg, indem sie als Schweiß den Körper verlassen. Das Innere des

Körpers wird dadurch entlastet, die Spannung der Haut und die Hitze lassen sofort nach.

Es wird nachher meine Aufgabe sein, Ihnen zu zeigen, wie man die verschlossene Haut öffnet. Ich muß aber noch über eine andere Erscheinung sprechen. Ehe nämlich die Hitze eintritt, beobachten wir jedesmal Tage, Wochen, ja schon Monate vorher einen anderen Vorgang, der scheinbar im Gegensatz zu dem eben geschilderten steht, es tritt nämlich Frostgefühl ein. Die Erklärung für dasselbe ist sehr einfach. Es entsteht, sobald die Ablagerungen so bedeutend geworden sind, daß das Blut die äußeren Körperteile nicht mehr genügend durchdringen kann. Um so mehr wird es dann in den inneren Teilen zusammengepreßt, so daß dort große Hitze eintreten muß.

Diese Ablagerung dauert bei dem einen kürzere, bei dem anderen längere Zeit, bis eben jene vorhin genannten Ursachen, Witterungswechsel, äußere Erschütterung oder Gemütsbewegung eintreten, welche die abgelagerten Stoffe zur Gärung bringen. Durch die Ablagerung dieser Stoffe werden Störungen im Blutlaufe und in der Ernährung hervorgerufen. Die Blutgefäße werden teilweise, besonders in ihren feinsten Ausläufern, verstopft, so daß das Blut nicht mehr bis an die äußere Haut gelangen kann. Daher stellen sich kalte Füße und Hände wie überhaupt Frostgefühl im ganzen Körper ein. Es ist also das Frostgefühl eine Vorstufe des hitzigen Fiebers, und wir würden einen großen Fehler begehen, wenn wir es unbeachtet ließen. Tritt hier schon eine richtige Behandlung ein, so kann die Fieberkrankheit gar nicht zur vollen Entwicklung kommen, sondern wird schon im Keime erstickt.

Ein Beispiel: Stellen wir uns einen sumpfigen Waldesrand im Sommer vor. Jeder weiß, welche Plage an solcher Stelle die Mücken sind. Es wird wohl allen einleuchten, daß man fehlgreifen würde, wollte man ein Gift dazu benutzen, um dieselben zu vertilgen. Hunderttausende würde man zwar töten, aber Millionen würden immer wieder aus dem Sumpf hervorkommen. Der Sumpf selbst ist eben der eigentliche Boden für diese Quälgeister, darum wird man ihrer auch erst Herr werden, wenn man diesen beseitigt. Auf trockenen Höhen gibt es so gut wie keine Mücken. Selbst wenn man den Versuch machen würde, eine große Anzahl Mücken auf die Höhe zu bringen, damit sie dort bleiben sollen, so würde man sehr bald erleben, wie alle sich wieder nach dem Sumpf hinziehen würden, weil die trokkene Höhe nicht ihr Platz ist. Oder: Wir wissen, wie die Natur in den Tropen, wo die größere Sonnenhitze im Gegensatz zu den gemäßigten und kalten Zonen eine größere Lebensentfaltung der Tierwelt hervorruft, gerade die meisten und hervorragendsten Fleisch- und Aasfresser gedeihen läßt. Wie sehr man sich auch abmühen wollte, dieselben zu töten, immer neue würden wieder die Stelle der alten vertreten. Man sieht also, daß diese Tiere nur da erscheinen, wo infolge der größeren Lebensentfaltung auch die Verwesung rasch vor sich geht. Wäre nun keine Abhilfe vorhanden, so würden die toten Tiere sehr bald durch ihre Verwesung die Luft total verpesten und für die lebenden unbrauchbar machen. Sie werden jetzt begreifen, weshalb gerade in den Tropen die hauptsächlichsten Fleisch- und Aasfresser leben und nicht im hohen Norden, wo sich kaum das Rentier, welches sich von Gras und Moos nährt, erhalten kann.

Wollten wir also die Fleisch- und Aasfresser der Tropen beseitigen, so würde uns dies nur gelingen, wenn wir deren Existenzbedingungen: die große Menge des dort lebenden Wildes beseitigten, darnach würden sie von selber verschwinden. Alle anderen Mittel sind aber erfolglos. Je kleiner aber die Lebewesen sind, um so schwerer sind sie direkt zu entfernen. Darum verhält es sich mit den Bazillen erst recht so. Wollen wir dieselben also beseitigen, so dürfen wir nicht etwa Medikamente dagegen anwenden, um sie zu vergiften, sondern wir werden nur mit der Beseitigung der Ursache ihrer Entstehung, mit der Herausschaffung der Fremdstoffe aus dem Körper, dieses Ziel erreichen.

Ich habe Ihnen an den Beispielen gezeigt, wie es die Natur im großen macht. Genauso macht sie es aber auch im kleinen; sind doch alle ihre Gesetze einheitlich. Ausnahmegesetze gibt es bei ihr auch für die Krankheitserscheinungen nicht. Gerade so wie Ungeziefer, Mücken, Fleisch- und Aasfresser nur da sich einfinden, leben und existieren, wo ein für sie geeigneter Nährboden vorhanden ist und ohne diesen zugrunde gehen, so ist auch das Fieber nicht ohne den geeigneten Boden, ohne Belastung des Körpers mit Fremdstoffen möglich. Nur da, wo solche Stoffe vorhanden, können sie durch eine Veranlassung in Gärung geraten, welchen Vorgang wir Fieber nennen.

Wenn wir aber wissen, was Fieber ist, so finden wir auch leicht den Weg, wie es zu beseitigen ist. Die verschlossene Haut, gegen welche die gärenden Massen drängen, muß zunächst geöffnet werden, und das geschieht dadurch, daß der Körper zum Schwitzen gebracht wird.

In demselben Augenblick, in dem der Schweiß ausbricht, haben die gärenden Stoffe Luft, und die Hautspannung und die Fieberhitze lassen nach.

Mit dem Schwitzen ist aber die Ursache der Krankheit noch nicht entfernt. Denn die Gärung erstreckt sich jedesmal meist nur auf einen Teil der im Leibe abgelagerten Stoffe. Die übrigen, welche ruhig liegen geblieben sind und noch durch neue Ablagerungen vermehrt werden, bilden so eine stete Fieberquelle, aus der bei geeigneter Veranlassung immer wieder ein neues Fieber hervorbrechen kann. Es handelt sich also darum, diese noch fest im Leibe ruhenden Stoffe zur Ausscheidung zu bringen. Dazu dienen nun die von mir eingeführten ableitenden Rumpfreibe- und Reibesitzbäder, deren Beschreibung später erfolgt. Durch diese wird der Körper angeregt, die im Leibe ruhenden Krankheitsstoffe in natürlicher Weise auszuscheiden.

Dabei ist alles fernzuhalten, was den Körper in seiner Arbeit stören kann. Der Kranke muß volle Ruhe haben, er darf also nicht etwa durch Vorlesen, Erzählen, Unterhalten usw. aufgeregt werden. Sogar der Straßenlärm ist möglichst abzuhalten, und das Zimmer mag am Tage etwas verdunkelt und auch des nachts dunkel erhalten werden. Jedoch muß frische Luft eintreten können.

Erst wenn die Ausscheidung der Fremdstoffe in genügendem Maße erfolgt, ist die Ursache des Fiebers und damit auch die Krankheit beseitigt.

Fassen wir das Vorgeführte erst nochmals kurz zusammen, um dann noch einige wichtige Schlußfolgerungen daraus zu ziehen.

An allen Kranken zeigen sich Veränderungen der natürlichen Körperformen. Diese Änderungen werden hervorgebracht durch Fremdstoffe. Das Vorhandensein von Fremdstoffen im Körper ist Krankheit. Diese Fremdstoffe sind Stoffe, für die der Körper keine Verwendung hat und die infolge ungenügender Verdauung im Körper zurückbleiben. Die Fremdstoffe lagern sich zunächst in der Nähe der Ausscheidungsorgane ab, verbreiten sich aber allmählich über den ganzen Körper. Solange die Ausscheidungsorgane immer wieder einen Teil der Fremdstoffe entfernen, ist das körperliche Befinden ein erträgliches, sobald aber deren Tätigkeit geringer wird, treten größere Störungen ein. Doch ist die Ablagerung der Fremdstoffe nicht schmerzhaft, weil sie eine latente ist, die sich unbemerkt durch einen längeren Zeitraum hinzieht.

Wir bezeichnen die daraus hervorgehenden Krankheitserscheinungen am besten als schmerzlose, verborgene. Es sind im wesentlichen dieselben, die man auch chronisch oder langwierig nennt.

Die Fremdstoffe sind verweslich, zersetzlich. Sie bilden den Boden, auf welchem sich Bazillen ansiedeln können. Die Gärung geht vom Unterleib aus, wo die meisten Fremdstoffe liegen, setzt sich aber rasch nach oben fort. Der Krankheitszustand ändert sich, es entstehen Schmerzen, es tritt Fieber auf. Diese Krankheitserscheinungen nennen wir am besten schmerzhafte, hitzige Krankheiten; es sind dieselben, die man sonst als akute bezeichnet.

Aus diesen Darlegungen ziehen wir die schwerwiegende Folgerung: *Es gibt nur eine Krankheitsursache* und darum auch nur eine Krankheit, die sich lediglich in verschiedenen Erscheinungen und Formen äußert. Wir dürfen darum streng genommen nicht verschiedene Krankheiten, sondern nur verschiedene Krankheitserscheinungen unterscheiden. Verletzungen sind hierbei ausgenommen, es sind dies keine Krankheiten im eigentlichen Sinne.

Die Einheit der Krankheiten ist es also, die ich aufgrund meiner Beobachtung lehre und verteidige.

Ich habe den Weg angegeben, auf dem ich zu der von vielen als kühn bezeichneten Überzeugung gelangte, daß es in Wahrheit nur eine Krankheit gibt. Diese Behauptung ist von grundlegender Wichtigkeit für die gesamte Krankenbehandlung. Kann ich auch die Richtigkeit durch Tatsachen beweisen? In der heutigen Naturwissenschaft wird unter allen anderen Beweisarten die eine bevorzugt, nämlich das Experiment. Das Experiment konnte im vorliegenden Falle nur durch die gleichartige Behandlung der verschiedenen Krankheiten erbracht werden, bei der, wenn wir richtig geschlossen haben, auch ein gleich glücklicher Verlauf eintreten mußte. Diesen Beweis habe ich geliefert und liefere ihn fortgesetzt weiter.

Wesen, Entstehung, Zweck und Heilung der Kinderkrankheiten und ihre Einheit. Masern, Scharlach, Diphtherie, Pocken, Keuchhusten, Skrofulose.

Krankheit ist das Vorhandensein von Fremdstoffen im Körper. Das war das Resultat der bisherigen Darlegung. Die Fremdstoffe ruhen im Körper von Geburt an und werden durch Aufnahme schädlicher Stoffe in denselben gebracht. Der Körper sucht sie durch Darm, Lunge, Nieren und Haut zu entfernen oder lagert sie, wenn er dazu nicht imstande ist, überall im Körper ab. Dadurch werden die Körperformen verändert, was am besten am Halse und im Gesicht wahrnehmbar ist.

Die im Körper abgelagerten Fremdstoffe verändern sich (gären) und werden durch den ganzen Körper getragen. Im Körper entsteht Fieber, also Hitze, manchmal tritt äußerlich Frostgefühl auf. Dieser Zustand ist gefährlicher als der hitzige. Das Frostgefühl geht dem hitzigen Fieber bekanntlich jedesmal voraus, und es ist eine wichtige Aufgabe, den Frostzustand in einen hitzigen umzuwandeln, d. h. das innere Fieber nach außen zu leiten, die Gärungsstoffe nach der Oberfläche zu bringen. Gelingt dies nicht, so führt das Fieber zu schwerer Krankheit oder zum Tode, weil dann die inneren Organe förmlich verbrennen oder, wenn die Gärung vorher aufhört, mit Fremdstoffen geradezu überladen werden.

Diese Punkte mußte ich nochmals hervorheben und weiter ausführen, ehe ich an die Besprechung der Kinderkrankheiten gehen konnte. Jetzt aber wende ich mich diesen zu.

Kinderkrankheiten nennt man eine Reihe von Fieberkrankheiten, welche vorwiegend im Kindesalter auftreten. Ich werde Ihnen zeigen, wie dieselben alle eine gemeinsame Grundursache haben, wie es also nur darauf ankommt, das einheitliche Wesen dieser Krankheiten genau zu kennen und jeder besondere Name dabei für uns nebensächlich ist, ja sogar noch irreführen kann. Auch diese Krankheiten können nur dann auftreten, wenn der Körper die nötigen Gärungsstoffe enthält. Es ist zweifellos, daß die meisten Menschen genügenden Vorrat davon mit zur Welt bringen. Deshalb ist es beinahe sicher, daß fast jeder Mensch Kinderkrankheiten bekommen muß. Weshalb aber Kinder öfter akute Krankheiten bekommen als erwachsene Menschen, habe ich auch bereits früher gezeigt.

Aber man kann doch vorbeugen. Wie das geschehen kann, möchte ich Ihnen an einem Bilde erläutern. Um unsere Städte und Dörfer vor Zerstörung zu hüten, duldet man niemals größere Niederlagen von Pulver oder anderen explodierbaren Stoffen in denselben. Man weiß ganz sicher, daß trotz scharfer Wachen doch einmal der zündende Funke hineinfallen könnte. Warum, so frage ich, wollen wir mit unserem Körper nicht ebenso vorsichtig handeln? Warum wollen wir immer mehr Fremdstoffe hineinbringen, die zu Gewaltausbrüchen führen? Warum wollen wir nicht lieber besorgt sein, die vorhandenen hinauszuschaffen? Zwar sind die Ausbrüche im Körper nicht immer so verheerender Natur, aber sie können doch zum Tode führen, zumal dann, wenn die Gärung keinen Ausweg findet.

Lassen Sie mich nun die Kinderkrankheiten selbst in ihrem Verlauf näher betrachten. Ich werde dabei die gebräuchlichen Namen, obwohl dieselben für uns keinen besonderen Wert mehr haben, beibehalten, weil dieselben die charakteristischen Formen der Kinderkrankheiten ganz gut bezeichnen.

Die Kinderkrankheiten treten, wie wir alle wissen, in sehr verschiedener Form auf, und ihre Gefährlichkeit ist ebenfalls eine sehr wechselnde, so daß es gar nicht so leicht scheint, in jedem Falle das rechte Mittel zur Heilung zu finden. Es soll nun meine Aufgabe sein, Ihnen verständlich zu machen, worin die Verschiedenheit der Krankheiten bestehen und wie man dieselben mit gutem Erfolg behandelt. Zuerst muß ich Sie daran erinnern, daß selbst bei den unähnlichsten Krankheitserscheinungen immer zwei Haupterscheinungen im Körper hervortreten, nämlich Hitze oder Kälte.

Masern

Denken wir uns ein masernkrankes Kind; wir finden dasselbe zunächst unruhig, schlaflos und mit trockener, heißer Haut. In diesem Stadium sagt man nur: „Das Kind fiebert."

Niemand kann aber bereits sagen, welcher Art die Kinderkrankheit ist. Nur der Umstand, daß andere Kinder an Masern erkrankt sind, läßt vermuten, daß auch hier solche zum Vorschein kommen werden. Trotzdem sind wir in der Lage, sofort einzugreifen. Aufgrund unserer Fiebertheorie ergibt sich ohne weiteres die Behandlungsweise.

Das Fieber kann nur auf folgende Weise reguliert werden. Wir müssen bemüht sein, die Hautporen zu öffnen, damit der Körper zum Schwitzen kommt; außerdem aber müssen wir die Hitze durch Kühlung ableiten. Sobald beides gelingt, muß das Fieber weichen. Nachlassen wird es schon, wenn der Schweißausbruch erfolgt.

In den meisten Fällen werden bei dieser Behandlung die Masern gar nicht zum Ausbruch kommen oder mit anderen Worten: die Fremdstoffe werden in einer Form abgeleitet und ausgeschieden, in der wir sie nicht mit einem besonderen Krankheitsnamen bezeichnen können, weil sie auf den natürlichen Ausscheidungsorganen im Schweiß, im Urin, durch den Darm und durch den Atem ausgeschieden werden. Ist der rechte Zeitpunkt dazu versäumt, so kommen die Masern selbst hervor und treten, wie wir wissen, in linsengroßen, hochroten Pickelchen auf. Je mehr nun der Ausschlag auftritt oder, was gleichbedeutend damit ist, je mehr die Beförderung der gärenden Krankheitsstoffe nach der äußeren Haut stattfindet, desto weniger Gefahr ist da für das Leben des Kindes. Je weniger und je schwächer aber der Ausschlag eintritt, desto mehr Gefahr verursacht die Hitze, welche sich in den inneren Organen entwickelt und diese leicht verbrennen kann. Es entsteht sehr leicht Lungenentzündung; der Körper geht dann meist zugrunde, nicht, weil er die Masern hat, sondern weil er sie nicht vollständig bekommen hat.

Über die gründliche Heilung der Masern sei noch folgendes angeführt: Wir müssen also versuchen, die natürlichen Ausgangswege durch Haut, Nieren und Darm freizumachen und den Organismus so lange kühlen, bis die innere Hitze völlig verschwunden ist, worauf sofort eine geordnete Verdauung eintritt.

Die Kühlung erfolgt durch die ableitenden Bäder, und zwar durch Rumpfreibe- und Reibesitzbäder. (Siehe Seite 84).) Die Schweißerzeugung kann am einfachsten und leichtesten erzielt werden, wenn die Mutter das Kind nachts zu sich ins Bett nimmt und ihm durch ihre eigene Körperwärme zum Schwitzen verhilft. Sonst genügt vielfach das gute Zudecken mit Federbetten oder Wolldecken in einem guten Bette. Dabei hat man stets bei Tag und bei Nacht durch Öffnen der Fenster für frische Luft zu sorgen. Erreicht man hierdurch den angestrebten Zweck nicht, so hat man ein Dampfbad anzuwenden. Nach jedem Dampfbad hat eine Kühlung in der Form eines Rumpfreibebades zu erfolgen.

Gelingt es, das Kind zum Schwitzen zu bringen, so ist schon eine wesentliche Besserung eingetreten. Wenn das Fieber wiederkehrt, so ist die Abkühlung, also das Reibesitzbad, zu wiederholen; danach ist das Kind ins Bett zu bringen, damit es abermals schwitze. Die Abkühlung und Wiedererwärmung ist so oft zu wiederholen, als Fieber eintritt.

Ist der Druck besonders stark nach dem Kopfe oder nach den Augen oder sonst einem Körperteile, so ist es vor allem wichtig, diesen Druck dadurch zu beseitigen, daß wir nur ein örtliches Dampfbad an die stark belasteten Organe bringen. Wenn dann die Haut zum Schwitzen kommt, wird der betreffende Körperteil sofort entlastet, und die Gefahr, daß irgendein Organ durch die andrängenden Stoffe zerstört werde, ist vorüber. Auch nach jedem Teildampfbad muß eine Kühlung und Ableitung durch Reibesitzbad oder Rumpfreibebad erfolgen.

Fassen Sie jetzt das von mir über Fieber und Masern Gesagte noch einmal zusammen, so werden Sie verstehen, wie diese Krankheit nur dadurch zustande kam, daß im Körper eine bedeutende Menge von Fremdstoffen latent ruhte, die dann durch irgendeine Veranlassung in Gärung übergingen, so daß die Krankheitskeime (Viren) eindringen konnten, wodurch die Masern hervorgerufen wurden. Die Masern haben also dieselbe Entstehungsursache, die wir auch bei allen anderen Krankheitserscheinungen finden werden.

Scharlach

Beim scharlachkranken Kinde finden wir im wesentlichen dieselben Erscheinungen wie beim masernkranken, das Fieber ist aber gewöhnlich noch weit heftiger, weshalb sich die Sorge der Eltern mit Recht in erhöhtem Maße zeigt.

Auf der äußeren Haut entstehen beim Scharlach ebenfalls Flecken, und zwar von scharlachroter Farbe, daher überhaupt der Name. Die Flecken selbst sind anfangs klein, fließen aber später zusammen, so daß sie dadurch groß und breit werden. Der Ausschlag ist aber nicht so allgemein wie bei den Masern, er ist oft nur über einen Teil des Körpers verbreitet, namentlich tritt er an Kopf, Brust und Leib auf, während die Füße mehr oder weniger frei bleiben. Oft sind diese kalt, während der übrige Körper in heftigem Fieber glüht. Kopf und Herz sind beim Scharlach am stärksten betroffen, und es ist eine gewöhnliche Erscheinung, daß scharlachkranke Kinder über Ohren- und Augenschmerz klagen. Es wird Ihnen jetzt leicht fallen, diese Erscheinungen zu erklären. Die Gefahr ist um so größer, je geringer der Teil der Haut ist, welcher durch Hervorbringung des Ausschlages an der Ausscheidung des Krankheitsstoffes mitarbeitet. Scharlach ist gefährlicher als Masern, weil die Krankheitserreger gefährlicher sind.

Die Hauptfrage bleibt aber wieder: Was ist zu tun, um rasche und sichere Hilfe zu bringen? Zunächst handelt es sich darum, die Gefahr bleibender Zerstörung von Augen und Ohren abzulenken. Dies geschieht dadurch, daß wir rasch die Hautporen öffnen, indem wir den Kopf recht gründlich dampfen. (Die Ausführung des Volldampfbades wie der Teildampfbäder s. S. 74.) Sobald der Kopf gründlich feucht geworden ist und die Hautporen sich geöffnet haben, hört der Schmerz auf, und die erste Gefahr ist damit bereits abgewendet. Doch ist es sehr leicht möglich, daß solche Kopfdampfbäder wiederholt veranstaltet werden müssen, da der Schmerz häufig nach einiger Zeit wiederkehrt. Derselbe würde sogar regelmäßig nach kurzer Pause eintreten, wenn wir nicht auf anderem Wege für Ausscheidung Sorge trügen. Das geschieht abermals durch Abkühlung und Reiben des Unterleibes bei den ableitenden Bädern, wodurch Ausleerung durch Darm und Nieren und auch durch die Haut veranlaßt werden. Die Verdauung war ganz zweifellos seit Eintritt des Fiebers gestört, sie war wohl auch vorher schon nicht in Ordnung, gleichviel, ob es die Eltern merkten oder nicht. Das Fieber beraubt die Verdauungsorgane ihrer schleimigen, schlüpferigen Masse, sie trocknen aus und können ihre Arbeit nicht mehr leisten. Verstopfung ist die notwendige Folge davon. Die Verdauung wird nun durch die erwähnte Abkühlung und durch die dabei stattfindenden Reibungen aufs beste beeinflußt. Es dauert dann nicht lange, so treten die erwünschten Ausleerungen ein, immer ein gutes Zeichen für einen günstigen Verlauf des Scharlachfiebers. Bei Scharlachkranken bedarf es aber fast immer einer längeren Zeit und einer energischen Handhabung der angegebenen Mittel, ehe Erfolg erzielt wird. Das Scharlachgift ist stärker als das bei Masern.

Ein Beispiel aus der Praxis: Die siebenjährige Tochter und das zweijährige Söhnchen eines Leipziger Fabrikbesitzers waren an Scharlach erkrankt, und der Hausarzt hatte die Erkrankung als eine sehr schwere bezeichnet, so daß die Heilung sechs bis acht Wochen dauern könne. Herr W. nahm nun wegen seiner Kinder mit mir Rücksprache, da ihm die in Aussicht genommene Medizinkur des Hausarztes doch etwas zu lange erschien. Nachdem ich die Kinder untersucht, konnte ich dem Vater die tröstliche Versicherung geben, daß bei meiner Behandlung der ganze Krankheitsprozeß in etwa acht Tagen beendet sein werde. Die Behandlung war keine andere als die, welche ich schon oben beschrieben hatte: die Kinder wurden täglich auf dem Dampfbadeapparat gedampft und darauf im Rumpfreibebad von 21 bis 22,5° C gebadet. Jedesmal, wenn das starke Fieber wieder auftrat, wurden die Rumpfbäder erneuert, was sich anfangs etwa alle zwei Stunden nötig machte. Daß in diesem Krankheitsfalle auch der Diät eine ganz besondere Aufmerksamkeit gewidmet werden mußte, ist um so mehr klar, als es feststeht, daß reizende und scharfe Speisen aus Fleisch usw. gerade dem Fieber Vorschub leisten und sein Verschwinden erschweren. Die Kinder durften daher nur Brot, Weizenschrotsuppe, sowie rohes oder gekochtes Obst essen, und alles dieses immer erst dann, wenn sich wirklicher Hunger einstellte. Wie ich vorausgesagt hatte, waren die Kinder nach acht Tagen zur Freude ihrer Eltern wieder gesund, und jener Hausarzt, welcher anfangs behauptet hatte, eine so schnelle Gesundung müsse unbedingt ein Nierenleiden nach sich ziehen, sah sich später genötigt, anzuerkennen, daß die Kinder in der Tat vollständig gesund seien.

Diphterie

Das Wort Diphterie oder Diphteritis ruft bei allen Eltern Angst und Schrecken hervor. Kennt man doch die große Gefahr, welche die gefürchtete Krankheit mit sich bringt. Die äußeren Erscheinungen derselben sind etwas andere als bei den vorher erwähnten Erkrankungen, doch das Fieber treffen wir auch bei ihr als wesentliches Zeichen. Mitunter tritt dasselbe allerdings scheinbar ziemlich schwach auf, und zwar gerade bei den Kindern, die am schwersten erkrankt sind. Hier wütet das Fieber um so schlimmer im Innern, die äußere Haut kommt wenig in Tätigkeit, Darm und Nieren ruhen fast ganz. Diese Fälle sind die gefährlichsten. Gelingt es uns nicht, die innere Fieberhitze nach der Hautoberfläche abzuleiten, so ist wenig Hoffnung auf Heilung vorhanden. Die Krankheitserreger bilden im Hals einen Belag, der an den Mandeln, am Kehlkopf oder in den oberen Luftwegen sitzt und zum Ersticken führen kann.

Ist diese Gefahr bereits eingetreten, so gilt es zunächst wieder, lokale Hilfe zu bringen und den Hals zu befreien. Dies erreichen wir auch bei Diphterie am leichtesten und schnellsten durch Wasserdampf, der die Schmerzen lindert und die Ausstoßung des Belages bewirkt. Damit ist noch nicht viel erreicht, darum folgen nun unsere ableitenden Bäder. Es ist erstaunlich, wie schnell durch ableitende Bäder der Zustand im Halse verändert wird. Namentlich bringen die Reibesitzbäder eine vorzügliche Wirkung hervor, so daß mitunter schon nach wenigen Bädern die Wucherungen verschwinden.

Die von den Diphteriebakterien abgesonderten Gifte können schwere Schäden am Herzmuskel hervorrufen. Auch das Nervensystem kann geschädigt werden. Es können Lähmungen der Schlundmuskulatur oder des Zwerchfells entstehen. Es wäre darum ein großer Fehler, nach Beseitigung des Halsbelages mit der Ableitung aufzuhören. Dieselbe muß so lange in rascher Folge fortgesetzt werden, bis sich guter Stuhlgang einstellt und die Verdauung völlig geregelt ist. Dann erst kann der Kranke für gerettet erklärt werden.

Die Behandlung will ich noch an einem Beispiel aus der Praxis erläutern. Ich wurde zu einer Frau gerufen, deren neunjähriges Söhnchen heftig an Diphteritis erkrankt war. Dem Knaben wurde zunächst ein Dampfbad gegeben. Da ein Dampfbadeapparat nicht zur Stelle war, mußte ein solcher improvisiert werden. Wir setzten den Knaben auf einen Rohrstuhl und unter diesen einen Topf mit 4 bis 5 Litern kochendem Wasser. Die Füße wurden auf einen ebenfalls mit kochendem Wasser bis zur Hälfte gefüllten und mit zwei Latten überdeckten Eimer gestellt. Der ganze Körper wurde vorher mit einer wollenen Decke sorgfältig umhüllt, so daß kein Dampf entweichen konnte. Nachdem der Patient tüchtig in Schweiß gekommen war, wurde er in ein Rumpffreibebad von 22° C gebracht, worin ihm der Unterleib so lange gewaschen wurde, bis die Hitze aus dem Kopf verschwunden war. Die anfangs vorhandene große Atemnot ließ dabei nach, doch mußte noch alle drei Stunden ein Reibesitzbad angewendet werden, auch während der Nachtzeit, damit das Fieber nicht wieder den alten Höhepunkt erreichte. So gelang es, die immer neu entstehende Fieberhitze abzuleiten, so daß schon am nächsten Tag der Behandlung jede Gefahr beseitigt war. Bei so fortgesetzter Kur war der Knabe nach fünf Tagen vollständig hergestellt.

Die Pocken

Die Pocken treten in verschiedener Art auf, als Wind-, Wasser-, Spitz-, Schaf- und schwarze Pocken. Am gefährlichsten sind zweifellos die schwarzen Pocken. Sie sind leicht als solche zu erkennen, sobald sie ordentlich ausgebildet sind, im Beginn aber gleichen sie den vorher genannten Kinderkrankheiten völlig, da nichts anderes als starkes Fieber zu bemerken ist. Allmählich kommen hochrote, linsengroße Flecken zum Vorschein, die dem Masernausschlag ähnlich sehen. Sie heben sich weiter empor und gleichen dann einer Johannisbeere, die zur Hälfte im Körper ruht, zur anderen Hälfte herausragt.

In der Mitte bildet sich ein schwarzer Punkt. Diese Pocken können über den ganzen Körper verbreitet sein oder nur an einzelnen Stellen herauskommen. Die Ursache ist wieder die starke Anhäufung und Verteilung der Fremdstoffe im Körper, wodurch für die Infektion die ungeheure Ansteckungskraft der Pockenerreger der Nährboden gegeben ist. Diese Infektion geschieht vorwiegend von Mensch zu Mensch. Da das Virus im Sekret der oberen Luftwege enthalten ist, durch die Atemluft, durch Anhusten, aber auch durch Staub oder Hantieren mit Gegenständen, die von Pockenkranken benutzt wurden.

Am schlimmsten sind diejenigen Kranken daran, bei denen der Ausschlag im Gesicht sich stark entwickelt, weil dann die bekannten Pockennarben zurückbleiben können, wenn die Behandlung nicht die rechte ist. Es ist durchaus kein Zufall, daß bei diesem die Pocken besonders an der, bei einem anderen an jener Stelle des Körpers auftreten, daß sie vor allem den Kopf besonders heimsuchen. Besonders belastete Körperteile werden auch besonders der Sitz der Pokken sein, so daß es vorkommen kann, daß jemand von Ohr zu Ohr quer über die Nase besonders viele Pockennarben aufweist, während er sonst nur hier und da eine solche hat.

Sobald der Pockenausschlag völlig auf die Haut herausgetreten ist, verschwindet mehr oder weniger die Lebensgefahr, denn gewöhnlich sterben nur die Kranken, bei denen der Körper nicht imstand ist, die Gärungsmassen herauszubringen. Oft treten sogar erst nach dem Tode die Pocken plötzlich hervor, man könnte also auch hier wieder behaupten, daß die Kranken gestorben sind, nicht, weil sie die Pocken bekamen, sondern, weil sie dieselben nicht bekamen. Die Kranken sterben dabei immer im stärksten Fieber.

Daß die Krankheit auch wieder mit heftigem Fieber verbunden sein muß, darüber kann kein Zweifel bestehen, und tatsächlich finden wir den Pockenkranken, besonders vor dem Heraustreten der Pickel, in starkem Fieber. Die Pusteln verursachen bei der großen Hitze des Körpers ein lebhaftes Brennen und Jucken, so daß der Kranke zum Kratzen veranlaßt wird. Dadurch werden die Pusteln vor der Reife herausgerissen, und es bleiben dann die entstellenden Narben zurück. Man wußte dies früher auch bereits und band oft dem armen Kranken die Hände, um ihn am Kratzen zu verhindern. Ein weit verbreitetes Konversationslexikon rät dies auch heute noch an. Welche Folterqualen für die Unglücklichen! Wir wissen bessere Mittel, um die Pocken zur Heilung zu bringen, ohne daß jene entstellenden Narben zurückbleiben, und zwar solche, daß überhaupt jede Furcht vor dieser sonst so gefürchteten Krankheit schwindet. Wir verhindern das Jucken und Kratzen durch dieselben einfachen Mittel, die wir bei den schon erwähnten Fieberkrankheiten anwenden: Öffnen der Hautporen, damit der Körper schwitzt, und Kühlung des Gärungsherdes im Unterleibe. Erhöhte Wärme begünstigt jede Gärung, Kühlung behindert, verlangsamt dieselbe und hebt sie auf.

Gerade bei dieser Krankheit kann man es nicht ernst genug nehmen, da der Körper bei derselben mit besonderer Heftigkeit arbeitet. Doch nimmt meine Behandlungsweise der Krankheit ihre Furchtbarkeit, und man kann sicher sein, daß mit verschwindenden Ausnahmen die Genesung eine vollständige und rasche sein wird. Die Ausnahmen liegen in dem Zustande des betreffenden Körpers, und dieser kann im einzelnen Falle so sehr mit Fremdstoffen überladen sein, daß trotz des Arbeitens der Haut die Massen nicht schnell genug beseitigt werden können, oder daß der Körper zu schwach ist, um die Ausstoßung zu bewirken. In der Regel wird dies aber nur dann eintreten, wenn die Behandlung zu spät beginnt. Darum kann ich die Mahnung nicht oft genug wiederholen, bei Eintritt des Fiebers sofort mit Regulierung desselben zu beginnen und nicht erst abzuwarten, in welcher äußeren Form die Krankheit sich ausbilden wird.

Sie sehen, wie wir bei den gefürchteten Pocken genau dasselbe Heilmittel mit Erfolg anwenden, wie bei den vorher erwähnten Krankheiten, eben weil die Grundursache dieselbe ist. Das Pockenvirus verliert dabei ganz von selbst seine Schrecklichkeit.

Keuchhusten

Keuchhusten gilt zwar nicht für so gefährlich wie Diphtherie und Pocken, aber es sterben doch immerhin eine Reihe von Kindern an demselben, und die anderen leiden ganz entsetzlich durch die Hustenanfälle. Dabei sei gleich hervorgehoben, daß jeder Husten als ein Zeichen von ernster Erkrankung angesehen werden muß, denn der Mensch ist weder ein hustendes noch ein spuckendes Wesen. Husten entsteht immer erst dann, wenn der Druck der Fremdstoffe nach oben geht und der natürliche Ausweg nach unten gehemmt ist. Entweder arbeitet die Haut schlecht, oder Darm und Nieren verrichten ihre Tätigkeit unvollkommen.

Auch bei keuchhustenkranken Kindern treten die bekannten Erscheinungen wieder auf, mit anderen Worten: auch sie fiebern. Die Massen wollen zum Halse und zum Kopfe oben hinaus, trotzdem der Körper dort keine Ausscheidungsorgane hat. Von außerordentlicher Bedeutung ist es nun, ob der Kranke bei den Hustenanfällen in Schweiß kommt oder nicht; ist ersteres der Fall, so kann er ohne jede weitere Einwirkung gesunden. Tritt bei den Hustenanfällen kein Schweiß ein, so wird das Gesicht über und über rot und blau, und der Keuchhusten kann, wenn nicht Hilfe gebracht wird, zum sicheren Tode führen. Zuletzt strömt oft Blut aus Augen, Nase und Ohren, denn alle Fremdstoffe möchten dort hinausdringen. In diesem Stadium ist Hilfe gewöhnlich nicht mehr möglich. Wird aber rechtzeitig dem Körper Unterstützung zuteil, so überwindet er die Krankheit auch in schweren Fällen.

Die Behandlung ist auch bei dieser Krankheit dieselbe, sie kann keine andere sein, da das Wesen der Krankheit dasselbe ist. Die Hauptaufgabe bleibt fürs erste schnelle Erzielung von Schweiß. Daneben ist es notwendig, den nach oben gerichteten starken Andrang und Druck der Fremdstoffe nach unten, nach den natürlichen Ausscheidungsorganen, abzuleiten. Der Körper hat nur ganz bestimmte Ausscheidungsorgane und Wege und nur auf diesen ist es möglich, die Krankheitsstoffe auf natürliche Weise herauszuschaffen. Das erreichen wir aber in hervorragender Weise durch unsere ableitenden Bäder. Bereits beim Eintritt des Schweißes tritt auffallende Linderung des Hustens ein; wird aber die Verdauung besser, so weicht der Husten ganz, ohne an eine bestimmte Zeitdauer gebunden zu sein. Es ist möglich, daß er bei dieser Behandlung nach wenigen Wochen, ja oft nach einigen Tagen auf Nimmerwiedersehen verschwindet, und es ist ein Irrtum, daß er zwei bis drei Monate anhalten müsse.

Ich habe Ihnen nun gezeigt, daß der Keuchhusten auf dieselbe Weise zustande kommt, wie die anderen Krankheiten, dadurch nämlich, daß die im Körper vorhandenen Krankheitsstoffe in Gärung geraten und daß durch dieselbe Fieber erzeugt wird. Aus allen diesen Vorführungen werden Sie die Überzeugung gewonnen haben, daß alle akuten Fieberkrankheiten nur ein Heilbestreben des Körpers sind, um die nicht in ihn gehörigen Fremdstoffe, wozu auch die Infektionskeime gehören, hinauszuschaffen. Wir sollten also jede solche akute Fieberkrankheit (Heilkrisis) nur mit Freuden begrüßen, denn wir haben gesehen, wie sie bei richtiger Behandlung von größtem Nutzen für den Körper werden kann, weil derselbe dabei gründlich von allen Fremdstoffen gereinigt werden kann. Sie werden mich noch besser verstehen, wenn ich Ihnen auch dazu ein Gleichnis gebe.

Das Fieber im Körper ist zu vergleichen mit einem Gewittersturm. So wie einem akuten Fieber erst einige Zeit Frostgefühl und Unbehagen vorhergeht, so wird das Gewitter durch eine Schwere und Schwüle der Luft, die jeder auch unbewußt bemerkt, vorausgespürt. Wir sagen dann, die Luft ist belastet, sie drückt und beschwert uns, und wir haben die Empfindung, daß eine Erlösung durch ein Gewitter kommen muß, weil dasselbe sozusagen in der Luft liegt. Die Hitze und Schwüle steigert sich bis zum äußersten und erreicht dann jene Höhe, die den Gewittern unmittelbar vorangeht. Wir fühlen die bevorstehende Gefahr des Gewittersturmes, dieselbe kommt indessen erst mit dem Sturm und währt so lange, bis derselbe vorüber ist. Sobald der Sturm vorbei ist, tritt Erfrischung und Abkühlung, mit einem Wort gesagt, Neubelebung der ganzen Natur ein. Das Gewitter ist eine Art Gärungsprozeß der Fremdstoffe in der Luft, durch welchen dieselbe bestrebt ist, den unsichtbar in ihr schwebenden Wasserdampf, welcher in diesem Falle der Fremdstoff ist, fortzuschaffen; es ist also ein Reinigungsprozeß der Luft. Durch diese Gärung wird die Form des Wasserdampfes auch verändert. Während er vorhin unsichtbar war, verdichtet er sich durch den Temperaturwechsel zu Gewölk und kommt dann als Regen oder Hagel herunter. Ähnlich ist es mit dem Fieber im Körper. Sobald dasselbe ausbricht, ist der Körper in Gefahr, die erst mit dem Weichen des Fiebers schwindet, um einer erfrischenden Neubelebung Platz zu machen.

In beiden Fällen entstand die Gefahr erst durch den Gewittersturm und das Fieber, welche dann aber die Neubelebung und Gesundung herbeiführten.

Neubelebung und Gesundung waren also beide nur durch diesen gefahrdrohenden Vorgang zu erreichen; die Grundursache derselben waren dagegen im ersten Falle eine Belastung und Schwere der Luft, im anderen die Belastung des Körpers mit Krankheits- oder Fremdstoffen. Es wird sich aus diesem Beispiel auch deutlich die Einheitlichkeit der Naturgesetze bei allen Naturerscheinungen mit logischer Notwendigkeit aufdrängen.

Auch zur Behandlung dieses Leidens sei ein Kurzbericht aus meiner Anstalt angeführt.

Mitte Juli 1889 erkrankte der vierjährige Sohn der Eheleute B. hier an Keuchhusten. Anfang August erreichte die Krankheit ihren Höhepunkt. Da wird auch das zweijährige Töchterchen von dem Leiden befallen. Zehn Tage steigt die Krankheit, während welcher Zeit das Kind gar keine Nahrung zu sich nimmt. Nun wenden sich die Eltern, welche bisher nach ihrem besten Ermessen schon Naturheilkunde angewendet haben, an mich. Ich übernahm die Behandlung. Das kleine Mädchen hatte außerordentlich an Kräften verloren, so daß es nicht mehr gehen konnte. Ich verordnete täglich vier ableitende Reibesitzbäder und danach Schwitzen im Bette oder im Sonnenbad, daneben einfache, naturgemäße Diät. Die herrliche Witterung gestattete tägliche Sonnenbäder, welche im Verein mit den Reibesitzbädern wahre Wunder wirkten. Schon nach wenigen Wochen der energisch verfolgten Kur waren beide Kinder außer Gefahr, und nach zwei Monaten hatten sie sich völlig erholt. Eigentümlich war bei der Ernährung, daß das kleine Mädchen den ungesalzenen, ungesüßten und nicht gefetteten Haferschleim, der ihr am dienlichsten gewesen wäre, durchaus zurückwies und nur die gewohnte ungekochte Milch sowie Schokolade annahm. Man ersieht daraus, wie wichtig es ist, die Kinder von früh auf an das Allereinfachste zu gewöhnen. Ebenso war es nicht möglich, sie im Bette bei der Mutter zu halten, wiewohl sie dadurch am schnellsten zum Schwitzen gekommen wäre. An ihr kleines selbständiges Bettchen gewöhnt, verlangte sie mit solcher Energie danach, daß man ihr nachgeben mußte. Und doch ist die Wärme des menschlichen Körpers das beste Schweiß- und Beruhigungsmittel. Man darf wegen der üblen Folgen der Ausdünstungen keine Sorge hegen. Die Tiere sind uns das beste Vorbild, welche einfach mit ihrem eigenen Leibe die schwächlichen und kränklichen Jungen wärmen und eben dadurch kräftigen.

Skrofelkrankheit

Die Skrofelkrankheit oder Skrofulose ist nicht hitziger Art und wird daher auch gewöhnlich nicht zu den Fieberkrankheiten gezählt, obwohl sie in Wirklichkeit doch dazu gehört. Sie ist mindestens ebenso schlimm wie die vorgenannten, fast möchte ich behaupten noch schlimmer. Sie gehört zu jenen verborgenen, chronischen Krankheiten, die meist auf eine erhebliche Belastung zurückzuführen sind. Die Lebenskraft des Körpers reicht nicht aus, eine hitzige Fieberkrankheit herbeizuführen. Ganz besonders sind, wie ich früher bereits sagte, die gemäßigten und kälteren Gegenden der Erde der Sitz dieser Krankheit. Die äußeren Erscheinungen sind etwa folgende: starker Kopf, viereckiges Gesicht, entzündete Augen, aufgetriebener und fester Leib, schwache Beine, verunstaltete Hände und Füße, geistige Trägheit. Von diesen Merkmalen treffen wir aber gewöhnlich nur eins oder einige an, selten alle auf einmal. Dazu gesellen sich kalte Hände und Füße und allgemeines Frostgefühl. Gerade dieser Zustand des Kältegefühls ist es, der die Krankheit zu einer schlimmen macht. Denn derselbe besagt, daß die äußeren Teile des Körpers durch ihre starke Belastung mit Fremdstoffen einen großen Teil ihrer Lebens- und Funktionskraft verloren haben und daß im Inneren eine um so verzehrendere Hitze herrscht.

Da die Krankheit nicht hitziger Natur ist, so verursacht sie keine Schmerzen, und man erkennt nur an der ganzen Beschaffenheit des Körpers, daß er krank ist.

Nach unseren Erfahrungen ist ein an Skrofeln erkranktes Kind durch und durch mit Fremdstoffen durchsetzt.

Die Verunstaltung der Hände und Füße hat ganz dieselben Ursachen. Die Haut ist untätig und kann die Stoffe, welche unter ihr lagern, nicht entfernen. Diese erschweren dabei die Blutzufuhr, weshalb sich die Haut meist kalt anfühlt.

Wie vollzieht sich nun die Heilung? Unsere Aufgabe muß es sein, den Frostzustand in einen hitzigen, den chronischen Zustand in einen akuten umzuwandeln, das innere Fieber nach außen abzuleiten. Da wir es aber ebenfalls mit Fieber zu tun haben, so ist unsere Behandlung folgerichtig auch dieselbe wie bei den anderen Fieberkrankheiten, wir müssen die Ausgangspforten öffnen, um allmählich die Masse der Gärungsstoffe zu entfernen. Wir wirken also in der bekannten Weise auf Darm, Nieren und Haut. Die letztere wird allmählich warm, vielleicht heiß, doch letzteres nur so lange, bis Schweiß eintritt, dann stellt sich sofort wieder der normale Zustand ein. Anfangs wird die Kur nur zeitweilige bessere Verhältnisse herbeiführen, und nur Beharrlichkeit und Energie führen zu dauerndem Erfolg. Wie lange es währt, ehe völlige Heilung eintritt, ist schwer zu sagen. Mit Tagen und Wochen ist es nicht getan, es nimmt Monate, vielleicht Jahre in Anspruch und gelingt zuweilen gar nicht, wenn der Körper nicht mehr genug Lebenskraft hat.

Schon früher hatte ich Ihnen gezeigt, wie das Frostgefühl bei Kranken dieselbe Ursache hat, wie die zu große Hitze, und Sie haben dasselbe jetzt noch einmal bei Skrofelkrankheiten gesehen. So sind zwei an sich den äußeren Anzeichen nach völlig verschiedene Krankheitszustände doch beide aus einer Quelle hervorgegangen und nur deshalb so verschieden, weil sie in verschiedenen Stadien oder Entwicklungsmomenten Ihnen entgegentreten. Wie man z. B. unter der Raupe und Puppe nicht dasselbe Tier vermutet, welches wir später als Schmetterling fliegen sehen, und wovon doch das erste und zweite nur die früheren Formen des dritten sind, so verhält es sich auch ähnlich mit den verschiedenen Krankheiten. Sie würden jeden auslachen, der da glaubte, die Raupe sei ein Tier für sich, unabhängig vom Schmetterling und umgekehrt. Daß aber ein ähnlicher Glaube über die Krankheiten bis jetzt besteht und es bisher niemanden gelungen ist, auch hier die Wahrheit, den inneren Zusammenhang zu erkennen, ist zu bedauern.

Aus meiner Anstalt führe ich hier einen Fall der Heilung von Skrofulose an.

Ein fünfjähriger Knabe war vom zweiten Lebensjahre an so skrofulös, daß er bis zu seinem fünften Jahre noch nicht laufen konnte. Er lag wie ein dicker Klumpen in seinem Kinderwagen. Sein Vater hatte ihn von den besten Ärzten behandeln lassen, jedoch ohne jeden Erfolg. Die angewendeten Medikamente hatten sogar eine wesentliche Verschlechterung seines Zustandes herbeigeführt, so daß der behandelnde Professor erklärte, das Kind werde überhaupt niemals gehen lernen. Medikamente, Gipsverbände, Bäder, Elektrizität, alles war angewendet worden, aber ohne jeden Erfolg, weil den behandelnden Heilkünstlern das Wesen der Skrofulose völlig fremd war. So kam das Kind am Ende des fünften Jahres in meine Behandlung. Die Verdauung, welche bei der früheren Behandlung niemals genügend berücksichtigt worden war, lag vollständig darnieder. Der Leib war aufgetrieben, hart und knotig. Bereits in acht Tagen änderte sich während meiner Kur die Verdauung ganz bedeutend, so daß Aussicht auf völlige Heilung eintrat. Der Stoffwechsel ging von Woche zu Woche immer reger vor sich, so daß bereits in sechs Wochen der Kranke fähig wurde, sich selbständig auf den Füßen zu halten. Sein Leib hatte an Umfang und Härte bedeutend abgenommen, auch hatten sich viele von den im Leibe befindlichen und äußerlich fühlbaren Knoten aufgelöst und waren verschwunden. Nach einem halben Jahre war auch der viel zu starke Kopf des Kindes wesentlich kleiner und normaler geworden; der Knabe galt als geheilt, denn er konnte laufen und springen wie jeder andere und war munter und guter Dinge.

Soll ich nun noch die vielen anderen Krankheiten alle nennen? Es genügt wohl, noch einige Namen anzuführen: Ziegenpeter, Quaddeln, Krämpfe, Diarrhöe usw. Alle sind auf gleichen Ursprung zurückzuführen, alle sind mit geringerem oder stärkerem Fieber verbunden, und die Heilung ist daher auf dieselbe Weise herbeizuführen. Bei allen den genannten Krankheitserscheinungen beobachten wir stets zweierlei, entweder gesteigerte Wärme (Hitze) oder vermehrtes Frostgefühl (Kälte). Beide Erscheinungen sind, wie wir erfahren haben, Fieber, weshalb auch beide durch dieselbe Behandlung behoben werden, was ich in Tausenden von Fällen erprobt habe; denn alle Krankheitsformen sind auf die verschiedene Belastung des Körpers mit Krankheitsstoffen zurückzuführen, mit anderen Worten: Es gibt nur eine Krankheit, die sich in den verschiedensten Formen äußert, weshalb auch in der Hauptsache nur eine Art der Behandlung notwendig ist. Alle diese verschiedenen Formen der Krankheitserscheinungen sind, wie wir gesehen haben, nur Heilbestrebungen des Körpers. Es kommt nun darauf an, daß dieselben nicht, wie die Schulmedizin es macht, unterdrückt und latent gemacht werden, sondern daß dem Körper geholfen wird, diese Heilkrisen rasch und für ihn ungefährlich zu vollziehen. Nur so kann der Körper wirklich gesunden. Unterdrückte oder latent gemachte Krankheiten führen aber sicher allmählich zu immer schwereren und gänzlich unheilbaren Krankheiten, denn der Krankheitsstoff ruht nicht etwa untätig im Körper, sondern ist beständigen Veränderungen und Umwandlungen unterworfen.

Noch ein kurzes Wort über die in allen Krankheitsfällen gebotene Diät. Diese muß derartig eingerichtet sein, daß nicht neue Fremdstoffe dem Körper zugeführt werden und die Gärung nicht noch heftiger angeregt wird. Da der Körper im Innern schon mächtig arbeitet, so ist ihm möglichst wenig neue Arbeit durch die Verdauung aufzubürden. Es bleibt also oberster Grundsatz: Man gebe dem Kranken wenig Nahrung und zwinge ihn nie zum Essen und Trinken, solange er nicht Speise und Trank verlangt.*

---

* Genaueres über die Diät findet man im Abschnitt: „Was sollen wir essen, was sollen wir trinken?"

Ansteckungsgefahr

An dieser Stelle möchte ich noch einiges über die Ansteckungsgefahr durch Kranke hinzufügen. Die Frage, ob akute Krankheiten übertragen werden können, kann man mit „ja" und „nein" beantworten. Vollkommen Gesunde, d. h. Personen ohne Fremdstoffe, können nicht angesteckt werden, sie mögen Bakterien und Mikroben verschlucken oder einatmen, so viel sie wollen. Bei Belasteten kann aber der Anstoß zur Gärung gegeben werden, zumal wenn die äußeren Temperaturverhältnisse dies begünstigen. Bei geringer Belastung findet auch selten Ansteckung statt.

Während der akuten Krankheit gären aus dem Körper fortwährend Fremdstoffe heraus. Besonders ist dies der Fall, wenn der Patient genest, d. h. wenn er durch die Ausscheidung seine Krankheitsstoffe herausbefördert. Daher kommt es, daß gerade durch Rekonvaleszenten andere Personen am leichtesten angesteckt werden können. Wie die Ansteckung aber selber vor sich geht, will ich an einem bekannten Vorgang noch deutlich zu machen suchen.

Wenn man einen leicht gärenden Stoff, z. B. Hefe oder Sauerteig, in Gärung versetzt und ihn in diesem Zustande anderen leicht gärenden Stoffen, Brotteig, Milch u. a. m. zusetzt, geraten diese bei genügender Wärme ebenfalls leicht in Gärung. Es erzeugt hier also die Hefe, die selber erst ein Gärungsprodukt ist, auf Brotteig oder Milch übertragen, wiederum einen Gärungszustand. Wir sagen: das Brot geht, oder: die Milch wird dick und sauer. Ähnlich verhält es sich bei den akuten Krankheiten.

Hier kommen natürlich die Krankheitserreger, Bakterien oder Viren noch hinzu. Der Ansteckungsgefahr durch eine akute Krankheit ist derjenige besonders ausgesetzt, der bereits genügend mit Fremdstoffen belastet ist, oder wie man sonst sagt, welcher die Disposition in sich trägt. Bis jetzt wußte man nur nicht, worin diese Disposition bestand. Der Unterschied in der Wirkung zwischen dieser natürlichen Impfung des Krankheitsstoffes und der unnatürlichen Einimpfung desselben durch die Impflanzette besteht nun in der Verschiedenheit des Impfstoffes und dessen Verdünnung. In der Verdünnung sind, wie uns die Homöopathie lehrt, alle Stoffe am wirksamsten, weshalb denn der Krankheitsstoff in seiner natürlichen Verdünnung so eminent wirksam ist, wo er den geeigneten Boden findet. Das Impfgift in allopathischer Dosis wirkt, wie alle allopathischen Mittel, lähmend auf die Lebenskraft des Körpers, d. h. sie benimmt demselben diejenige Kraft, welche er benötigt, um sich durch eine akute Krankheit (Heilkrisis, Fieber) seiner Fremdstoffe zu entledigen, vermehrt nur noch die Menge derselben und schafft so einen noch weit schlimmeren chronischen Krankheitszustand, was die stete Zunahme aller chronischen Krankheiten seit Ausübung der Impfung deutlich bewiesen hat. Aber auch alle anderen Fiebermittel, wie Chinin, Antipyrin, Antifebrin, Morphium usw. haben dieselbe Wirkung. Sie legen alle die Heilbestrebungen des Körpers lahm und bringen es nur dahin, daß die Gärung der Fremdstoffe nachläßt oder gar aufhört. Nie aber kommt es zu einer Ausscheidung der Fremdstoffe. Daher treten dann jene früher nur seltenen Krankheiten wie Krebs, hochgradige Nervosität, Irrsinn usw. ein. Der Körper wird immer stärker und stärker mit Fremdstoffen belastet, ohne noch die Kraft zu finden, dieselben durch irgend eine akute Heilkrisis auszuscheiden. Die Belastung hat bei obigen Krankheiten ihren höchsten Grad erreicht, so daß völlige Hilfe dann meist nicht mehr möglich ist. Auf diese Weise sind gerade diejenigen Medikamente, Chinin, Antifebrin, Antipyrin usw., welche die Eigenschaft besitzen, das Fieber am schnellsten zu unterdrücken, die beliebtesten Fiebermittel geworden. Nun, nach unserer Überzeugung sind sie geradezu die allergefährlichsten Schädigungsmittel der Gesundheit. Aber noch eine andere Beobachtung knüpft sich daran.

Wir haben es alle erfahren, wie die medizinische Wissenschaft täglich nach neuen Arzneimitteln herumsucht und solche anwendet, weil die alten nicht mehr genügend wirken. Man denke nur an die ehemalige blinde Begeisterung für die Tuberkulin-Impfungen, bevor ein Kranker auch nur scheinbar genesen war. Im Anfange lähmt bekanntlich jedes neue Medikament die Lebenskraft. Mit der Zeit aber wird der Körper dagegen so abgestumpft, daß er nicht mehr darauf reagiert; dann gehört aber wieder ein neues, schärferes Mittel dazu, um die Lebenskraft noch weiter zu lähmen, bis schließlich der Gärungsprozeß der Fremdstoffe durch nichts mehr aufzuhalten ist und das Leben vernichtet. Ein Beispiel wird dies noch klarer machen.

Jeder der anfängt, Zigarren zu rauchen, muß erst mit seinem Magen so lange kämpfen, bis derselbe gefühllos gegen das Nikotingift geworden ist. Im Anfange besaß der Magen noch Lebenskraft genug, um erfolgreich sich gegen das Gift zu wehren, sehr bald aber wurde diese Kraft lahm gelegt, und völlige Abstumpfung dagegen war die Folge. Jetzt gehört schon ein stärkeres Gift dazu, wenn der Magen sich in ähnlicher Weise dagegen auflehnen soll.

Meist freilich hören wir zu unserer Verwunderung diejenigen, welche anfangen zu rauchen und das nicht gleich vertragen können, sagen, ihr Magen sei noch zu schwach, er müsse sich erst daran gewöhnen, noch vertrage er das Rauchen nicht. Gerade das Gegenteil ist der Fall; solange der Magen sich gegen das Nikotin sträubte, bewies er damit, daß er noch Lebenskraft genug hatte, also noch stark genug war, sich gewaltsam von dem Gifte zu befreien. Nimmt er es erst stillschweigend hin, ist es auch aus mit seiner früheren natürlichen Lebenskraft, er ist schwächer geworden.

Der Körper bedarf nun bei dieser erhöhten latenten Belastung weit größerer äußerer Einflüsse, um zu einer Ausscheidung der Fremdstoffe den genügenden Anlaß zu finden, weil seine Lebenskraft geschwächt ist. Worin aber diese Veranlassungen bestehen, habe ich bereits gesagt. Meist ist es ein Witterungswechsel, welcher den Anlaß gibt, weshalb wir große Epidemien stets auch nach sehr kalten Wintern beobachten.

Es fragt sich nur, was denn die Ursache einer Epidemie dort ist, wo eine direkte Ansteckung unmöglich erscheint; sehen wir doch heute hier, morgen dort dieselbe Krankheit auftreten.

Ohne das Vorhandensein von Fremdstoffen im Körper des Menschen ist eine Epidemie, wie bereits betont, nicht denkbar. Wir haben, wenn wir genauer hinsehen, alle Jahre Epidemien, wenn auch nicht stets in solchem Umfange, wie die Influenza Anfang 1890. Aber wer wüßte nicht, daß alle Jahre zu gewissen Zeiten Masern, Scharlach, Diphtherie, Keuchhusten, Schnupfen, Influenza epidemisch auftreten? Es liegt eben bei der allgemein ziemlich gleichmäßigen Lebensweise der Menschen auch stets eine gewisse Gleichmäßigkeit in ihrer quantitativen und qualitativen Belastung mit Fremdstoffen vor. Wirkt nun ein und dasselbe auslösende Moment auf diese Stoffe, d. h. stellt sich durch die Witterung eine gleiche äußere Anregung der Lebenskraft des Körpers ein, so wird derselbe auch durch ein gleichartiges Heilbestreben (Fieber) bemüht sein, sich von seinen Fremdstoffen zu reinigen. Wo nun eine ziemlich gleichmäßige Belastung bei einer Reihe von Individuen vorliegt, wird dieselbe Veranlassung auch gleichzeitig bei vielen dieselbe Wirkung äußern. Daß in einer Epidemiezeit die Luft mit dem betreffenden Krankheitserreger besonders stark geschwängert ist, braucht wohl nicht besonders betont zu werden.

Man darf natürlich niemals vergessen, daß auch bei Epidemien die einzelnen Krankheitsfälle niemals völlig gleichmäßig, sondern stets verschieden erscheinen und verlaufen. Wenn eine Epidemie, wie wir dies bei der Influenza gesehen haben, heute hier, morgen dort auftritt, liegt das eben in der veranlassenden Ursache: der Witterung. Es ist bei solchen Krankheiten ähnlich wie bei Gewittern, die auch mitunter heute hier, morgen dort im Lande auftreten. Ist die Epidemie aber erst am Orte, so tut die direkte Ansteckung in der früher beschriebenen Weise das ihre, um ein Umsichgreifen zu ermöglichen.

Ziehen wir nun die Schlußfolgerungen aus den Erörterungen, so finden wir

1. *daß zunächst die Fremdstoffe im Körper an der Übertragung schuld waren.* Wer also diesem Umstand vorbeugen will, muß vor allen Dingen auf Beseitigung dieser Stoffe bedacht sein. Die Ansteckung durch einen akuten Kranken findet nur da statt, wo der andere Körper die nötige Disposition aufweist.

2. *Bei Ansteckung an akuten Krankheiten gehen diese durch Übertragung von dem einen auf den anderen über, meist durch die atmosphärische Luft. Sie ist aber ohne das Vorhandensein von Fremdstoffen (Disposition) im anderen Körper nicht denkbar, weil nur durch die Gärung dieser Stoffe die Krankheit entsteht.* Reine

Luft ist daher erste Bedingung im Krankenzimmer. Diese aber auf andere Weise erreichen zu wollen, als durch Öffnen der Fenster oder auch gute und zweckmäßige Ventilationseinrichtungen, ist unmöglich. Alle dazu angewendeten Parfüms und Desinfektionsmittel schaffen die Fremdstoffe nicht fort, sondern tragen nur noch zu einer größeren Verschlechterung und Verunreinigung der Luft bei. Dabei aber wirken sie lähmend auf den Wächter unserer Gesundheit, die Nase, und machen sie unempfindlich gegen jede noch so übelriechende Ausdünstung der Kranken; wirken also genau so, wie die vorher erwähnten Arzneimittel, nicht verbessernd, sondern noch verschlimmernd. Man mag die Krankheitsstoffe in der Luft durch Gifte zu vernichten suchen, so viel man will, es wird nie gelingen, und da schon ganz wenige genügen, um im Körper die Gärung hervorzurufen, ist die Desinfektion eine vergebliche Mühe. Das einzig richtige Gegenmittel kann nur das sein, welches den Körper reinigt und die Fremdstoffe, die Disposition, entfernt. Sie kennen es schon, es ist das Rumpffreibebad, das Reibesitzbad und das Dampfbad.

Bei Behandlung der Kranken habe ich oft genug die vielfach schauderhafte Ausdünstung derselben genügend einatmen müssen. Beim nächsten Reibesitzbade, das ich nahm, kam dann oft genau derselbe schauderhafte Gestank wieder heraus, nur etwas schwächer. Ein deutlicher Beweis, wie durch das Bad der Körper eine erhöhte Lebenskraft gewann, die ihn befähigte, das Krankengift wieder auszuscheiden.

3. *Schützt uns dies einfache Mittel auch vor dem Befallenwerden von jeder Epidemie,* weil dadurch die Fremdstoffe (Disposition) aus dem Körper ebenfalls entfernt werden. Ohne diese „Disposition" ist keine Krankheit, also auch keine epidemische, denkbar.

Ich habe so gezeigt, wie Übertragung und Ansteckung von Krankheiten in allen Fällen nur gemeinsam da möglich sind, wo sich Fremdstoffe im Körper befinden. Ohne diese keine Krankheit, und ohne Krankheit keine Ansteckung! Jede Belastung des Körpers mit Fremdstoffen ist aber nichts anderes als eine innere Verunreinigung desselben. Wer daher weiß, seinen Körper sich innerlich und nicht nur äußerlich rein zu halten, der ist gesichert vor aller Ansteckung.

Nur Reinlichkeit heilt. Unter der verschiedenen, Form vermutet man freilich auch stets neue und verschiedene Ursachen und vergißt ganz, daß die Natur uns sehr oft unter den verschiedensten Formen doch nur ein und dasselbe Wesen vorführt, wie wir das an Raupe und Schmetterling, Regen und Schnee, Hagel, Tau und Nebel sehen.

Rheumatismus und Gicht, Schiefwerden, Verkrüppelungen, kalte Füße und Hände, heißer Kopf, deren Entstehung und Heilung.

Rheumatismus, auch Gliederreißen genannt, ist eine weitverbreitete Krankheit, daß es gewiß interessiert, die Fortschritte kennen zu lernen, welche ich in der Behandlung dieser Krankheit gemacht habe. Früher wurden fast nur ältere Leute und besonders Männer von Rheumatismus geplagt. Heute verschont er kein Alter und kein Geschlecht, auch Kinder leiden schon daran. Die Verbreitung des Leidens hat also zugenommen, trotz aller Mittel, die man dagegen anwendet. Jeder Körperteil kann davon betroffen werden. Wer hat nicht selbst schon einmal erlebt, wie qualvoll die Schmerzen in Beinen, Armen, Schultern, Kopf oder Zähnen auftreten.

Mit der Ursache dieser Krankheit macht man es sich sehr leicht. Erkältung und immer wieder Erkältung soll die Schuld tragen. Mit der Erkältung hat es aber seine eigene Bewandtnis. Schicken wir z. B. bei kaltem, nassem Wetter ein Regiment Soldaten in das Freie, die doch ausgesucht und – nach gewöhnlicher Ansicht – von etwa gleich guter Gesundheit und annähernd gleichem Alter sind, so wird bei ihrer Rückkehr die Wirkung und das Resultat doch ein verschiedenes sein. Einige werden über Husten und Schnupfen klagen, dieser oder jener vielleicht über Zahnreißen oder sonstige rheumatische Schmerzen, die meisten werden sich des besten Wohlbefindens erfreuen oder vielleicht gar ein kleineres Leiden, z. B. Kopfweh, losgeworden sein. Alles dies soll nun das Wetter hervorrufen, und die das behaupten, haben auch scheinbar recht; denn die Veränderung in dem Körper der Leute wurde ja, wie sie selbst fühlten, durch den Aufenthalt im Freien hervorgebracht, nur haben sie die Ursache an falscher Stelle gesucht. Es hat wohl noch niemals einen größeren

Trugschluß und einen unheilvolleren Irrtum auf der Welt gegeben als den, daß dasselbe Wetter gleichzeitig den einen krank und den anderen gesund machen könne.

Durch eine Krankheitstheorie, die solche Widersprüche nicht lösen kann, ist aber auch der kranken Menschheit tatsächlich seit Jahrhunderten wenig geholfen worden, wohl aber haben sich gerade die rheumatischen Erkrankungen bedeutend ausgebreitet.

Oft sehen wir den Rheumatismus nur eine Seite des Körpers treffen, oder auch nur ein Bein, einen Arm, eine Schulter. Ich glaube, diese Erscheinung dürfte schon beweisen, daß das Wetter nicht die eigentliche Schuld hat, weil es nicht gut denkbar ist, daß dann der Rheumatismus nur in das eine Bein oder in den einen Arm gefahren wäre, denn es waren ja beide Beine und beide Arme denselben Einflüssen ausgesetzt. Ebenso geschieht es oft, daß jemand mit dem rechten Arm einem zugigen Fenster am nächsten sitzt und gerade am linken Arm Rheumatismus davon bekommt, der doch weiter entfernt und geschützter war als der rechte. Wollen wir also den Rheumatismus mit besserem Erfolge bekämpfen, so müssen wir es mit dem Forschen nach der Ursache genauer nehmen.

Beobachten wir einen mit Gelenkrheumatismus behafteten Kranken genau, so finden wir, daß derselbe ebenfalls fiebert und daß die schmerzhaften Teile eine Entzündung und Anschwellung zeigen, auch die Verdauung gestört ist. Wir finden ferner, daß die Entzündung immer an bestimmten Stellen auftritt. Mit den genannten Erscheinungen sind wir nun der Ursache schon etwas näher gekommen, wir müssen uns zunächst streng an die drei Erscheinungen Fieber, Entzündung und Verdauungsstörung halten und nachforschen, wie sie zustandekommen. Ich sagte, bei Rheumatismus treten die Schmerzen immer an bestimmten Stellen auf. Es ist sonderbar, noch nicht ein einziges Mal ist es in meiner ausgedehnten Praxis vorgekommen, daß bei Gelenkrheumatismus der Hauptschmerz sich auf einer anderen Stelle als vor dem Gelenk, von den entferntesten Körperteilen aus gerechnet, gezeigt hätte, zum Beispiel unterhalb des Knies, nicht oberhalb. Das kann kein Zufall sein, das muß einen Grund haben.

Wie ich schon früher erklärte, findet die Verbreitung der Fremdstoffe mitunter in voller Ruhe statt, ohne daß ein hitziges Fieber die Befreiung des Körpers bewirkt. Der Körper wird dann allmählich bis zu den äußersten Enden belastet. So geschieht es bei Erwachsenen in der Regel, wenigstens in den gemäßigten und kalten Zonen. Tritt nun eine plötzliche Temperaturerniedrigung ein, so fangen die Stoffe an, sich nach dem Ausgangspunkte zurückzubewegen. Wir wissen, Hitze dehnt die Körper aus, Kälte zieht sie zusammen. Dieses allgemeine Naturgesetz findet auch am menschlichen Körper seine volle Bestätigung. Ganz deutlich beobachten wir an ihm vermehrte Ausdehnung in der Fieberhitze, und umgekehrt können wir die Zusammenziehung der Glieder bei Kälte deutlich merken. Die Zusammenziehung der Gliedmaßen übt auf die in ihnen lagernden Fremdstoffe einen Druck aus, der sie in Bewegung bringt und sie veranlaßt, sich nach ihrem Ausgangspunkt, dem Unterleib, zurückzubewegen. An den Gelenken tritt nun eine Anstauung der Fremdstoffe ein, der Weg ist hier nicht frei, weil die Gelenke der Fortbewegung dieser Stoffe ein Hindernis entgegenstellen. Die Stoffe rufen durch ihr Drängen gegen das Hindernis eine Entzündung hervor, und so entsteht der heftige Schmerz. Weil es ein Rückweg ist, den die Stoffe antreten, deshalb treten Entzündung und Schmerzen immer vor den Gelenken auf, also unterhalb des Knies, des Schultergelenkes usw.

Denken wir nochmals an die erwähnten Soldaten, so wird sich uns die Überzeugung aufdrängen, daß die eigentliche Ursache der Erkrankung im Körper jedes Einzelnen selber ruhen mußte, die Witterung dagegen nur den Körper zu Heilbestrebungen veranlaßte, d. h. seinen chronischen Krankheitszustand in einen akuten, hitzigen verwandelte. Die Krankheitserscheinungen treten daher nur in denjenigen Körpern oder auch nur Körperteilen auf, in welchen genügende Fremdstoffe vorhanden sind.

Uns ist es also klar, auf welche Weise der Rheumatismus zustande kommt. Will man einem rheumatisch Kranken zu Hilfe kommen, so ist es natürlich falsch, die kranken Stellen ausschließlich lokal zu behandeln. Nur um die Schmerzen zu lindern, um die Stoffe dünnflüssig, die Wege für die Krankheitsstoffe gangbar zu machen, kann man ein lokales Dampfbad geben. Die Fremdstoffe müssen aber nach und nach sämtlich nach den natürlichen Ausscheidungsorganen geschafft und dort ausgeschieden werden.

Das gilt natürlich nicht nur vom Gelenkrheumatismus, sondern von jedem Rheumatismus. Wo er auftritt, ob an Schultern, am Rücken, an der Seite, am Hals oder Gelenk, immer entsteht er durch Reibung; es muß ein Hindernis, ein Widerstand sein, den die kranken Stoffe (Fremdstoffe) finden. Da nun im Körper die gärenden Stoffe auf Hindernisse stoßen, weil die Gärung nicht ohne Widerstand vor sich gehen kann, sondern hier Organe, wie Nieren, Magen, Herz, Lungen und Gelenke, hindernd im Wege stehen, so tritt allenthalben Reibung ein. Diese verursacht bei starker Bewegung Schmerzen. Weil aber die Fremdstoffe an den Organen sich reiben, ablagern und festsetzen, so ist es erklärlich, daß die Organe sich verändern und krank werden müssen.

Jeder Schmerz, jeder Rheumatismus, jedes Stechen, jedes Brennen, jeder Druck entsteht nur durch Reibung; die Reibung ist aber nur durch Bewegung entstanden.

Ich will nun zum Beweis der Richtigkeit einige von den vielen Erkrankungen, wie ich sie ja so häufig in meiner ausgedehnten Praxis beobachtet habe, schildern und auf diese Weise die Art der Heilung darlegen.

Vor einigen Jahren wurde ich zu einer Frau gerufen, die, wie mir ihr Gatte sagte, stark an Rheumatismus litt, namentlich im rechten Bein, dann wieder im Rücken und am Halse. „Was beabsichtigen Sie nun vorzunehmen, Herr Kuhne?" Das war die Frage, welche mir von ihr gestellt wurde. Die bisherige mehrwöchige Behandlung war ohne Erfolg gewesen. Ich bin ja an solche Examina längst gewöhnt. Ich erklärte ihr zunächst, auf welche Weise diese Schmerzen zustandegekommen seien und sagte: „Es ist nach meinen Erfahrungen unrichtig, wenn ich an den Beinen, am Halse, am Rücken und an den Schenkeln irgendeine Behandlung vornehmen wollte (Einwickeln mit Watte und dergleichen). Alle die Schmerzen, über die Sie klagen, sind ein inneres Fieber. Wir dürfen also nicht mit Wärme dagegen vorgehen, sondern wir müssen die Behandlung da vornehmen, wo die Krankheit ihren Sitz hat und die innere zu große Wärme ableiten. Die Richtigkeit dieser Methode werden Sie bald sehen." – Da die Frau sich selbst nicht behelfen konnte, wurde die Badewanne unmittelbar an das Bett gebracht. Drei Leute konnten mit Mühe und Not die Frau, die bei jeder Bewegung laut aufschrie, in die Wanne bringen. Eine Wärterin beauftragte ich, der hilflosen Kranken das Reibesitzbad zu verabfolgen. Es dauerte, glaube ich, kaum 15 Minuten, so wurde die Frau, welche anfangs immer jammerte, ruhig. Ich sagte: „Nun, Sie sind ja recht ruhig geworden", worauf sie entgegnete: „Die Schmerzen haben nachgelassen." – Sie sehen also, wie richtig die Behandlung war. Die Schmerzen im Rücken, in den Schenkeln, im Halse waren so, wie ich es erklärte, zustande gekommen und konnten nur auf die angegebene Weise behoben werden. In einigen Tagen war die Frau imstande, sich selbst aus dem Bett zu bewegen und die Bäder zu nehmen, nach einigen Wochen konnte sie wieder ihre Arbeit verrichten.

Ein anderer Fall. Ein ältlicher Mann, welcher schon monatelang vergeblich wegen seines Gelenkrheumatismus' behandelt worden war, ließ mich kommen und fragte, ob ich ihm helfen könne. Ich erklärte ihm, nachdem ich ihn untersucht hatte, daß ihm noch zu helfen sei. Es war das linke Bein, welches schmerzte. Die Behandlung wurde in ähnlicher Weise wie die vorige vorgenommen, und nach dem zweiten Bade konnte der Mann bereits zu Fuße weggehen, während er vorher noch nach meiner Anstalt gefahren worden war.

Kurze Zeit nach dem erwähnten Krankheitsfall wurde ich nach Magdeburg gerufen, weil ein ganz außergewöhnlicher Fall von Rheumatismus vorliegen sollte. Ich folgte diesem Rufe und fand, daß es gar kein außergewöhnlicher Fall war, nur traten die Erscheinungen recht häufig auf. Knie- und Fußgelenk waren stark angeschwollen und schmerzten ungeheuer, der Mann vermochte das Bein nicht zu bewegen. Die Gelenke unterhalb des Knies waren stark entzündet, aber nebenbei war auch oberhalb des Knies eine Stelle sehr angeschwollen, so daß der Kranke das Bein nicht geradmachen konnte. Er erzählte, er habe schon viel in seinem Leben durchgemacht, die Krankheit habe ihn in jedem Jahre befallen, aber bei jeder Wiederholung sei sie schlimmer geworden. Der Mann war von oben bis unten vollgestopft mit Krankheitsstoff. Neue Fremdstoffe drängten nach dem Knie, und die alten wollten zurück. Es wäre hier bald Verhärtung eingetreten, und dann wäre die Gicht fertig gewesen. Das kam zum Teil mit daher, daß die Krankheit früher immer örtlich mit Wärme behandelt worden war. Der Zustand hatte sich dadurch allerdings geändert, und es war scheinbar immer wieder gut geworden, in Wirklichkeit hatte sich aber die Krankheit nur in eine chronische verwandelt; die Stoffe ruhten, um bei jeder neuen Gärung wieder in erneute Bewegung zu geraten.

Die kranken Stellen wurden nun zunächst durch ein Dampfbad erweicht, die ableitenden kalten Bäder in bedeutendem Maße verlängert.

Schon in einigen Tagen trat der beste Erfolg ein.

Gicht

In meine Sprechstunde kam eine Frau, welche stark an *Gicht* in Händen und Füßen litt. Sie sagte, daß alle vorher angewendeten Mittel keinen Erfolg gehabt hätten. Ich suchte auch dieser Frau klarzumachen, daß ihr Leiden nur eine Folge ihrer ungenügenden Verdauung und Hilfe nur möglich sei, wenn ihre Verdauung eine bessere würde, wenn sie bessere Ausleerungen erlangen und schwitzen könnte. Ich riet, täglich drei Reibesitzbäder zu nehmen und die entsprechende Diät zu befolgen, um nicht neue Fremdstoffe in den Körper gelangen zu lassen. Nach einigen Wochen waren die Gelenke nicht mehr kalt wir früher, sondern hitzig; man konnte in geringer Entfernung die Hitze deutlich fühlen. Die kalten Bäder haben also den Körper nicht etwa erkältet, sondern sogar Wärme erzeugt; sie sollen die Fremdstoffe entfernen und damit die bessere Zirkulation (des Blutes) bewerkstelligen, so daß der normale Blutkreislauf eintreten kann und damit normale Wärme. Nach kurzer Zeit verschwand auch die Hitze aus den Gelenken und natürliche Körperwärme folgte; die Genesung war eingetreten.

Noch ein Fall von *Gicht*.

In einer Familie, in der ich schon seit Wochen Kinder mit gutem Erfolg behandelt hatte, wurde ich in ein Stübchen gerufen, wo, wie man mir sagte, die Großmutter weile. Sie habe den dringenden Wunsch ausgesprochen, mit mir auch ein Wörtchen zu reden. „Ich sehe die guten Erfolge bei meinen Enkeln, können Sie mir denn nicht auch helfen? Ich habe große Schmerzen und mache meiner Umgebung sehr viel Mühe; seit drei Jahren liege ich im Bette", so redete sie mich an. Ich sagte kurz: „Es ist schon möglich, wenn gewisse Bedingungen eintreten! Diese sind: bessere Ausleerungen durch Darm, Nieren und Haut. Ihre Krankheit ist infolge Mangels dieser Ausscheidungen entstanden." „Da können Sie recht haben, Herr Kuhne; ich schwitze nämlich schon seit vielen Jahren nicht mehr und bin eigentlich recht froh darüber; früher schwitzte ich. – Mit den Ausleerungen ist es auch so: alle vier, fünf, auch sechs Tage; sonst habe ich eine gute Verdauung." Sehr oft hört man die Behauptung aussprechen, mein Magen und meine Verdauung sind vorzüglich, nur leide ich an Verstopfung. Ein trauriges Zeichen dafür, wie wenig Verständnis für eine gute Verdauung vorhanden ist. „Es geht wohl", erwiderte ich der Patientin, „in den Körper hinein, aber nicht regelmäßig hinaus. Was sollte aus diesen Stoffen, die in den Körper gebracht worden sind, werden? – Die Gicht ist nichts weiter, als die Folge der ungenügenden Verdauung." Das schien der 70jährigen Dame einzuleuchten, und sie bat mich, in den nächsten Tagen die Kur zu beginnen. Ich schickte meine Badefrau und ordnete an, in welcher Weise die Bäder vorgenommen werden sollten. Die Kranke mußte täglich ableitende Bäder nehmen und darauf ins Bett gebracht werden, damit sie womöglich zum Schwitzen komme. Letzteres trat überraschend schnell ein. Nach jedem Bade schwitzte sie so heftig, daß sie jede Nacht zweimal umgekleidet werden mußte. Wenige Wochen gehörten dazu, um die Frau dahin zu bringen, daß sie ohne Schmerzen aufstehen und in der Stube umhergehen konnte.

Diese Frau hatte Gicht; diese war in erster Linie dadurch entstanden, daß die Patientin keine gute Verdauung hatte, und eine der ersten Folgen dieser ungenügenden Verdauung war Rheumatismus gewesen. „Solange ich mein Geschäft besaß, hatte ich immer viel Arbeit, da habe ich nicht auf die rheumatischen Schmerzen geachtet", erklärte mir eines Tages die Patientin, „seitdem ich aber mein Geschäft aufgegeben habe, da habe ich die Gicht." Die Gicht war also entstanden, weil der Rheumatismus nicht beachtet und behoben worden war.

Kalte Hände und Füße, heißer Kopf

Wir kommen nun zur Entstehung der kalten Hände und Füße und des heißen Kopfes. Wir wissen alle, daß gerade der Kopf kühl, Füße und Hände warm sein müssen. Und doch finden wir es oft umgekehrt.

Kalte Hände und Füße sind die Folge einer Störung des Blutkreislaufes, die aber wiederum auch mit den Fremdstoffen im Körper zusammenhängt. Zunächst spielt hier zweifellos auch die ungenügende Reaktion der äußeren Blutgefäße auf die Temperatureinflüsse der Umgebung eine Rolle. In der Kälte ziehen sich die Blutgefäße zusammen, in der Wärme dehnen sie sich aus. Der Organismus schützt sich auf diese Weise vor einem zu großen Wärmeverlust, der ihm an kalten Tagen sonst drohen würde, wenn bei unveränderter Blutzirkulation die gleiche Menge Blut auch in die Gefäße der äußeren Haut fließen würde. Insofern ist also das Kaltwerden zum Beispiel der Hände und Füße durchaus natürlich. Aber der Organismus soll eben, um in der Wärme wieder einen raschen Ausgleich zu finden, bei Rückkehr in eine wärmere Umgebung auch alsbald wieder einen vermehrten Blutumlauf durch eine Erweiterung der äußeren Blutgefäße erfahren und sich auf diese Weise rasch an die verschiedenen Temperaturgrade der Umgebung anpassen. Dies hat er aber großenteils durch die Verweichlichung verlernt. Je weniger wir uns den verschiedenen Kältegraden aussetzen, d. h. je mehr wir uns in warmen Zimmern und Häusern (dies gilt natürlich noch mehr für die zentralbeheizten Häuser) aufhalten, ohne für einen Wechsel zwischen warmer und kalter Umgebung zu sorgen, desto weniger trainiert sich der Organismus an die jeweils den Außentemperaturen angepaßte Reaktion der Blutgefäße. Auch die verringerte Herzkraft trägt dazu bei, den Blutkreislauf zu beeinträchtigen und zu verhindern. Der Kopf dagegen ist dauernd der frischen Luft bzw. der Außentemperatur ausgesetzt, so daß dessen Blutgefäße auch dauernd sich dem Wechsel anpassen können. Bei einem Kinde, das etwa von der kalten Winterluft wieder in das warme Zimmer tritt, fällt uns auf, daß es auffallend rote Wangen aufweist. Draußen waren diese noch abgekühlt. Aber unter der Wärme kommt es rasch zu einem reaktiven Zurückfließen des Blutes, ja zu einem „Überschießen" in die nun erweiterten Blutgefäße, so daß damit verständlich wird, wenn auch der Kopf bzw. das Gesicht sich nun warm fühlt. Die Füße dagegen, die dauernd eingeschnürt sind, haben diese Reaktion verlernt und bleiben kalt.

Dazu kommt aber noch, daß nach meiner Annahme die Fremdstoffe sich zunächst in den Zehen, dann in den Füßen ablagern und allmählich auch weiter nach oben in den Beinen. Dadurch wird die Blutzufuhr – und mit ihr auch die Wärmezufuhr – erschwert. Die Füße und später auch die Beine werden dadurch kalt. Nun werden warme Strümpfe angezogen, aber auch das will auf die Dauer nicht helfen, sowenig wie etwa pelzgefütterte Stiefel. Die Füße sind auch dann nicht zu erwärmen. Es geht daraus klar hervor – was ja auch allgemein bekannt ist –, daß nicht die Kleider den Körper, sondern der Körper die Kleider wärmen soll.

Beim Kopfe aber ist das blutreiche Gehirn eher imstande, die Blutwärme zurückzuhalten und nach meinen Erkenntnissen den Fremdstoffen einen gewissen Widerstand entgegenzusetzen. Wenn aber die Fremdstoffe dauernd nach dem Kopfe drängen, dann hört auch hier allmählich der Widerstand auf und auch der Kopf wird kalt.

Will man daher von dem Kältegefühl an den Füßen wie auch an den Händen und dem Hitzegefühl im Kopfe befreit werden, so hat man die Behandlung an der Stelle, von der die Fremdstoffe ihren Anfang nehmen, d. h. im Unterleib bzw. im Darm, zu beginnen. Insbesondere muß die Verdauung geordnet und der vorher in der Regel bestehenden Verstopfung begegnet werden. Dann gilt es, durch eine Wechselwirkung zwischen warm und kalt, am besten durch Fußwechselbäder, die Blutgefäße wieder zu einer richtigen Reaktion auf die Temperatureinflüsse zu bringen, damit sie sich den jeweiligen Kälte- und Wärmegraden durch Verengung und Erweiterung richtig anzupassen lernen. Nicht zuletzt muß auch die Herzkraft gestärkt werden, damit das Blut mit voller Kraft durch die Gefäße gepumpt und die nötige Blut- bzw. Wärmezufuhr auch in die entlegensten Körperteile, wie die Füße und Zehen, gebracht wird.

Alle diese Maßnahmen tragen dazu bei, daß die vorher kalten Füße und Hände wieder warm werden, der Kopf aber dann kühl wird. Wie wichtig dies ist, geht auch daraus hervor, daß alle diejenigen, die an kalten Händen und Füßen leiden, auch stets Gefahr laufen, an Rheumatismus zu erkranken.

Daß aber auch viele Menschen, die im Laufe ihrer Kindheit bucklig geworden sind, durch meine Behandlungsmethode gebessert und sogar geheilt werden können, habe ich immer wieder erleben können. So wurde mir einmal ein dreizehnjähriger Junge wegen einer schmerzhaften Verkrümmung des Rückgrates gebracht. Nur mit größter Mühe konnte der Knabe an zwei Stöcken gehen und mußte meistens gefahren werden. Ich fragte nun die Frau, was sie denn früher bereits dagegen angewendet habe. Sie erzählte mir nun, daß das Leiden schon über zwei Jahre so störend sei, daß sie sich veranlaßt gesehen habe, ärztliche Hilfe zu suchen. Ein hiesiger Professor hatte den Knaben operiert und mit Streckbett, Eisenschienen-Verband und anderen Zwangsmitteln erbärmlich gequält, aber ohne jeden Erfolg. Medizinische und chirurgische Hilfe konnte hier nichts helfen, das hatte Frau H. deutlich erfahren, weshalb sie denn längere Zeit das Kind mit Hausmitteln weiterbehandelte, bis sie zu mir kam. Ich erklärte ihr, daß hier die Krankheitsstoffe sich in dem Buckel eine Ablagerungsstätte ausgesucht hätten, und daß man, wenn das Leiden geheilt werden solle, allein auf Beseitigung dieser Stoffe bedacht sein müsse. Das leuchtete ihr ein, und noch am selben Tage wurde mit der Kur begonnen. Der Knabe nahm täglich 3 ableitende Bäder bis zu halbstündiger Dauer neben völlig reizloser Kost, und es mußte dafür gesorgt werden, daß er möglichst viel im Freien außerhalb der Stadt sein konnte. Bei dem noch jugendlichen Körper traten die Fremdstoffe außerordentlich rasch ihren Rückweg an, so daß der Erfolg ein überraschender war. Nach acht Tagen brauchte das Kind nicht mehr gefahren zu werden, sondern konnte allein mit seinen beiden Stöcken gehen. Nach weiteren vierzehn Tagen waren bereits beide Stöcke überflüssig, und die Haltung war eine viel geradere geworden. Noch zwei Wochen Kur, und der Knabe konnte wieder die Schule besuchen, die er seit längerer Zeit versäumen mußte. Ein halbes Jahr hat das Kind diese Kur durchgesetzt und war dadurch so weit gekommen, daß es wieder völlig gerade gehen konnte.

Am selben Tag, an dem dieser Knabe in meine Sprechstunde kam, suchten mich auch eine Frau mit abnormen Blutverlusten und ein Mädchen von 9 Jahren mit grauenhaften Flechten auf, nachdem sie viele andere Behandlungsmethoden schon durchgemacht hatten. Beide machten dieselbe Kur wie der Knabe, natürlich individuell angepaßt, durch, und alle drei wurden durch dieselbe geheilt. Das war aber nur möglich, wenn auch die eigentliche Ursache dieser drei Leiden die gleiche war.

Noch ein anderer Fall. In meine Sprechstunde kam ein 18jähriges Mädchen, welches stark an *Bleichsucht* litt. Die Ärzte hatten ihr gesagt, sie habe nur etwas Bleichsucht, sonst sei sie aber ganz gesund, sie solle nur Eisen einnehmen, dann würde sich ihr Leiden schon heben. Nun gut, Eisen hatte sie eingenommen, aber gewichen war die Bleichsucht in keiner Weise. Durch meine Gesichtsausdruckskunde stellte ich nun fest, daß von dem „ganz gesund" neben der Bleichsucht keine Rede sein konnte, denn auch ihr Körper war stark mit Fremdstoffen belastet. Alle die feinsten Blutgefäße, welche das Blut bis an die äußerste Haut heranführen sollen, waren derartig durch diese Stoffe verstopft, daß das Blut nur ungenügend nach der äußeren Haut zirkulieren konnte, weshalb dieselbe fahl und bleich aussah. Der Grund dieses Leidens aber war eine schon seit Jahren ungenügende Verdauung, was mir die Patientin denn auch zugab. Dabei will ich noch bemerken, wie gerade eine normale Verdauung leider den allermeisten Menschen unbekannt ist und die Bedeutung einer solchen fast nirgends voll gewürdigt wird. Diese Erfahrung mache ich täglich in meiner Praxis. Ich verordnete diesem Fräulein dieselbe Kur wie den vorigen Patienten, und bereits nach mehreren Monaten war das Leiden beseitigt und das Aussehen des Mädchens ein völlig verändertes. Sie sehen, wie die Diagnose der Schulmedizin hier ebenfalls nicht imstande war, den Krankheitszustand richtig zu erkennen. Denn die Bleichsucht war nur eine äußere Erscheinung der Erkrankung, diese selbst aber wurde durch die Fremdstoffe hervorgerufen, und diese waren wieder durch die ungenügende Verdauung im Körper zurückgeblieben. Das stellte ich mit einem Blick auf Kopf und Hals der Patientin fest, während es den Herren Vertretern der Schulmedizin völlig entgangen war.

Ein weiterer Kurbericht. Zu mir kam eine Frau aus New York, welche an der hartnäckigsten Verstopfung litt. Kein Mittel wollte mehr helfen, und der Arzt hatte ihr gesagt, sie solle sich nur zufriedengeben, selbst ganz gesunde Leute litten an Verstopfung, das müsse von selber wieder besser werden. Ich stellte fest, daß die Frau stark mit Fremdstoffen belastet war, die besonders im Leibe eine heftige chronische Fieberhitze erzeugten, welche alle Schleimabsonderungen der Eingeweide austrocknete und den Kot fast verbrannte, so daß derselbe fest und trocken in den Därmen steckte. Ich verordnete meine Kur, und in ganz kurzer Zeit, schon nach den ersten Bädern, wurde die innere Hitze nach außen abgeleitet, und es trat Stuhlgang ein. Auch in diesem Fall war die bisherige Diagnose völlig unzulänglich. Es gibt wohl keinen unheilvolleren Irrtum als den, daß ein noch völlig gesunder Mensch an Verstopfung leiden könne. Eine Verdauungsstörung ist, so meine ich, die Mutter aller Krankheiten.

Wenn damit die einheitliche Ursache der Krankheitsformen bewiesen ist, so wird es einleuchten, daß die bei der modernen Schule übliche Diagnosenstellung über Namen und Sitz der Krankheit völlig überflüssig ist, sogar leicht zu Irrtümern führen kann. Es kommt vielmehr darauf an, ob ein Körper überhaupt gesund oder krank ist, das heißt, ob er frei von Krankheitsstoffen oder damit belastet ist, in welcher Form diese Belastung vor sich gegangen, wie lange sie gewährt hat, um die zur Heilung erforderliche Zeit einigermaßen bestimmen zu können. Denn sobald wir wissen, daß ein Körper krank ist, wissen wir auch, was wir zu tun haben, um denselben gesund zu machen.

Heilfaktoren

Dampfbäder, Sonnenbäder, Sauna, Rumpfreibebad, Reibesitzbad.

Nachdem eine Anzahl vorkommender Krankheitserscheinungen und die Bedingungen zu ihrem Entstehen erörtert wurden, wird es notwendig sein, auch die Mittel zu ihrer Bekämpfung kennenzulernen. Diese Mittel können wiederum nur einheitliche sein, bedingt durch die Grundursache aller Krankheiten.

Zunächst kommen die Dampfbäder, von denen verschiedene Arten angewendet werden, in Betracht. Das Dampfbad ist ein zuverlässiges Mittel zur Herstellung einer geregelten Hauttätigkeit. Letztere wird zur unabweisbaren Notwendigkeit für alle, welche sich ihre Gesundheit erhalten oder wieder erringen wollen.

Voll-Dampfbad

Lange Zeit habe ich nach einem einfachen, praktischen Apparate gesucht, der für diesen Zweck in jeder Familie, und zwar auch bei schweren Krankheitsfällen, Verwendung finden kann. Das führte mich zur Herstellung meines „Zerlegbaren Dampfbade-Apparates" Derselbe beansprucht beim Aufbewahren kaum den Raum eines Zimmerstuhles, wie andererseits seine Handhabung keiner besonderen Fertigkeit bedarf.

Erforderlich dabei sind nur eine große Decke, einige Töpfe und die von mir konstruierte Rumpfbadewanne oder ein Faß. Man kann auf dem Apparat sowohl den ganzen Körper als auch jeden einzelnen Körperteil besonders dampfen, und dies ist ein wichtiger Vorteil.

Hat man den Apparat in untenstehender Weise aufgestellt (siehe Fig. A), so bringt man in drei bis vier Wassertöpfen im gewöhnlichenlichen Kochofen Wasser zum Sieden oder, noch besser, man wendet die von mir zu diesem Zwecke konstruierten Dampftöpfe mit Spiritusheizung und Wasserbehälter an. Zu einem Volldampfbade sind drei solcher Dampftöpfe erforderlich. Letztere machen jede besondere Bedienung überflüssig.

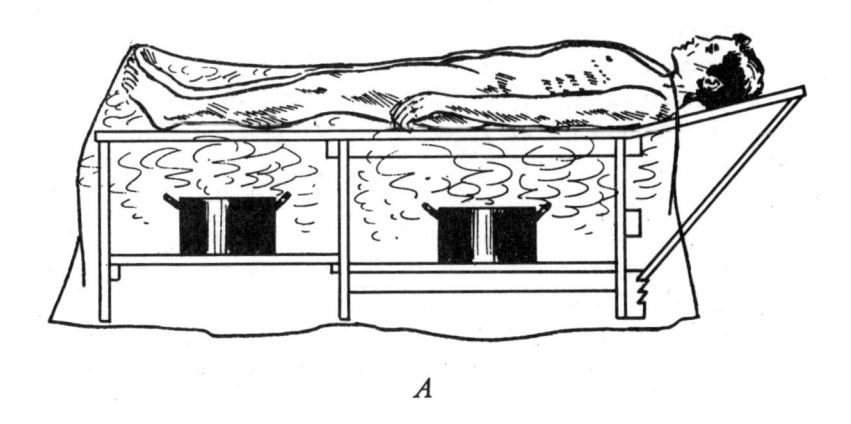

A

Wer Wassertöpfe gebraucht, fülle dieselben der Bequemlichkeit wegen nicht ganz voll.

Der Kranke lege sich, sobald das Wasser kocht, vollständig entkleidet, zuerst am besten in der Rückenlage, auf den Apparat und überdecke sich mit einer wollenen Decke, die auf beiden Seiten frei so weit herunterhängt, daß sie das Entweichen des Dampfes hindert. Bei Beginn des Dampfbades empfiehlt es sich, auch den Kopf mit unter die Decke zu bringen. Eine zweite Person stellt die Töpfe unter die Bank, indem sie dabei die Decke etwas hebt. Die Hitze reguliert man nach Bedürfnis, indem man den Topfdeckel mehr oder weniger lüftet und so mehr oder weniger Dampf entweichen läßt. Bei großen Personen nehme man drei Töpfe, bei kleineren zwei, bei

Kindern genügt einer; ein Topf bleibt im Ofen zurück. Den ersten, bei kleinen Kindern also nur den einen, stelle man in die vordere Abteilung unter die Kreuzgegend, den zweiten unter die Füße und den dritten unter den Rücken.

Sobald die Dampfentwicklung nachgelassen hat, bringe man den noch im Ofen befindlichen Topf an Stelle des ersten und diesen zurück in den Ofen. Beim Gebrauch meiner oben erwähnten Dampftöpfe mit Spiritusheizung erledigen sich diese Vorschriften von selbst.

Nach zehn bis fünfzehn Minuten mag sich der Badende umwenden, damit Brust und Unterleib energischer erwärmt werden. Sollte der Schweiß nicht schon vorher ausgebrochen sein, so wird er sich jetzt in ergiebiger Weise einstellen, und zwar so, daß Kopf und Füße gleichzeitig zu schwitzen beginnen. Bei Kindern ist oft gar keine Erneuerung des Topfes nötig. Solche, die schwer in Schweiß kommen, mögen den Kopf zugedeckt halten; ihnen wird dies nicht zu lästig werden.

Man kann nach Belieben eine viertel bis eine halbe Stunde fortschwitzen und die Töpfe ganz nach Wunsch erneuern lassen oder nicht. Körperteile, die besonders reich mit Gärungsstoffen belastet sind, kommen schwer in Schweiß, und der Kranke verlangt an diesen Stellen von selbst größere Wärme. Dies Verlangen erfülle man stets, gerade dadurch werden mittels dieser Dampfbäder so große Heilerfolge erzielt.

Schwache und schwerkranke Leute, besonders auch Herzkranke und Nervenleidende, dürfen Dampfbäder niemals anwenden. Für solche Kranke gewähren meine später beschriebenen ableitenden Reibesitzbäder und Rumpfreibebäder, teilweise in Verbindung mit den Sonnenbädern, die wirksamste Hilfe. Leute, die von selbst leicht schwitzen, können Dampfbäder mitunter ganz entbehren.

Mehr als zwei Dampfbäder wöchentlich dürfen nur auf Verordnung des Arztes genommen werden.

(Wir haben diese Ausführungen gebracht, obwohl die Kuhneschen Apparate nicht mehr greifbar sind. Ähnliche Geräte werden sich beschaffen lassen. Die Herausgeber).

Unmittelbar nach dem Dampfbad ist eine Abkühlung mit Wasser von 20 bis 27,5 ° C durch ein Rumpfreibebad erforderlich. Dieses

Rumpfreibebad wird genau so ausgeführt, wie es später beschrieben und dargestellt ist, nur werden zu Anfang oder am Schluß desselben, neben der Unterleibsabwaschung, auch alle übrigen Körperteile, also Brust, Arme, Beine, Füße, Kopf und Hals mit abgewaschen, damit sie ebenfalls die nach dem Dampfbade erforderliche Reinigung und Abkühlung erhalten. Je wärmer der Körper ist, desto weniger fühlt er die Kälte. Derselbe ist, sobald er schwitzt, nicht aufgeregt, nur die Haut ist gründlich erwärmt; darum scheue man ja nicht vor dem Bade zurück. Der Stahl, durch Feuer in Gluthitze gebracht, muß in kaltes Wasser getaucht werden, um die notwendige Härte zu erhalten. Ebenso wird der Körper nach dem Dampfbade durch Abkühlung gekräftigt und widerstandsfähig gemacht.

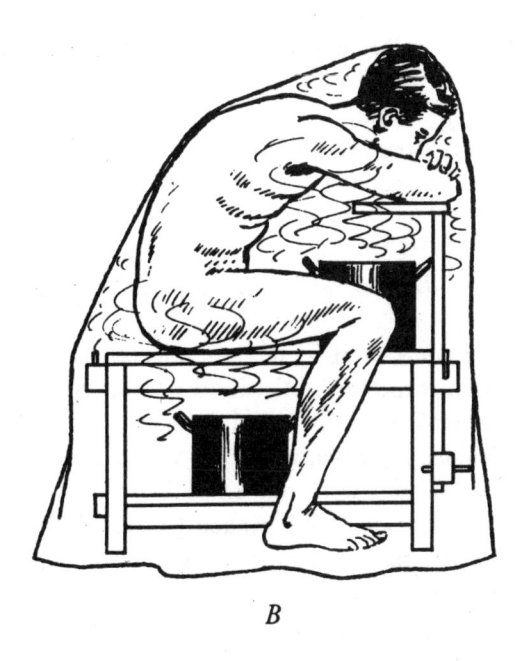

B

Nach dem Rumpfreibebad ist für Wiedererwärmung zu sorgen und nochmalige mäßige Schweißerzeugung anzustreben. Bei kräftigen Patienten geschieht das durch Bewegung in freier Luft, namentlich in der Sonne, bei schwachen Personen, sofern dieselben überhaupt Dampfbäder nehmen dürfen, durch gute Bedeckung im Bette bei etwas geöffnetem Fenster.

Es ist bekannt, daß Wasserdampf entsteht, sobald das Wasser auf 100° C erhitzt wird; der in den Töpfen entwickelte Dampf ist also genau derselbe wie der in Dampfkesseln hervorgebrachte. In Frage kommt nur die Menge des Dampfes, und daß diese in den Töpfen in genügender Weise erzielt wird, davon kann jeder durch einen Versuch sich überzeugen.

Wo der von mir eingeführte Dampfbadeapparat nicht vorhanden ist, nehme man einen Rohrstuhl zu Hilfe. Der Kranke setzt sich auf denselben und wird von einer Decke völlig überdeckt. Unter den Stuhl kommt, wie oben beschrieben, ein Topf mit kochendem Wasser, während man die Füße auf einen ebenfalls zur Hälfte mit kochendem Wasser gefüllten und mit zwei Latten überdeckten Eimer stellt.

Ein wesentlicher Vorzug meines Dampfbade-Apparates besteht, wie bereits gesagt, darin, daß auch einzelne Teile des Körpers für sich gedampft werden können.

Dampfbad für den Unterleib

Dampfbad für den Unterleib, das besonders bei hartnäckigen Unterleibsleiden, namentlich auch Bleichsucht, Menstruationsstörungen und anderen Frauenkrankheiten erfolgreich Verwendung findet.

Die Handhabung ergibt sich deutlich aus der Abbildung. Man braucht hier, wenn man will, nur einen Topf unterzustellen, der ganz nach dem Verlangen des Kranken gewechselt wird. Da auch die anderen Körperteile mit erwärmt werden, ist eine volle Abkühlung des Unterleibes genau wie nach dem Volldampfbade nötig.

Überhaupt ist das ganze Verfahren so wie dort. Für viele Fälle, namentlich bei Frauenkrankheiten, ist nach diesem Dampfbade das Reibesitzbad ratsam. Dieses letztere oder das Rumpfreibebad wird bis zum Eintritt des Kältegefühls ausgedehnt.

Bei genauer Anwendung wird man über die guten Wirkungen dieser Dampfbäder erstaunt sein.

Dampfbad für den Kopf und Hals

Man setze den Topf auf das Brettchen, welches man auf die Bank gelegt hat, und dampfe Kopf und Hals so lange, bis sie gründlich schwitzen. Mit Eintritt des Schweißes wird auch ein etwaiger Schmerz schwinden, was sich erfahrungsgemäß schnell bei Zahnschmerzen zeigt. Kalte, sehr flüchtige Abwaschung des Kopfes und der Brust, soweit man erwärmt ist, muß auch hier notwendigerweise folgen und dann sofort ein ableitendes Rumpffreibebad oder Reibesitzbad. Sollten die Schmerzen nach einiger Zeit wiederkehren, falls das Leiden tiefer liegt, so nehme man abwechselnd ein Volldampfbad, bei dem vor allem der Unterleib gründlich zu dampfen ist, und ein Halsdampfbad.

Diese Teildampfbäder sind sehr wichtig und schaffen zum Beispiel bei Ohren-, Nasen-, Augen- und Halsleiden und besonders bei Zahnschmerzen und Behandlung von Geschwüren und Karbunkeln außerordentlich schnell Linderung.

Um die Teildampfbäder zu nehmen, kann man sich auch in anderer Weise helfen. Man kann das Unterleibsdampfbad auf einem einfachen Rohrstuhl geben, zum Kopfdampfbad benutze man eine Küchenbank, auf welche man den Dampftopf stellt, durch eine Decke wird der Dampf zusammengehalten; durch einen Stuhl schafft man eine Stütze für die Arme. Nach der Anwendung folgt immer eine kühle Waschung.

Für Ohrendampfbad läßt sich gut ein Kaffee- oder Teekessel verwenden, den man auf eine elektrische Heizplatte stellen kann. Das Wasser darf den Ansatz der Ausgußöffnung nicht erreichen, weil es sonst vorkommen kann, daß Wasser vom Dampf mitgerissen wird. Mit der Teekanne kann man auch andere örtliche Andampfungen machen. Man braucht dann nur über das Ausgußrohr einen Gummischlauch zu ziehen, dessen Endstück man auf jeden Körperteil richten kann.

Das Saunabad

(Dieser Abschnitt ist von den Herausgebern geschrieben)

Das Saunabad, das aus Finnland stammt und in Deutschland jetzt fast in jeder Stadt vorhanden ist, dient in erster Linie zur Abhärtung und Gesunderhaltung, aber auch bei chronischen Erkrankungen. Es reinigt die Haut, regt Kreislauf und Drüsensystem an und hat heilenden Einfluß gegen rheumatische, gichtische und katarrhalische Erkrankungen. Es erzeugt einen heftigen Schweißausbruch, durch den Stoffwechselschlacken ausgeschieden werden. Die Wirkung gleicht der eines heilenden Fiebers.

Die Sauna ist kein Dampfbad, aber die heiße Luft wird durch Wasseraufguß auf die heißen Steine mit Feuchtigkeit angereichert. In dem Saunaraum sind die Bänke, auf denen man sitzen oder liegen kann, terrassenförmig aufgestellt. Man hält sich zuerst auf der niedrigsten Stufe auf und steigt nach Gewöhnung an die Hitze höher. Die Haut wird dabei mit Birkenruten bearbeitet, bis sie gerötet ist. Das gestaute Blut fließt zur Haut, der Schweiß bricht aus. Aus dem Heißluftraum begibt man sich unter die kalte Dusche, wobei empfindliche Personen zuerst Arme und Beine abkühlen. Durch den Temperaturwechsel wird die abhärtende Wirkung noch erhöht. Nach dem kurzen Kältereiz folgt nochmals ein Schwitzen in dem Saunaraum, worauf das Bad durch eine letzte Abkühlung beendet wird. Im Anschluß an das Saunabad ist eine halbstündige Ruhe erforderlich. Die Benutzung der Sauna sollte bei Kranken nur auf ärztlichen Rat erfolgen. Erschöpfte, herzschwache und unterernährte Personen müssen besonders vorsichtig sein. Die Heimsauna hat sich schon gut eingeführt. Die Sauna findet nicht nur bei Rheumatismus, Gicht, Ischias, Nervenschmerzen Anwendung, sondern läßt sich auch bei Infektionskrankheiten mit Erfolg verwenden.

Das Sonnenbad

Das Sonnenbad nimmt man an sonnigen warmen Tagen. Der Patient legt sich unbekleidet an einen vom Wind geschützten Platz, am besten auf eine Decke oder Matte. Kopf und Gesicht sind vor den Strahlen der Sonne zu schützen. Anfangs soll eine Dauer von 3 bis 5 Minuten nicht überschritten werden, wobei der Körper immer wieder nach einer anderen Seite gedreht werden soll. Die tägliche Steigerung der Zeitdauer soll 2 bis 3 Minuten betragen und kann bis zu einer Dauer von einer halben Stunde gesteigert werden. Die ersten Vor- und späten Nachmittagsstunden eignen sich am besten. Keineswegs soll es in der heißen Mittagszeit und schon gar nicht nach dem Mittagessen genommen werden. Nach dem Sonnenbad muß stets ein ableitendes Rumpfreibebad oder Reibesitzbad zur Ableitung der gelockerten Krankheitsstoffe folgen. Patienten, welche sich nach den ableitenden Bädern schwer erwärmen können, setzen sich dann, den Kopf geschützt, nochmals in die Sonne oder gehen in der Sonne spazieren. Dies gilt namentlich für schwerleidende oder schwache Personen, für welche allerdings ein Sonnenbad schon eine zu starke Anwendungsform sein kann und bei denen es besser im Anfang der Kur unterbleibt.

Bei Knotenbildungen, offenen Wunden, Verhärtungen, schmerzhaften Stellen und dergleichen habe ich mit großem Erfolg Teilsonnenbäder angewandt. Die Ausführung der Teilsonnenbäder ist die gleiche wie beim Sonnenbad.

Über die Bedeutung der Sonnenbäder im allgemeinen sei folgendes bemerkt. Neben dem Wasser und der Diät ist die Sonne unser wichtigster Heilfaktor, und ihre Wirkungen sind durch nichts anderes zu ersetzen. Gerade bei chronischen Krankheitsfällen gibt es kaum ein wirksameres und doch so mildes Mittel zur Anregung und Herausbeförderung der Fremdstoffe als die Sonnenbäder. Ein Vergleich wird das noch deutlicher machen. Es ist bekannt, daß schmutzige Wäsche, in die Sonne gelegt, den Schmutz nur noch fester eintrocknen läßt. Bringen wir aber jene Wäsche abwechselnd in die Sonne und das Wasser, so zieht die Sonne den Schmutz und die fremden unreinen Stoffe mehr oder weniger heraus, sie macht bekanntlich die Wäsche reiner, bleicht sie.

Gerade so, wie die Existenzfähigkeit aller Lebewesen auf der Erde nur an die Wechselwirkung von Sonne, Wasser, Luft und Erde geknüpft ist, gerade so, wie Pflanzen und Bäume nur gedeihen können, wenn ihnen Sonne, Wasser, Luft und Erde in entsprechender Weise zu Gebote stehen und diese verkümmern oder kränkeln, sobald ihnen auch nur einer dieser Lebensfaktoren teilweise oder ganz entzogen wird, genauso ist dies auch mit allen anderen Lebewesen, also auch dem Menschen, der Fall. Ein gesunder Körper verträgt die Sonnenhitze ohne Nachteil, ein kranker Körper dagegen meidet die Sonne instinktiv, weil sie ihm Beschwerden verursacht. Die starke Bewegung der Krankheitsstoffe, welche durch die Sonne im ganzen Körper veranlaßt wird, verursacht allerdings Kopfschmerzen, Eingenommenheit des Kopfes, Müdigkeit und Schwere im ganzen Körper, sofern die Ausscheidungsorgane noch zu schwach sind. Dies sind dann aber sichere Anzeichen dafür, daß Fremdstoffe im Körper zur Auflösung gelangen. Das Sonnenbad allein würde uns niemals die gewünschten Erfolge bringen, wenn wir nicht sofort das Wasser mit in Anwendung brächten; dadurch wird zugleich die Lebenskraft des Körpers, die zu heben doch unser erstes Bestreben sein muß, erhöht. Gedeihen doch auch die Pflanzen nur durch die Wechselwirkung von Sonne und Wasser und gehen, nur der Sonne ausgesetzt, sehr bald zugrunde. Haben wir also das Walten der Natur verstanden, so kann es uns keinen Augenblick zweifelhaft sein, wie wir die möglicherweise bei chronisch Kranken auftretenden, momentan störenden Wirkungen (Heilkrisen) der Sonnenbäder sofort durch ableitende Wasserbäder auszugleichen haben. Gerade meine ableitenden Bäder wirken in Verbindung mit den Sonnenbädern ganz vortrefflich.

Das Rumpffreibebad

Dieses wird in folgender Weise ausgeführt. Die Rumpfbadewanne, deren Gestalt man aus Fig. C ersieht, wird so weit mit Wasser gefüllt, daß dieses nur bis an die Hüften oder den Nabel reicht. Man gebrauche Wasser von 29 bis 20 ° C, nehme in der Wanne eine halb sitzende und halb liegende Stellung ein, worauf man dann fortwährend den ganzen Unterleib vom Nabel abwärts und seitwärts mit einem rauhen Tuche (Jute, grobe Leinwand) mäßig wäscht. Dieses Waschen setze man bis zur vollständigen Abkühlung fort. Zuerst werden 5 bis 10 Minuten genügen, später kann man die Bäder auch noch etwas länger ausdehnen. Bei sehr schwachen Leuten und Kindern sind dagegen schon einige Minuten ausreichend. Es ist sehr wichtig, daß Beine, Füße und Oberkörper nicht mit abgekühlt wer-

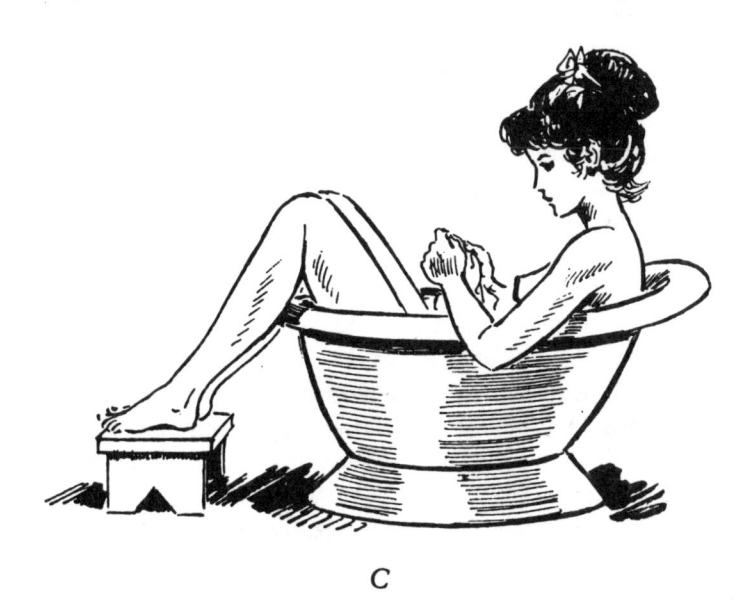

C

den, da dieselben gewöhnlich an Blutleere leiden; erstere kann man in eine wollene Decke einschlagen. Nach dem Rumpffreibebad muß Wiedererwärmung eintreten, welche man am besten durch Bewegung im Freien erzielt. Schwerkranke oder schwache Patienten mögen diese Wiedererwärmung durch gutes Zudecken im Bett zu erreichen suchen. Wenn die Erwärmung zu langsam erfolgt, empfiehlt sich das Anlegen einer Leibbinde.

Solche Rumpffreibebäder können des Tages ein- bis dreimal, dem

Zustande des Kranken in Dauer- und Temperatur angepaßt, genommen werden. In vielen Fällen sind sie durch Reibesitzbäder zu ersetzen oder mit diesen zu verbinden.

Das Reibesitzbad

Das Reibesitzbad, das namentlich für Frauen von hervorragendem Wert ist, wird von diesen folgendermaßen ausgeführt.

In dieselbe Wanne, welche zu den Rumpffreibebädern dient, wird eine Fußbank oder die von mir konstruierte Bretteinlage gebracht. Die Wanne wird aber *nur so weit mit Wasser angefüllt, daß dieses mit der Oberfläche der Fußbank oder der Bretteinlage gleich steht, den Sitz selbst also nicht übersteigt.* Die Badende setzt sich alsdann auf die oben also trockene Bretteinlage oder Fußbank, taucht ein grobes leinenes Tuch (Jute oder grobes Leinentuch) in das darunter befindliche Wasser und beginnt nun, mit dem Tuche möglichst viel Wasser heraufholend, den Geschlechtsteil sanft zu waschen. Es sei besonders betont, daß diese Waschung nur die äußeren, nicht etwa die inneren Schamteile treffen und daß kein scharfes Hin- und Herscheuern, sondern nur ein sanftes Waschen mit möglichst vielem Wasser stattfinden soll. Beine, Füße und Oberkörper kommen also auch bei diesem Bade nicht ins Wasser, und wenn auch das Gesäß während des Badens etwas naß werden sollte, so wird die Wirkung des Bades dadurch nicht beeinträchtigt. Während der Menstruationstage muß mit den Reibesitzbädern ausgesetzt werden. Dauert indessen die Menstruation abnorm lange, so treten besondere Badevorschriften auch während der Periode ein, die zu bestimmen ich mir für den jeweiligen Fall vorbehalte. In normalem Zustande darf die Periode nur 2 bis 3, höchstens 4 Tage dauern, jede längere Dauer ist anormal und krankhaft.

Die Temperatur des Wassers für das Reibesitzbad sei so kalt, wie die Natur es bietet (10 bis 15° C), doch kann eine etwas mildere bis 19° C in besonderen Fällen angewendet werden.

Die Dauer des Bades beträgt 10 bis 20 Minuten, je nach dem Alter und dem Kräftezustand des Patienten. Der Baderaum muß behaglich warm sein, was namentlich im Winter recht beachtenswert erscheint. Vor allen Dingen muß der Körper, wie bei allen kalten Anwendungen, warm sein. Je kälter das Wasser für das Reibesitzbad ist, desto größer ist die Wirkung. Man nehme es aber nie kälter, als es die Hände gut vertragen können.

Wo keine Rumpfbadewanne vorhanden ist, kann man zu den Reibesitzbädern jedes beliebige Waschgefäß verwenden, sofern es groß genug ist, eine Fußbank oder sonst einen bequemen Sitz und wenigstens 20 bis 30 Liter Wasser, bis zur Sitzfläche gerechnet, aufzunehmen. Nimmt man zu wenig Wasser für diese Bäder, so erwärmt es sich zu rasch, wodurch die Wirkung des Bades beeinträchtigt wird.

Bei Männern wird dieselbe Wanneneinrichtung benutzt. Der Badende hält am besten mit Mittel- und Zeigefinger der linken Hand die Vorhaut vor der Spitze der Eichel fest zusammen, so daß die Eichel von der Vorhaut völlig bedeckt ist und nicht getroffen werden kann. Alsdann wäscht er im kalten Wasser den zwischen den beiden Fingern hervorragenden Teil der Vorhaut fortwährend mit einem Jute- oder Leinentuch in Taschentuchgröße, welches er in der rechten Hand im Wasser hält.

Auf genaue Beachtung dieser Beschreibung kommt sehr viel an. Es sei daher allen denjenigen, welche in der richtigen Anwendung nicht ganz sicher sind, empfohlen, spezielle Ratschläge einzuholen, um nicht Zeit und Mühe nutzlos zu opfern oder gar sich Schaden zuzufügen.

Bei solchen Patienten, welche im Inneren ihres Körpers entzündete oder brandige Stellen haben oder bei welchen der chronische, latente Krankheitszustand in einen akuten übergeht, wird die innere Entzündung sehr bald, oft bereits nach den ersten Bädern nach unten abgeleitet und tritt dann an der Reibestelle oder deren nächster Nähe wieder auf. Es ist dies eine durchaus nicht ungünstige Erscheinung, die im II. Teil in dem Kapitel über Krebsleiden eine eingehendere Besprechung erfährt. Man ängstige sich wegen des Wundreibens nicht und setze die Bäder ruhig fort. Allenfalls möge vorübergehend ein etwas weicheres Tuch benutzt werden.

In manchen Fällen wird eine noch raschere Wirkung dieses Bades dadurch erzielt, daß das Wasser drei Finger hoch über die Einlage genommen, dann aber auf 17,5 bis 22,5 ° C erwärmt wird. Das Gesäß kommt dann etwas ins Wasser und die Waschungen werden in gleicher Weise ausgeführt, wie es oben beschrieben wurde.

Manchem wird es vielleicht unerklärlich dünken, weshalb gerade der erwähnte Körperteil und kein anderer als Stelle für diese Bäder ausgewählt ist. Aber es gibt in der Tat keinen, der geeigneter hierzu wäre. An keiner anderen Stelle des Körpers laufen nämlich soviel Enden der wichtigsten Nerven des Körpers zusammen. Es sind dies besonders die Ausläufer vieler Rückenmarksnerven und des Nervus sympathicus, welche die Hauptnerven des Unterleibes sind und durch ihren Zusammenhang mit dem Gehirn eben eine Beeinflussung des gesamten Nervensystems des Körpers auf diese Weise ermöglichen. An den Geschlechtsteilen ist das ganze Nervensystem des Organismus beeinflußbar. Hier ist gewissermaßen die Wurzel des ganzen Lebensbaumes. Durch die kalte Waschung findet nicht nur eine Verringerung der inneren krankhaften Hitze, sondern auch eine erhebliche Stärkung der Nerven statt, die Nervenkraft des ganzen Körpers wird dadurch in hohem Maße angefacht. Eine Ausnahme findet nur da statt, wo die Nervenleitung, wie es z. B. durch Operationen geschehen sein kann, unterbrochen ist. Das Reibesitzbad erfüllt alle Bedingungen zur Wiederherstellung gesunder Körperfunktionen.

Wenn die Lebenskraft im Körper überhaupt wieder gehoben werden soll, so kann das nur durch ein Mittel geschehen, das die Verdauung bessert. Das sind aber neben naturgemäßer Kost die ableitenden Bäder. Sie bessern selbst die schlechteste Verdauung, solange diese überhaupt noch besserungsfähig ist, in so kurzer Zeit wie kein anderes Mittel und zwar in natürlicher Weise. Außerdem setzen diese Bäder die innere, hohe Fiebertemperatur auf ihren normalen Stand herab, womit zugleich die Fortentwicklung der Krankheit aufhört. Wollte man in einem Zimmer, um ein Beispiel dem täglichen Leben zu entnehmen, die nach der Decke gelangten Dämpfe kochenden Wassers wieder in ihre ursprüngliche Naturform, in Wasser, zurückbilden, so würde das nur durch Herabsetzung der Temperatur gelingen. Auch bei den Krankheitsstoffen, also bei jeder

Krankheit des Körpers ist es so. Infolge erhöhter Temperatur im Körper entstand sie, und sie kann nur schwinden, wenn die entgegengesetzten Bedingungen eintreten, also fortlaufende Abkühlung und Herabsetzung der zu hohen inneren Wärme.

Nach diesen Erörterungen wird es jetzt jedem klar werden, wie ich Augen- und Ohrenleiden mit denselben Mitteln unter entsprechender Individualisierung erfolgreich behandle, mit welchem ich in anderen Fällen Scharlach, Pocken, Cholera usw. hebe. Die Lebenskraft des ganzen Körpers wird eben angefacht, und man hat nicht zu befürchten, daß irgend eine Körperpartie mehr als eine andere beeinflußt wird, wenn nicht etwa gerade eine Nervenleitung unterbrochen ist. Wie sich aber eine erhöhte Lebenskraft äußert, ist den meisten völlig unbekannt, denn oft treten dabei gerade den Erwartungen des Patienten entgegengesetzte äußere Erscheinungen auf. Es kommt vor, daß Raucher nach den Bädern ihre Zigarre nicht mehr vertragen können und demzufolge glauben, daß ihr Magen schwächer geworden sei, während doch gerade das Gegenteil der Fall ist. Früher hatte ihr Magen gar nicht mehr die Kraft, sich gegen das Nikotingift erfolgreich aufzulehnen, wohingegen er jetzt wieder diese Kraft gewonnen hat. Da, wo sich nun durch diese Bäder die Nerven im Körper noch stärken lassen, gewinnt dieser durch die Stärkung stets die Kraft, die in ihm befindlichen Fremdstoffe allmählich auf den natürlichen Ausscheidungswegen wieder herauszuschaffen.

Neben den Reibesitzbädern haben sich zur Beseitigung großer innerer Hitze und zur Auflösung der Krankheitsstoffe auch Erdumschläge auf den Unterleib vorzüglich bewährt. Bei direkten Verletzungen und Wunden sind dieselben ebenfalls recht zu empfehlen, vorausgesetzt, daß die Heilerde steril ist.

Niemand darf indessen glauben, daß durch diese Anwendungsformen, je nach dem einzelnen Falle individualisiert, etwa alle Kranken noch Heilung finden müßten. Wie ich schon früher erwähnte, kann ich wohl alle Krankheiten damit heilen, keineswegs aber alle Kranken. Denn wo die Lebenskraft und damit die Verdauungsfähigkeit des Körpers bereits vernichtet ist, wo einzelne Organe schon ganz oder teilweise zerstört sind, bringen jene Anwendungsformen wohl noch eine Linderung aller Schmerzen wie kein anderes Mittel, aber eine völlige Heilung ist dann unmöglich. Außerdem gibt es auch schwere Krankheitsfälle, bei denen meine Bäder nur in der mildesten Weise angewandt werden dürfen. Manchmal empfiehlt es sich sogar, zeitweise mit denselben ganz auszusetzen. In solchen schweren Fällen erscheint es auch geboten, sich nicht selbst auf Grund dieser Darlegungen ohne tiefere Kenntnis meiner Methode Verordnungen zu geben. Dann setze man sich lieber mit einem Naturarzt in Verbindung, damit die Wirkung der Kur keine nachteilige wird.

Erläuterungen zu dem vorstehenden Kapitel

Dampfbad

Der Raum, in welchem die Bäder genommen werden, muß mindestens eine Temperatur von 20° C resp. 16° R haben. Dieses gilt besonders für Kranke von geringer Eigenwärme. Da die Temperatur des Blutes durch das Dampfbad erhöht wird, und somit einen Einfluß auf die Tätigkeit des Herzens ausübt, so tritt bei Herzleiden leicht Herzklopfen ein. Kranke, welche also herzleidend sind, können nur nach speziellem Rat Ganzdampfbäder anwenden. Teildampfbäder dagegen, bei denen nur Beine, Kopf oder Arme gedampft werden, können natürlich auch von Herzleidenden genommen werden. Alle Teile des Körpers, welche im Dampf gewesen sind, müssen stets kühl abgewaschen werden, um die an der Hautoberfläche angesammelten Ausscheidungsprodukte und Krankheitsstoffe zu beseitigen. Im direkten Anschluß daran wird in den meisten Fällen das Rumpffreibesitzbad genommen. Nach einem Dampfbad ist das Rumpffreibesitzbad am geeignetsten, um die durch das Dampfbad aufgelösten Fremdstoffe, welche nicht durch die Haut ausgeschwitzt werden, nach den Hauptausscheidungsorganen (Darm und Niere) abzuleiten und zu entfernen. Dampfbäder sind ein gutes Heilmittel gegen alle Erkältungskrankheiten. Kranke, welche an Schwäche und Abmagerung leiden, sollen das Dampfbad nur selten gebrauchen. Zu beachten ist noch, daß viele Kranke, besonders solche mit schlechter Hauttätigkeit, nicht immer beim ersten Dampfbad schwitzen. Man soll dann aber den Organismus nicht durch zu langes oder zu starkes Dampfen zum Schwitzen zwingen, da meist durch das zweite oder dritte Dampfbad Schweiß hervorgerufen wird. Wenn der Kranke nach dem Dampfbad Kopfdruck, Kongestion oder Schwindelgefühl wahrnimmt, so ist dieses ein Zeichen, daß er dasselbe zu lange oder zu stark angewendet hat.

Rumpfreibebad

Beim Rumpfreibebad muß die Wanne so viel Wasser enthalten, daß der Unterleib sich möglichst unter Wasser befindet, die Brust dagegen aber trocken bleibt. Der Rücken ist natürlich ganz im Wasser, während Kopf, Arme und Füße außerhalb des Wassers bleiben und auch nicht abgewaschen werden. Durch das Reiben mit dem groben Leinentuche wird nach den ersten Rumpfreibebädern gewöhnlich die betreffende Reibestelle stark gerötet, was dann nach einigen Tagen wieder aufhört. Selbstverständlich soll die Prozedur nur in einem leichten Frottieren bestehen und nicht in starkem Hin- und Herscheuern. Kranke, welche an kühles Wasser nicht gewöhnt sind, oder solche, welche leicht frieren, können das Rumpfreibebad mit 32 oder 30° C anfangen. Es ist aber dann notwendig, alle 2 bis 3 Tage ein Grad kälter zu nehmen, bis sie allmählich auf 25 und evtl. 22° C angelangt sind. Blutarme und schwache Patienten sollen die Rumpfreibebäder überhaupt nicht zu kalt nehmen und auch nicht zu lange ausdehnen, da dadurch dem schwachen Organismus zu viel Wärme entzogen würde. Auch bei Nieren- und Blasenleiden ist es gut, ohne speziellen Rat die Rumpfreibebäder nicht kälter als 32 oder 30° C zu nehmen. Je blutarmer, schwächer oder älter der betreffende Kranke ist, desto weniger kalt darf das Rumpfreibebad gebraucht werden. Akute- und Fieberkranke mögen das Rumpfreibebad eventuell so lange nehmen, bis die abnorme Hitze verschwunden ist. Für jedes Bad ist es notwendig, neues Wasser zu verwenden. Ein großer Vorteil des Rumpfreibebades ist, daß nur der Rumpf sich im Wasser befindet, wodurch es möglich wird, ohne jeden Nachteil die Temperatur des Rumpfreibebades niedriger zu gestalten und die Dauer des Bades zu verlängern. Auch durch die besonders bequeme Lage des Körpers in diesem Bade wird die Zirkulation des Blutes in keiner Weise gehindert. Durch das Reiben des Unterleibs im Rumpfreibebad sollen an dieser Körperstelle die dort in großer Menge abgelagerten Krankheitsstoffe zum Teil durch die Haut ausgeschieden werden. Ebenso werden durch diese Anwendung die ausgelösten Fremdstoffe, Stoffwechselprodukte und Auswurfstoffe nach den in dem Unterleib sich befindenden Hauptausscheidungsorganen geleitet. Da das Rumpfreibebad auf meiner Lehre von der Einheit der Krankheiten aufgebaut ist, kann es bei allen Leiden angewandt werden. Besonders wertvoll ist das Rumpfreibebad als ableitendes Bad namentlich bei Frauenleiden und während der Schwangerschaft usw. Ich kenne keine Badeform, welche so beruhigend und heilend auf Krankheiten des Nervensystems einwirkt als das Rumpfreibebad. Auch bei Rückenmarks-Leiden ist es sehr empfehlenswert.

Reibesitzbad

Um einer unrichtigen Anwendung vorzubeugen, sei nochmals bemerkt, daß bei dem Reibesitzbad für Männer nur die Vorhaut gewaschen werden soll und keinesfall die Eichel berührt werden darf. Bei beschnittenen und denjenigen Kranken aber, welche eine zu kurze Vorhaut besitzen, das heißt, wenn die Vorhaut so kurz ist, daß sie nicht vollständig die Eichel bedeckt, kann das Reibesitzbad nicht gut angewandt werden. In diesem Falle muß der Patient, anstatt die Vorhaut des Geschlechtsteiles zu waschen, nur den Unterleib frottieren, genau so wie im Rumpfreibebad, nur daß er über dem Wasser sitzt. Zu dieser Badeform, welche ich mit Reibesitzbad Nr. 2 bezeichne, kann das Wasser dann 3–5° wärmer genommen werden als beim üblichen Sitzbad, also demnach 18–12° R, resp. 22–15° C. Frauen, welche an zu starken Gebärmutterblutungen leiden, dürfen das Reibesitzbad nur nach speziellen Vorschriften anwenden. Durch das Reibesitzbad werden die vorhandenen Krankheitsstoffe im Körper aufgelöst und in Gärung gesetzt, wodurch auch fieberhafte Erscheinungen hervorgerufen werden können, wie dieses vielfach bei Auflösung von Fremdstoffen zu beobachten ist. Das Reibesitzbad beseitigt wiederum auch die Gärungsprodukte respektiv die störenden Fremdstoffe, indem es durch Anregung von Darm, Niere, Lunge und Haut, stark ausscheidend wirkt. Die wertvolle Bedeutung des Reibesitzbades als Heilfaktor ist somit durch die Auflösung und Ausscheidung der Krankheitsstoffe erwiesen. Um aber einen gründlichen Erfolg und eine dauernde und vollständige Heilung, auch von schweren Leiden, zu erzielen, ist es meist notwendig, die Bäder, Reibesitzbad, Rumpffreibebad und Dampfbad, je nach Vorschrift stets in Verbindung mit einer streng durchgeführten Diät anzuwenden.

Für diejenigen Kranken, welche an schweren und chronischen Krankheiten leiden, ist eine genau entsprechende Behandlung erforderlich. Patienten, welche sich über die Anwendungsformen im Unklaren sind, können ausführliche Vorschriften bezüglich der Zahl, Dauer und Zeit des Gebrauches der Bäder sowie über Diät bei ihrem Arzt einholen.

Was sollen wir essen, was sollen wir trinken?
Wesen der Verdauung.

Aus den über das Reibesitzbad gegebenen Darlegungen und bei der Erklärung der Lebenskraft haben wir vor allem gesehen, daß eine Krankheit infolge einer falschen Ernährung entstehen kann. Nur bei einer schlechten Verdauung kommt überhaupt die Bildung von Fremdstoffen und die Entwicklung einer Krankheit im Körper zustande. Jetzt wird die Frage: Was sollen wir essen, was sollen wir trinken? für uns bereits zu einer brennenden.

Wie bei der Elektrizität, ist auch bei unserer Ernährung die richtige Wahl der Elemente, in diesem Falle der Nahrung, bedingend für die größere oder geringere Erzeugung der Lebenskraft. Am deutlichsten tritt dies wiederum bei der Wahl der atmosphärischen Luft, unserer Hauptnahrung, zutage. Man bringe einen Menschen aus seiner gewöhnlichen Atmungsluft nur auf wenige Minuten in eine andere Gasart, und man wird sehen, wie er hier schon innerhalb dieser wenigen Minuten zugrunde gehen muß, weil dies neue Element ihm seine Lebenskraft nicht erhalten kann.

Weit langsamer und weniger auffallend treten jene Nachteile bei einer falschen Ernährungsweise ein. Hier sind die Grenzen vom naturgemäßen Nahrungsmittel bis zum tödlichen Gifte sehr weit. Der Übergang vom Naturgemäßen zum Naturwidrigen ist oft ein so geringer, daß er zunächst kaum wahrgenommen wird. Da wir nun wissen, daß Fremdstoffe, außer von Genußgiften, Medikamenten usw., nur durch falsche Ernährung hervorgerufen, durch eine schlechte Verdauung in den Körper gelangen können, so muß es unsere Aufgabe sein, einer solchen falschen Ernährung oder schlechten Verdauung vorzubeugen.

Zur näheren Klarstellung einer falschen Ernährung oder schlechten Verdauung sei es mir erlaubt, an dieser Stelle noch kurz einige erläuternde Beispiele aus der täglichen Praxis anzuführen. Der eine geht dick und korpulent umher, trotzdem er nach seiner Versicherung wenig essen und trinken kann, dabei klagend, daß er allmählich noch dicker und dicker werde. Dieser Mensch leidet an Überernährung. Ein anderer wieder ist dürr, mager und abgezehrt, wiewohl er die nach seiner Ansicht nahrhaftesten Speisen und Getränke in ungewöhnlich großen Quantitäten zu sich nimmt. Nach dem Quantum zu urteilen, das er täglich genießt, müßte er sich in einem gänzlich anderen Ernährungszustande befinden. Die Nahrung geht wohl durch seinen Körper hindurch, aber dieser vermag nicht, den für sich notwendigen Vorteil aus ihr zu ziehen. Ein großer Teil der Nahrung verläßt also unausgenutzt, oder wenigstens ungenügend ausgenutzt, seinen Körper wieder. Dies beweist, daß das bloße Durchgehen der Speisen und Getränke durch den Körper durchaus noch keine normale Verdauung in sich schließt, wie das leider von sehr vielen Menschen angenommen wird.

So führen uns diese beiden Personen zwei Gegensätze vor. Erstere zeigt, wie man bei wenigem Essen dicker, die zweite, wie man bei vielem Essen und Trinken magerer werden kann. Trotz dieses scheinbaren Widerspruches liegt dem Leiden in beiden Fällen die gleiche Ursache zugrunde, nämlich schlechte Verdauung oder falsche Ernährung. Dies vorausgeschickt, wird es uns auch klar werden, wie z. B. ein Lungenleidender das nach seiner Ansicht Kräftigste und Nahrhafteste essen kann, ohne daß sein Körper daraus den rechten Vorteil zieht, während uns andererseits die Appetitlosigkeit scheinbar kräftiger, aber nervöser Menschen nicht verwundern wird.

Nach diesen Erklärungen und eingedenk der im vorigen Artikel besprochenen Lebenskraft wird es uns ein leichtes sein, den Weg zu finden, der uns vor Überernährung schützt. Dem aufmerksamen Leser dürfte schon die Überzeugung nahe liegen, daß es nicht Fleisch, Eier-Extrakte, Wein, Bier, Kakao, Kaffee u. a. sein können, welche für den Körper das nahrhafteste und geeignetste Essen und Trinken bilden, sondern nur diejenigen Nahrungsmittel, welche gut verdaulich sind. Je schneller unser Körper die ihm zugeführte Nahrung umzuwandeln imstande ist, desto mehr wird er davon zu seinem Nutzen verarbeiten können und desto mehr Lebenskraft wird er für sich erzeugen.

Ist nun eine Speise schwerer verdaulich, so dauert die Arbeit, welche der Körper zu ihrer Verdauung braucht, länger. Wer sie genießt, muß in allen Fällen, soll sein Körper nicht Schaden leiden, solange mit der Aufnahme neuer Nahrungsmittel warten, bis die vorher genossenen genügend verdaut sind. Leider ist das aber heute nur selten der Fall, zumal unsere Lebensgewohnheiten einem solchen scheinbaren Fasten hinderlich sind, und so ist uns heute die wahre Bedeutung des Fastens ziemlich fremd geworden. Leider beachtet der Mensch die von der Natur bestimmte Fastenzeit meist gar nicht. Im Gegenteil, wir sehen ihn im Winter, wo er meist mehr Zeit hat als im Sommer, öfter und reichlicher tafeln als im Sommer, und finden sogar jene irrtümliche Ansicht vielfach verbreitet, daß man im Winter tüchtig essen und reichlich Fett aufnehmen müsse, damit die Kälte besser ertragen werde. Das ist freilich eine Meinung, die allen Naturgesetzen völlig widerspricht. Oft, sehr oft habe ich die nachteiligen Wirkungen des zu vielen Essens und Trinkens während der Winterzeit beobachtet. In der Natur sehen wir überall eine gewisse Fastenzeit bestehen. Beobachten wir doch, daß Schlangen oft wochenlang fasten, nachdem sie eine reichliche Mahlzeit gehalten haben. Wir sehen Rehe und Hasen wochen- und monatelang sich aufs spärlichste ernähren und dabei dennoch alle Strapazen einer rauhen kalten Winterszeit ertragen. Wären diese Tiere in der Lage, während des Winters ebensoviel Nahrung zu sich zu nehmen als im Sommer, sie würden zweifellos krank werden und der Kälte des Winters schwerlich widerstehen können. Kälte hindert den Prozeß der Verdauung, und so würde jenes Quantum Nahrung, welches bei der Sommerwärme leicht verdaulich ist, während eisiger Winterkälte weniger leicht verdaulich sein. Darin liegt auch die Tatsache begründet, daß unsere Haustiere, die meist im Stalle gefüttert werden und fast ausschließlich an Überernährung leiden, die kalte und rauhe Temperatur des Winters im Freien nicht mehr zu ertragen vermögen, während die im Freien lebenden Tiere selbst die größten Unbilden der Witterung aushalten können, also eine körperliche Widerstandsfähigkeit besitzen, die viel zu wenig gewürdigt wird.

Durch die vorhergehenden Darlegungen ist uns klar geworden, daß Krankheit nur durch eine Art Überernährung zustande kommt, und so wird sich uns ganz von selbst die Überzeugung aufdrängen, daß es nicht gleich sein kann, was wir essen, in welcher Form wir die Nahrung genießen und wie wir sie zu uns nehmen.

Der besseren Verständlichkeit wegen will ich auch an dieser Stelle wieder einige erklärende Beispiele einflechten.

Wenn wir eine ungewürzte Wassersuppe oder abgekochtes Wasser trinken, so erscheint uns die zugeführte Nahrung fad und schlecht. Wie erfrischend ist dagegen ein Trunk frischen Quellwassers, wie erquickend ein Apfel! Ganz ähnlich verhält es sich mit unserer Atemluft. Drückend und erschlaffend, bei vielen sogar Kopfschmerzen erzeugend, wirkt verdorbene und mehrfach durchgeatmete Stubenluft, zumal wenn in kleinen Räumen mehrere Menschen beisammen sind. Wie sehnt sich da ein jeder nach der frischen, belebenden Außenluft.

Wie ich schon vorher erwähnte, sind die leicht verdaulichen Nahrungsmittel auch die für das Gedeihen des Körpers vorteilhaftesten. Eine Überernährung oder schlechte Verdauung tritt aber am schwersten ein bei leicht verdaulicher Kost.

Diejenigen Nahrungsmittel, welche uns in ihrem unveränderten, natürlichen Zustande wohlschmecken und zum Essen einladen, sind auch allemal am leichtesten zu verdauen und liefern die meiste Lebenskraft.

Alle Nahrungsmittel, die wir durch Kochen und Räuchern, Würzen und Salzen, Einpökeln und in Essig legen verändern, erleiden dadurch Einbuße an ihrer leichten Verdaulichkeit und Bekömmlichkeit und liefern uns bei weitem nicht mehr jene Lebenskraft wie die unbeeinflußte Nahrung, wenn auch die Haltbarkeit der Speisen durch diese Manipulationen eine längere wird.

Von allen gekochten und zubereiteten Nahrungsmitteln sind wieder diejenigen am leichtesten verdaulich, welche am einfachsten zubereitet oder gekocht, und welche dabei am wenigsten gesalzen oder gewürzt sind.

Nahrungsmittel in flüssiger Form, also Suppen und Getränke, wie Bier, Wein, Kakao usw. sind bei weitem schwerer verdaulich als die im natürlichen Zustande festen, kaubaren, weshalb auch der fortgesetzte Genuß flüssiger Nahrung schließlich zu Magenerweiterung und Verdauungsstörungen führen muß.

Diejenigen Nahrungsmittel, die uns in ihrer natürlichen Form Abscheu, Widerwillen erregen, sind allemal für uns gesundheitsnachteilig, mögen sie auch in zubereitetem und gekochtem Zustande vielen gut schmecken! Ist es doch in erster Linie das Fleisch, welches zu diesen Nahrungsmitteln gehört! Keinem würde es einfallen, ein lebendes Rind anzubeißen oder rohes Schaffleisch zu essen. Freilich wird durch die Zubereitung unser Instinkt und unser natürliches Gefühl betrogen, niemals aber werden dadurch die vorher unserem Instinkte, Geruchs- und Geschmackssinn feindlichen Stoffe hinterher unschädlich gemacht.

Wie das Obst und die anderen Speisen, so sind auch die Körnerfrüchte, je nach ihrer Zubereitung und der Art und Weise, wie wir sie genießen, sehr verschieden schwer verdaulich, am leichtesten in ihrem natürlichen Zustande, nämlich als ganze Körner. Allerdings verursacht die Zerkleinerung der Körner den Zähnen eine bedeutende Arbeit, aber gerade das Kauen und die damit verbundene starke Einspeichelung haben hauptsächlich die leichtere Verdaulichkeit zur Folge. Freilich kann nur ein mit gutem Gebiß ausgerüsteter Mensch die Körnerfrüchte in dieser Form genießen, diejenigen aber, welche sich nicht oder nur teilweise eines solchen erfreuen, werden diese Arbeit nicht bewältigen können. Solche Patienten müssen die Körner in geschrotetem Zustande zerkleinern und kauen. Körnerschrot ist nämlich für Schwerkranke, wo es die Verhältnisse gestatten, ein recht wichtiges Nahrungsmittel und überall da anzuwenden, wo das Schrotbrot noch nicht vertragen wird. In diesem Falle leistet das grobe Schrotmehl zusammen mit Obst vortreffliche Dienste, und sofern der Zustand des Patienten überhaupt noch besserungsfähig ist, wird sich dieser dabei sehr bald erholen. In der Form des Weizenschrotbrotes sind Körnerfrüchte schon nicht mehr so leicht verdaulich wie in den vorher erwähnten beiden Formen. Von allen Brotsorten aber weist das Weizenschrotbrot die leichteste Verdaulichkeit auf. Bei den meisten Brotsorten wird von dem Korne nur der innere weiße, mehlhaltige Kern verwendet, die Hülsen dagegen werden fast ausnahmslos anderweitig verbraucht. Durch solche Zubereitung wird zwar ein feines Mehl gewonnen, aber der Genuß der daraus gefertigten Brote bürdet dem Körper eine weit größere Verdauungsarbeit auf als der des Weizenschrotbrotes. So müssen erstere notwendigerweise leicht zu Verstopfung führen, weil ihnen die Kleie mit dem Keimling fehlt, gerade der wichtigste Teil der Körnerfrüchte.

Der Hafer bildet bekanntlich ein ausgezeichnetes Nahrungsmittel für Pferde. Wie sehr es aber auf die Form ankommt, in welcher wir dem Pferde den Hafer reichen, um diesen als gutes Nahrungsmittel gelten zu lassen, wird uns jeder Pferdebesitzer bestätigen. Reichen wir den Pferden den mit Strohhäcksel vermischten Hafer, so ist er am leichtesten verdaulich und auch am nahrhaftesten. Lassen wir sie dagegen nur reinen Hafer ohne Strohhäcksel fressen, so wird sich bald herausstellen, daß der reine Hafer schon schwerer zu verdauen ist. Geben wir schließlich andere Körnerfrüchte, wie Weizen oder Roggen ohne Zusatz von Strohhäcksel, so wird sich noch viel schneller als vorher an der Verdauung der Pferde zeigen, daß diese Nahrungsmittel für sich allein zu schwer sind. Noch deutlicher tritt die schwere Verdaulichkeit zutage, sobald wir den Hafer enthülst verabreichen. Werden die Pferde dabei auch rasch fett, so werden sie andererseits aber auch leistungsunfähig und verstopft.

Die Leichtverdaulichkeit des Kornes liegt somit gerade in der Schale oder Hülse desselben; je mehr Schale oder Hülse, um so besser für die Verdauung. Der Hafer ist von allen Körnerfrüchten diejenige, welche die meiste Schale besitzt, und er ist aus diesem Grunde auch viel geeigneter zu Pferdefutter als Weizen oder Roggen.

Obgleich nun in den Ausleerungen des Pferdes Teile der Haferspelzen und des Strohhäcksels scheinbar unverändert wiedergefunden werden, so darf man nicht etwa glauben, daß diese nur wertloser Ballast für die Verdauung des Pferdes gewesen sind. Das wäre ein sehr großer Irrtum. Diesen angeblichen Ballast braucht das Pferd zu seiner normalen Verdauung ebenso nötig wie das Innere der Körner selber. Gerade in der Form, wie uns die Natur ein Nahrungsmittel bietet, ist es auch für die Verdauung am vorteilhaftesten.

Auch für den Menschen ist es von großem Wert, in welcher Form er seine Nahrung genießt. Nicht selten hört man sagen: „Hülsenfrüchte kann ich nicht verdauen, die blähen zu sehr." Zum größten Teil hängt das aber von der Art ihrer Zubereitung ab. In Form von Püree oder Suppe, durchgeschlagen, wie wir heute fast ausschließlich die Hülsenfrüchte genießen, weisen sie allerdings eine schwere Verdaulichkeit auf, und es kann nicht wundernehmen, wenn sie Beschwerden verursachen. Besonders in Suppenform sind sie verwerflich, denn Suppe gelangt ohne Kauen in den Magen und ist deshalb von vornherein ungenügend vorbereitet für die Verdauung. Kochen wir dagegen zum Beispiel Erbsen mit wenig Wasser, so daß, wenn sie gar sind, alles Wasser eingekocht ist und sie in ihrer runden natürlichen Form verbleiben, so werden wir kaum den dritten Teil desjenigen Quantums zu uns nehmen können, das wir vordem in Suppenform mit Behagen hinabgossen. Ferner werden wir bemerken, daß uns dies geringere Quantum, obgleich mit der Hülse genossen, durchaus keine Beschwerden macht und schließlich weit mehr stärkt als jene Suppe.

So kann ich mich eines Arbeiters erinnern, der, durch die Verhältnisse gezwungen, drei Monate lang täglich fast nichts weiter aß als eine Handvoll roher Erbsen. Mit besonderem Behagen erzählte mir dieser Mann die Episode jener schrecklichen Zeit, betonte aber besonders, wie er die Erbsen oft stundenlang im Munde hatte quellen lassen müssen, damit sie nur weich genug zum Kauen wurden. Trotz dieser kärglichen Nahrung habe er sich aber über alle Maßen wohlgefühlt wie sonst nie in seinem Leben. Dieses Beispiel bietet uns wieder hinreichend Zeugnis für den hohen Nährwert der Nahrungsmittel in ihrem natürlichen Zustande. Es lehrt ferner, daß sich auch bei der Ernährungsfrage das überall sichtbare Prinzip der Natur, nämlich mit den einfachsten und geringsten Mitteln das Größte zu leisten, deutlich bemerkbar macht.

Meine Darlegungen dürften nun dem verehrten Leser gezeigt haben, wie sich eine Überernährung verhindern läßt. Natürlich vermag ich nicht für alle Menschen und Kranke einheitlich anzugeben, was und wieviel sie essen sollen, um einer weiteren Überernährung vorzubeugen. Es wird kaum zwei Kranke geben, bei denen die Verdauung eine völlig gleiche ist, und so läßt sich auch niemals das

Quantum oder auch die Form der Nahrungsmittel ohne weiteres voraussagen. Hier muß ein jeder selber herausfinden, was für ihn das beste ist. Es muß daher genügen, daß die verschiedenen Verdaulichkeitsgrade der einzelnen Nahrungsmittel angegeben worden sind.

Die Verdauung selber ist ein Prozeß im Körper. Durch diesen werden die Speisen im lebendigen menschlichen Körper zu ganz verschiedenartigen Stoffen umgewandelt. Von ihnen eignet sich der Körper so viel an, als ihm aneignungsfähig (assimilierbar) sind. Alle Speisen, die wir durch unsere Zubereitung beeinträchtigen, sei es durch Salzen, Zuckern oder Kochen, werden schwerer verdaulich, d. h. schwerer aneignungsfähig für den Körper. Sie bedürfen längerer Zeit als gewöhnlich zur Verdauung. Sie halten sich viel länger im Verdauungskanal auf, als sie sollen, wodurch eine erhöhte Temperatur entsteht. Bekanntlich beginnt die Verdauung bereits im Munde mit dem Einspeicheln. Alsdann gelangen die Speisen in den Magen, woselbst sie, mit dem Magensaft vermischt, gründlich durchgearbeitet werden. Dadurch geraten sie bereits in einen Zersetzungszustand, der sie wesentlich verändert. In den Därmen wird dieser Prozeß immer intensiver, und es findet eine weitere Vermischung der in der Zersetzung befindlichen Nahrungsmittel mit den Absonderungen der Bauchspeicheldrüse und sonstigen Verdauungssäften statt.

Was unbrauchbar für den Körper ist, wird durch Darm, Nieren und Haut wieder ausgeschieden. Nicht selten beobachtet man, daß Tiere scheinbar völlig unverdauliche Nahrung, wie Knochen oder Steinchen und Kalkstückchen, in kürzester Zeit vollständig verdauen. Untersucht man die Exkremente solcher Tiere, so findet man absolut keine Steinchen oder Knochenteile darin. Oft genug beobachten wir dagegen beim Menschen, wie Speisen acht Tage und länger im Verdauungskanal bleiben. Das gibt stets zu einem ganz außergewöhnlichen Zustand Veranlassung. Die sich bei diesem Prozeß entwickelnden Gase, welche mit dem Aufbau des Körpers nichts zu tun haben, scheiden als Schweiß und Hautausdünstung aus, während sie andererseits auch als Winde abgehen. Diese Winde darf man, will man den Körper nicht schwer schädigen, auf keinen Fall unterdrücken.

Normal ist eine Verdauung dann, wenn die Exkremente als eine hellbraune, weiche, kompakte Masse erscheinen, die, mit einer Schleimschicht überzogen, noch deutlich die Schlüpfrigkeit der verschiedenen Säfte des Körpers aufweist. Wurstförmig müssen sie den Körper verlassen, und zwar so, daß eine Verunreinigung des Körpers ausgeschlossen ist. Wir beobachten bei allen gesunden Tieren denselben Vorgang. Genau so muß es auch bei gesunden Menschen der Fall sein. Der Schluß des Mastdarms ist so vorzüglich eingerichtet, daß er die Exkremente einer normalen Verdauung ohne Verunreinigung ausscheidet. Das Klosettpapier ist eine Errungenschaft der kranken Menschheit. Gesunde Landbevölkerung braucht dasselbe nicht. Ferner dürfen die Exkremente niemals einen widerlichen, abstoßenden Geruch haben.

Sobald ein solcher vorhanden ist, muß auf einen mehr oder weniger vorgeschrittenen anormalen Gärungsprozeß im Körper geschlossen werden. Dieser führt schließlich zu Verstopfung und Hartleibigkeit. Fest und trocken steckt der Kot in den ausgetrockneten Därmen und kann weder hin noch her. Der Gärungsprozeß schreitet aber im Innern immer weiter. Er läßt die hartgewordenen Kotmassen ihre Formen verändern, er begünstigt eine lebhafte Gasentwicklung und wird endlich die Hauptursache, daß die Gase im Körper zu wandern beginnen. Der innere Druck, die durch den Gärungszustand hervorgerufene Spannung, drängt sie stets nach den äußersten Teilen, den Extremitäten und der Haut. Funktioniert nun letztere nicht mehr genügend, finden also jene gasförmigen Fremdstoffe keinen genügenden Ausweg, dann werden immer mehr unter der Haut abgelagert. Schließlich wird die Haut noch untätiger. Sie nimmt eine kältere als die normale Temperatur an. Auch werden ihre feinsten Blutgefäße derartig getränkt und durchsetzt mit den Fremdstoffen, daß das die Haut allein erwärmende gesunde Blut gar nicht mehr bis an die äußerste Peripherie des Körpers zu gelangen vermag. Die Folge davon wird immer eine kalte Außentemperatur des Körpers, eine, wenn auch vielfach verschiedene, so doch bleichsüchtige Hautfarbe sein. Gewöhnlich nimmt die Haut eine blasse, sogenannte „Leichenfarbe" an, doch kann dieselbe auch sehr davon abweichen, je nach der Qualität des Fremdstoffes und des Blutes. Die äußere kältere Temperatur bewirkt nun im Gegensatz zu der inneren Hitze wieder das Festerwerden der abgelagerten gasförmigen Fremdstoffe, welche, durch den inneren Druck und die äußere Abkühlung dicht zusammengedrängt, die Oberfläche des Körpers anfüllen. So wird denn nach und nach jener Zustand herbeigeführt, den wir Belastung mit Fremdstoffen nennen. Auf diese Weise entstehen viele Leiden, wie Augen-, Ohrenleiden, Kopfschmerzen usw.

Es ist sonderbar, was heutzutage vielfach vom Publikum als normale Verdauung angesehen wird. Alle Genüsse, Fleisch, Alkohol in jeder Form sind ebenso schädlich wie das tägliche Rauchen. Tabak ist und bleibt für den Körper ein Gift, mag auch das Nikotin noch so lange vertragen werden. Der Körper, der sich beständig mit dem Herausschaffen des Nikotingiftes plagen muß, leidet selbstverständlich Schaden. Ein ganz gesunder Magen verträgt das geringste Quantum unpassender Nahrung nicht. Sofort zeigt er durch Beschwerden, wie Aufstoßen, Sodbrennen, Druck u. a. an, daß ihm zuviel zugemutet wird. Ein geschwächter Magen dagegen verträgt scheinbar alles. Er hat eben gar nicht mehr die Kraft, sich gegen unzuträgliche oder über zu viele Nahrung zu wehren. Die natürliche Empfindung, der natürliche Instinkt ist ihm verlorengegangen. Schließlich verlassen die Speisen, ungenügend verdaut und ohne daß der Körper seinen Vorteil daraus gezogen, den Körper wieder.

Der Nährwert der verschiedenen Nahrungsmittel hängt auch von dem Verdauungsvermögen des Magens und der Assimilationsfähigkeit des Körpers ab. Grahambrot, rohes Obst, Gemüse und Mehlspeisen, nur in Wasser ohne Fett, Zucker und Salz gekocht, enthalten bekanntlich weit mehr für den Körper assimilierbare Stoffe, als der beste Wein, das teuerste Fleisch, Eier und Käse. Allerdings bestehen letztgenannte Nahrungsmittel nach chemischen Analysen auch aus jenen Stoffen, aus denen der menschliche Körper zusammengesetzt ist, aber dies beweist noch lange nicht, daß sie deshalb die für uns zuträglichste Nahrung bilden.

Der menschliche Körper ist imstande, aus den einfachsten Nahrungsmitteln, wie Getreidekörnern, sich alle jene Stoffe, welche die Chemie für seinen Aufbau als unumgänglich notwendig erachtet, selbst zu bereiten. Getreidekörner, die wir im Vollkornbrot gehörig durchgekaut und eingespeichelt genießen, werden sofort sauer, sobald sie in den Magen gelangen. Durch den Verdauungsprozeß wandeln sie sich, Alkohol, Zucker usw. erzeugend, immer mehr um zu wichtigen Nährstoffen für den Körper. Die letzteren werden vom Körper gut assimiliert, weil dieser sie sich selbst erst erzeugt. Diejenigen Bestandteile des Korns, welche nicht assimiliert werden können, werden in ganz bestimmter Form und Farbe vom Körper wieder ausgeschieden.

Obgleich man vielfach die von mir ins Feld geführten Beweise nicht anerkennen will, so spricht doch das Heer der beständig zunehmenden Krankheiten nicht gerade für einen Fortschritt der medizinischen Wissenschaft. Gerade hier mag das Publikum den Maßstab anlegen zur Beurteilung der schulmedizinischen Leistungen. Wie viele haben sich von den falschen Lehren der Schulmedizin verführen lassen, wie viele haben so die Naturgesetze übertreten im guten Glauben, daß sie recht und weise handeln. Der Übertretung dieser Gesetze folgt aber die Strafe nach. Krankheit und Siechtum aller Art ist die natürliche Folge.

Ich kann nicht umhin, an dieser Stelle den Teil eines Briefes, der mir aus fernem Lande, aus Honolulu, von einem begeisterten Missionar zugekommen ist, zu veröffentlichen. Es heißt darin u. a. wörtlich: „Die Eingeborenen ernährten sich hier vor dem Bekanntwerden mit den Weißen ausschließlich von Poi (Nationalspeise auf Honolulu, eine mit Wasser gemischte und zu einem Brei geschlagene Zubereitung der Taro-Wurzel, die sehr nahrhaft ist), sowie von Bananen und anderen Früchten und genossen daneben als Getränk nur reines Wasser. Sie lebten also rein naturgemäß und waren dabei wahre Hühnengestalten, von Kraft und Gesundheit strotzend. Da kamen", so heißt es in dem Briefe weiter, „die Weißen ins Land und lehrten die Eingeborenen, daß nur das Fleisch Kraft enthalte und alkoholische Getränke, besonders Gin, kräftigende Wirkungen erzeugten. Es währte denn auch nicht lange, so war das erste Vieh eingeführt, und der Schnapsverkauf verbreitete seinen Segen. In der hawaiischen Geschichtstabelle wird sogar erwähnt, welches der hawaiische Häuptling war, der zuerst seine vorherige Lebensweise am 18. Mai 1819 offen aufgab. So ist denn schließlich das Schweinefleisch Nationalspeise und der Gin Nationalgetränk geworden; aber mit welchen Folgen! Es leiden jetzt die meisten Eingeborenen (Kanaken) an Hautausschlag sowie an Asthma; auch sind Geschlechtskrankheiten sehr unter ihnen verbreitet, und die Leute neigen außerdem sehr zu Lepra, die unter ihnen eine reiche Ernte hält." So sehen wir, wie die Eingeborenen mit der veränderten Lebensweise, die ihnen die so hoch gepriesene Kultur brachte, auch sofort krank wurden. Diese Tatsache zeigt wieder einmal, wie gänzlich falsch die von der Schulmedizin vertretenen Ernährungstheorien sind. Durch das warme Klima der Tropen wurde übrigens der Prozeß des Krankwerdens sehr begünstigt, während in unserem kalten Klima der Wechsel bedeutend langsamer eingetreten wäre. Wir gehen nun zur theoretischen Begründung einer naturgemäßen Ernährungsart über.

Wir nehmen durch zwei Organe Stoffe in unsern Körper auf, durch die Lunge und durch den Magen. Für beide hat der Körper auch einen Wächter gestellt, für die Lunge die Nase, für den Magen die Zunge. Leider sind sie aber beide nicht unbestechlich, wie die Erfahrung hinlänglich zeigt. Es unterliegt keinem Zweifel, daß die Luft draußen auf freier Bergeshöhe für unsere Lunge die beste Speise ist, und der Geruchsinn fühlt sich beim Einatmen völlig befriedigt. Wer sich immer in dieser reinen Luft bewegt, dem ist es ganz unmöglich, in rauchgeschwängertem Zimmer längere Zeit zu verweilen, denn sein Geruchsinn warnt ihn bei jedem Atemzug. Wiederholt sich aber der Aufenthalt in solchem Raume, so wird nach und nach die Warnungsstimme schwächer, bis sie schließlich verstummt, ja allmählich gewöhnt sich der Geruchsinn daran, daß der Qualm ihm angenehm erscheint. Er ist bestochen, und es bedarf einiger Zeit, ehe er seinen verführerischen Gelüsten wieder entrückt werden kann.

Weil wir aber jede Minute 16- bis 20mal atmen, so treten die üblen Folgen der direkten Aufnahme der Fremdstoffe rasch hervor, und so kommt es wohl, daß der Verstand da bald eingreift, wo der Geruchsinn uns verläßt.

Viel schlimmer steht es mit der Zunge, die wir leider von klein auf zu bestechen pflegen und die daher zuletzt kaum mehr einigermaßen zuverlässig genannt werden kann. Es ist ja allgemein bekannt, wie das Urteil des Geschmacksinnes sich nach unseren Gewohnheiten ändern kann. Nun ist es aber außerordentlich wichtig, ob wir die rechte Nahrung in den Körper aufnehmen, denn jede naturwidrige Nahrung enthält Stoffe, die nicht in den Körper gehören, bringt uns also Krankheiten.

Welche Diät ist nun naturgemäß?

Da wir uns auf die Zunge und unsern natürlichen Instinkt nicht mehr so recht verlassen können, so müssen wir uns durch anderweitige genaue Beobachtungen und Schlüsse Gewißheit verschaffen.

Schon der erste Blick auf die Lebewesen zeigt uns, daß sie zur Unterhaltung des Stoffwechsels unbedingt Nahrung zu sich nehmen müssen, daß sie aber auch in der Wahl derselben ziemlich beschränkt sind. Die am Meeresufer auf dem salzhaltigen Boden üppig wachsende Pflanze, sie geht zugrunde im Binnenlande; die Sandpflanze, die auf dem trockenen Kiesboden vortrefflich gedeiht, sie geht ein im Gartenlande; die Kulturpflanze, welche die reiche Humuserde liebt, sie verkümmert auf dem Sandboden.

Sehr bestimmt ausgeprägt finden wir die gleiche Erscheinung im Tierreiche, so bestimmt, daß man die Tiere nach der Ernährungsart klassifizieren kann. Schon dem Volke ist die Einteilung der Säugetiere in Fleisch- und Pflanzenfresser geläufig. Freilich ist dieselbe eine so oberflächliche, daß sie uns nicht genügen kann. Bei genauerer Betrachtung merken wir bald, daß wir die Insektenfresser von den eigentlichen Fleischfressern abgliedern müssen und daß die Pflanzenfresser sich in Gras- und Fruchtfresser trennen (Herbivoren und Frugivoren). Außerdem finden wir noch einige wenige Allesfresser (Omnivoren). Die Beobachtung muß sich bei den einzelnen Klassen wieder auf die Organe erstrecken, die der Ernährung dienen; an diesen drückt sich die Ernährungsart so bestimmt aus, daß man selbst am Skelett des Tieres dieselbe erkennen kann. Hauptsächlich wollen wir unser Augenmerk auf die Zähne, den Verdauungskanal, die Sinnesorgane, die das Tier zur Nahrung führen, sowie auf die Ernährung der Nachkommenschaft richten. Vier Streifzüge sind es also, die wir durch das schon begrenzte Gebiet unternehmen und an die wir unsere Beobachtungen knüpfen wollen.

Wir unterscheiden bekanntlich dreierlei Zähne: Vorder- (Schneide-), Eck- und Backenzähne. Die Vorderzähne der Raubtiere sind wenig ausgebildet und werden so gut wie nicht verwendet, hingegen zeigen die Eckzähne eine ganz auffallende Länge. Sie überragen beträchtlich die anderen Zähne, und in der gegenüberliegenden Zahnreihe ist eine besondere Lücke nötig, um sie aufzunehmen. Sie sind spitz, glatt und etwas gebogen. Zum Kauen eignen sie sich in keiner Weise, wohl aber zum Erfassen und Festhalten der Beute. Wir bezeichnen sie bei den Raubtieren am besten als Fangzähne und können tatsächlich beobachten, daß die Raubtiere sie als solche gebrauchen. Zum Zerkleinern des Fleisches dienen ihnen aber die Backenzähne, die sämtlich auf der Kaufläche mit Spitzen versehen sind. Diese Spitzen stoßen nicht aneinander, sondern gehen dicht aneinander vorüber, so daß sie beim Zerkleinern des Fleisches nur die Muskelfasern mechanisch trennen. Eine Seitenbewegung des Unterkiefers würde dabei störend sein und ist den Raubtieren auch nicht möglich. Daraus geht hervor, daß dieselben keine Mahlbewegung ausführen können, und man kann zum Beispiel täglich wahrnehmen, wie schwer es Hunden fällt, Brotstücke zu zerkleinern, sie müssen diese beinahe unzerkaut schlucken.

Bei den Grasfressern sind die Schneidezähne auffallend stark entwickelt; sie dienen ihnen zum Abbeißen des Grases und der Kräuter. Die Eckzähne sind gewöhnlich verkümmert, bisweilen auch zu Waffen ausgebildet wie beim Elefanten. Die Backenzähne sind oben breit und nur an der Seite mit Schmelz versehen. Sie eignen sich vorzüglich zum Zerdrücken und Zerreiben der Kräuternahrung.

Frugivoren gibt es nicht allzu viele. Für uns sind die menschenähnlichen Affen die wichtigsten. Wir finden bei den Fruchtessern das am gleichmäßigsten ausgebildete Gebiß. Die Zähne haben annähernd dieselbe Höhe, nur die Eckzähne ragen ein wenig über die anderen empor, doch viel zu wenig, um denselben Zweck erfüllen zu können wie bei den Raubtieren. Sie sind kegelförmig, aber oben stumpf und nicht glatt, so daß sie nie als Fangzähne dienen können, sie sind sichtlich für große Kraftleistungen bestimmt, und man weiß ja auch, daß die menschenähnlichen Affen mit diesen Zähnen Erstaunliches leisten können. Die Backenzähne dieser Tiere sind oben mit Schmelzfalten versehen, und da der Unterkiefer ausgiebig Seitenbewegungen gestattet, ist ihre Tätigkeit mit der von Mühlsteinen zu vergleichen. Besonders wichtig ist der Umstand, daß kein einziger Backenzahn oben Spitzen zeigt, daß also keiner zum Kauen des Fleisches bestimmt ist. Das ist um so bemerkenswerter, als die Omnivoren, zu denen eigentlich nur die Bären gezählt werden können, sowohl mit Spitzen versehene als auch breite Backenzähne besitzen. Natürlich haben diese auch die Fangzähne der Raubtiere, ohne die sie ja ihre Fleischnahrung nicht erlangen könnten, die Vorderzähne hingegen gleichen denen der Fruchtfresser.

Welchem dieser Gebisse gleicht nun das menschliche? Es kann kein Zweifel obwalten und läßt sich ohne Mühe erkennen, daß es fast vollständig dem der tierischen Frugivoren gleichgebildet ist. Der Eckzahn des Menschen erreicht nicht ganz die Höhe wie bei diesen und ragt sehr wenig oder gar nicht über die anderen Zähne hervor, aber das ist kein wesentlicher Unterschied. Man hat aus dem bloßen Vorhandensein des Eckzahns oft geschlossen, daß der menschliche Körper auch für Fleischnahrung eingerichtet sei, aber dieser Schluß wäre nur berechtigt, wenn der menschliche Eckzahn denselben Zweck erfüllen könnte, wie der Eckzahn der Raubtiere, und wenn wir, wie die Bären, wenigstens einige entsprechende Backenzähne zum Zerkleinern des Fleisches hätten.

Die Schlüsse, die wir aus unseren Beobachtungen ziehen müssen, werden nun die folgenden sein: 1. Das Gebiß des Menschen gleicht nicht dem der Karnivoren, folglich ist er kein Karnivor; 2. das Gebiß des Menschen gleicht nicht dem der Herbivoren, folglich ist er kein Herbivor; 3. das Gebiß des Menschen gleicht nicht dem der Omnivoren, folglich ist er kein Omnivor; 4. das Gebiß des Menschen gleicht fast vollständig dem der menschenähnlichen Frugivoren, folglich ist er höchst wahrscheinlich ein Frugivor.

Der oben genannte Fehlschluß wird vielfach noch in anderer Form angeführt, und zwar in der folgenden: „Der Mensch ist dem Gebisse nach weder Karnivor noch Herbivor, sondern steht in der Mitte zwischen beiden, folglich ist er auch beides." Daß dieser Schluß vor dem Richterstuhl der Logik nicht bestehen kann, dürfte wohl kaum eines Nachweises bedürfen. Der Begriff Mittelstellung ist ein viel zu allgemeiner und unbestimmter, als daß er bei einer wissenschaftlichen Beweisführung verwendet werden könnte, nur in der Mathematik läßt sich eine bestimmte Vorstellung damit verbinden.

Treten wir nun unseren zweiten Streifzug durch das reiche Beobachtungsgebiet an und lenken wir dabei unsere Aufmerksamkeit auf den Verdauungskanal der Tiere! Die Raubtiere haben einen kleinen, fast kugelrunden Magen, und der Darmkanal besitzt die 3- bis 5fache Länge des Körpers, die Körperlänge den Abstand zwischen Rachenöffnung und Schwanzwurzel genommen. Die Grasfresser, besonders die Wiederkäuer, haben einen sehr ausgedehnten und zusammengesetzten Magen, und der Darmkanal erreicht die 20- bis 28fache Körperlänge. Bei den Fruchtfressern ist der Magen etwas breiter als bei den Fleischfressern, und sie besitzen im Zwölffingerdarm einen Anhang, den man als zweiten Magen bezeichnen könnte. Die Länge des Darmkanals beträgt das 10- bis 12fache der Körperlänge. Man findet nun in anatomischen Werken oftmals die Behauptung, der menschliche Darm besitze die 3- bis 5fache Länge des Körpers, folglich sei er mehr zur Fleischspeise eingerichtet. Man zeiht hier die Natur eines großen Widerspruchs, denn den Zähnen nach soll sie den Menschen nach der landläufigen Ansicht zum Omnivoren, dem Darm nach zum Karnivoren gebildet haben. Dieser Widerspruch löst sich aber sehr einfach. Man hat nämlich als Körperlänge des Menschen die Entfernung des Scheitels von der Sohle genommen und vergessen, daß man, den Vergleichsfällen entsprechend, nur den Abstand der Mundöffnung von dem Ende des Rückgrats als solche gebrauchen kann. Der angeführte Schluß ist demnach ein Trugschluß. Die Länge des menschlichen Darmkanals beträgt je nach der Größe des Individuums 5 bis 8,5 m und der bezeichnete Abstand 50 bis 80 cm, so daß die Division etwa 10 als Resultat ergibt. So gelangen wir zum zweiten Male zu dem Schluß: „Der Mensch ist ein Frugivor."

Lassen Sie uns nun unseren dritten Weg einschlagen und diesmal auf die Wegweiser zu unserer Nahrung, auf die Sinne, achten. Namentlich sind es der Geruch- und der Gesichtssinn, welche die Tiere zu ihrer Nahrung führen und in ihnen zugleich das Verlangen nach derselben wecken. Findet das Raubtier die Fährte eines Wildes, so fangen die Augen an zu funkeln, es folgt eifrig der Spur, erhascht die Beute in kühnem Sprunge und leckt gierig das hervorspritzende Blut; alles das erregt in ihm sichtlich volle Befriedigung. Der Grasfresser dagegen geht ruhig an seinen Mitgeschöpfen vorüber und kann höchstens durch andere Umstände veranlaßt werden, sie anzugreifen, nie wird ihn der Geruchsinn verleiten, Fleisch zu verzehren. Er läßt sogar seine natürliche Nahrung unberührt, wenn dieselbe mit Blut bespritzt wurde. Hingegen führen ihn Geruch- und Gesichtsinn zu Kraut und Gras, die dann auch seinem Geschmacksinn behagen. Ganz die entsprechenden Wahrnehmungen finden wir bei den Frugivoren, die durch ihre Sinne auf die Baum- und Feldfrüchte verwiesen werden.

Wie verhalten sich nun die menschlichen Sinnesorgane? Lockt uns je der Gesichtsinn und der Geruchsinn dazu, einen Ochsen zu töten? Wird ein Kind, das nie etwas vom Schlachten der Tiere gehört hat, selbst dann, wenn es schon Fleisch genossen hat, beim Anblicke eines Masttieres auf den Gedanken kommen: Das müßte einen Leckerbissen für dich geben? Nur wenn wir uns im Geiste eine Brücke vom lebenden Tier bis zum Braten, wie er auf den Tisch kommt, herstellen, nur dann kommen uns derartige Gedanken, aber von Natur liegen sie nicht in uns.

Unsere Sinne empfinden das Töten selbst entschieden als etwas Abschreckendes, und das frische Fleisch will weder dem Geruch noch dem Gesicht behagen. Warum verlegt man denn die Schlachthäuser möglichst außerhalb der Städte? Warum erläßt man in vielen Orten Verbote, das Fleisch unbedeckt zu lassen? Kann dasselbe tatsächlich eine naturgemäße Speise genannt werden, wenn Auge und Nase von ihm so sehr beleidigt werden? Vor dem Genusse muß es dem Geruch- und sogar dem Geschmackssinne, wenn dieselben nicht bereits allzusehr abgestumpft sind, durch Würzen angenehm gemacht werden. Wie lieblich erscheint uns dagegen der Duft des Obstes, und es ist gewiß kein Zufall, daß Berichterstatter über Obstausstellungen fast regelmäßig ihr Empfinden durch den Satz ausdrücken: „Beim Anblick der Früchte läuft einem das Wasser im Munde zusammen."

Ich kann noch hinzufügen, daß auch die Körnerfrüchte einen, wenn auch schwachen, so doch angenehmen Geruch besitzen und daß sie auch roh gut schmecken. Ihre ganze Gewinnung und Zubereitung hat für uns nie etwas Abstoßendes. So müssen wir zum dritten Male den Schluß ziehen: „Der Mensch muß von Natur entschieden ein Frugivor sein."

Wenn wir auf unserem vierten Streifzug die Vorkehrungen betrachten wollen, welche die Natur für die Forterhaltung der Art getroffen hat, so sind die einschlägigen Beobachtungen schon schwieriger. Allen Geschöpfen wird sofort nach dem Eintritt ins Leben eine Nahrung geboten, welche die rasche Weiterentwicklung begünstigt. Für den neugeborenen Menschen ist ohne Zweifel die Muttermilch die einzig natürliche Nahrung. Hier machen wir auf einmal die Bemerkung, daß eine Reihe Mütter ihren heiligen Pflichten nicht nachzukommen vermag, da ihr Organismus die Nahrung für das Kind nicht zu erzeugen imstande ist. Es ist dies besonders schlimm, da solchen Kindern von klein auf der rechte Maßstab für die sinnlichen Eindrücke verlorengeht, denn keine künstliche Nahrung gleicht der natürlichen vollkommen. Unsere Beobachtungen zeigen uns sehr bald, daß die vorwiegend von Fleisch sich nährenden „besseren" Stände weit mehr darunter zu leiden haben und genötigt sind, vom Lande, wo man wenig Fleisch genießt, sich Ammen kommen zu lassen. Diese speisen dann in der Regel auch von der Tafel ihrer Herrschaft, und nicht selten verlieren sie bald die Fähigkeit, am Kinde Mutterstelle zu vertreten. Auf Seeschiffen reicht man den stillenden Müttern Haferschleim, denn bei der vorwiegend aus Fleisch bestehenden Schiffskost versagen sonst ihre Brüste.

Diese Beobachtungen lassen uns den Schluß ziehen, daß das Fleisch wenig oder gar nichts für die Erzeugung der Muttermilch beiträgt.*

Wir werden dadurch zum vierten Male zu dem Schlusse gedrängt, daß der Mensch von Natur auf Fruchtnahrung angewiesen ist.

Wenn wir richtig geschlossen haben, folgt aber mit Notwendig-

---

* Es ist damit nicht gesagt, daß bei naturgemäßer Kost jede Mutter ihr Kind stillen könne; es gehört dazu auch ein gewisser Grad von Gesundheit, der nicht im Handumdrehen gewonnen werden kann.

keit, daß die meisten Menschen mehr oder weniger von ihrer natürlichen Nahrung abgewichen sind. Geschöpfe sind von ihrer natürlichen Nahrung abgewichen! Das klingt fast ungeheuerlich und erfordert zunächst noch weitere Begründung. Ist es denn möglich, daß auch andere Geschöpfe ihrer natürlichen Nahrung untreu werden können, und welche Folgen hat dies? Die Zwischenfrage müssen wir erst lösen, ehe wir unseren Weg nach aufwärts fortsetzen.

Wir wissen wohl, daß Hunde und Katzen sich an Pflanzenspeise gewöhnt haben, sind aber auch imstande, Beispiele anzuführen, wie sich pflanzenfressende Tiere an die Fleischnahrung gewöhnen können. Es war mir vergönnt, einen höchst interessanten Fall zu beobachten. In einer Familie wurde ein junges Reh großgezogen, welches bald Freundschaft mit dem im Hause lebenden Hunde schloß. Es sah nun diesen oftmals von der Fleischbrühsuppe fressen und machte bald Versuche, ihm darin Gesellschaft zu leisten. Anfangs wandte es sich regelmäßig mit Zeichen des Widerwillens davon ab, wenn es nur die Zunge hineinbrachte; doch wiederholte es den Versuch, und nach einigen Wochen fraß es lustig mit. Nach mehreren weiteren Wochen war es schon so weit, selbst Fleisch zu verzehren, und zuletzt zog es dasselbe seiner natürlichen Nahrung vor. Die Folgen blieben freilich nicht aus, es kränkelte bald und starb, ehe es ein Jahr alt war. Ich füge noch hinzu, daß das Tier nicht eingesperrt war, sondern im Garten und Wald umherspringen konnte.

Wir wissen ja auch, daß die frugivoren Affen in der Gefangenschaft leicht an Fleischkost zu gewöhnen sind, aber sie sterben auch in der Regel nach ein bis zwei Jahren an Lungenschwindsucht. Man schreibt dies zwar bis jetzt allgemein dem Klima zu; da aber die anderen Tropenbewohner recht gut bei uns gedeihen, so kann man wohl annehmen, daß die unnatürliche Nahrung die größte Schuld trägt. Neue Versuche bestätigen dies auch.

Es ist also sicher, daß die Tiere von ihrer natürlichen Nahrung abweichen können, und es wird hierdurch die Annahme, daß ein großer Teil der Menschheit ebenso abgewichen ist, schon viel wahrscheinlicher. Wenn dem aber so ist, so müssen auch die Folgen für uns wahrnehmbar sein, es müssen sich ebenso sicher Krankheiten einstellen oder schon eingestellt haben.

Fragen wir die Menschen aufs Gewissen, wie viele von ihnen noch nie die Hilfe eines Arztes beansprucht haben, ich glaube, wir finden nur verschwindend wenige. Und wie viele gibt es denn, die den Tod an Altersschwäche sterben? Die Fälle sind so vereinzelt, daß die Tageblätter gewöhnlich Notiz davon nehmen. Es sind tatsächlich verschwindend wenig Menschen zu finden, die keine Fremdstoffe in sich tragen. Im allgemeinen ist die mehr frugivor, wenn auch nicht ganz naturgemäß lebende Landbevölkerung immer noch glücklicher daran, wenn auch der Genuß frischer Luft das seinige beiträgt, die Hauptrolle spielt doch die Nahrung. Daß die ungünstigen Gesundheitsverhältnisse der Menschen auch von anderen Faktoren mit abhängig sind, ist allerdings sicher, aber daß die Nahrung der wichtigste Faktor ist, kann man aus einem Vergleiche mit der Tierwelt erkennen. Die Stalltiere leben zum Beispiel unter den ungünstigsten hygienischen Verhältnissen, die man sich denken kann; sie sind genötigt, fortwährend die Gase zu atmen, die ihren Exkrementen entströmen, und sind fast völlig an der freien Bewegung verhindert. Natürlich müssen sie infolgedessen krank werden, und man kann annehmen, daß das Schlachtvieh nie ganz gesund ist, aber so viele Krankheiten herrschen trotz dieser ungünstigen hygienischen Verhältnisse doch nicht unter diesen Tieren als unter den Menschen, die in allen jenen Beziehungen viel besser für sich sorgen können und sorgen. Die Schuld muß also hauptsächlich an der Nahrung liegen.

Wir sind nun endlich dahin gelangt, die letzte Stufe zu betreten und durch Experimente die Haltbarkeit oder Unhaltbarkeit unserer Schlüsse zu beweisen. Namentlich zwei Einwände sind es, die durch dasselbe zugleich auf ihren Wert geprüft werden. Der eine ist der, daß der Mensch zufolge seiner höheren Organisation nicht denselben Bedingungen unterworfen sei, als die unter ihm stehenden Geschöpfe – und der andere, daß vielleicht durch den langen Gebrauch der Fleischkost der Körper sich dieser angepaßt habe, etwa im Sinne der Darwinschen Anpassungslehre. Dieser zweite Einwand gliedert sich wieder in zwei Behauptungen, einmal, daß das ganze Menschengeschlecht diesen Anpassungsprozeß durchgemacht habe, und das andere Mal, daß wenigstens die Erwachsenen sich ihm nicht entziehen konnten.

Alle diese Fragen sind endgültig nur durch Experimente zu beantworten, und zwar durch Experimente an Kindern und Erwachsenen. Diese Versuche sind aber bereits in Menge angestellt worden, und ich will die Resultate in kurzen Zügen vorführen. In einer Reihe Familien sind Kinder von klein auf ohne Fleisch ernährt worden, und ich habe es mir immer zur besonderen Aufgabe gestellt, die Entwicklung solcher zu beobachten. Ich kann getrost behaupten, daß die Versuche entschieden zugunsten der naturgemäßen, d. h. fleischlosen Diät ausgefallen sind. Die Kinder entwickeln sich fast ausnahmslos körperlich und geistig vortrefflich, und zwar geistig nach allen drei Seiten hin, der des Verstandes, des Willens und des Gemütes.

Das führt mich noch dazu, ein besonderes Wort über die Erziehung zur Sittlichkeit hinzuzufügen. Die Frage ist gerade eine brennende, und Klagen über Unsittlichkeit der Jugend sind etwas Alltägliches. Was ist denn nun der Hauptfeind der Moral? Immer wird man wieder dieselbe Antwort erhalten: „Die sinnlichen Leidenschaften." Man gab sich dann auch außerordentliche Mühe, diese zu unterdrücken, benutzte aber meist naturwidrige Mittel, wie übertriebenes Fasten, Absperren in Klöstern usw., natürlich ohne Erfolg. Sobald es dem Erzieher gelingt, die sinnlichen Leidenschaften in ihrer Entwicklung zu hindern, so ist der Hauptfeind der Moral beseitigt. Ein wichtiges Mittel hierzu ist die Ernährung der Kinder durch reizlose, naturgemäße Kost.

Das Freibleiben von sinnlichen Leidenschaften und die Seelenruhe, die dadurch erzielt wird, ist zugleich eine sichere Grundlage für eine vorzügliche intellektuelle Bildung. Jeder Psychologe weiß, daß der Zustand der Befriedigung für geistige Tätigkeit, klares Denken und Urteilen entschieden der günstigste ist, und diesen Zustand herbeizuführen dürfte auf keine Weise in dem gleichen Maße erfolgen, wie durch vegetarische Ernährung.

Wir müssen nun noch die Experimente an erwachsenen Personen ins Auge fassen. Es liegen auch deren eine Menge vor, und wir Vertreter der naturgemäßen Lebensweise stehen als Objekte derselben vor Ihnen. Welche Resultate wir erzielt haben, das sprechen wir wohl am deutlichsten dadurch aus, daß wir treue Anhänger dieser Lebensweise geworden und geblieben sind; dabei müssen Sie wohl bedenken, daß die meisten derselben nur durch schwere Krankheit dazu getrieben worden sind. Wenn diese nun froh sind, daß sie mit Hilfe derselben wieder leidliche Gesundheit erlangen konnten, so kann man natürlich nicht fordern, daß sie auch noch stets ein blühendes Aussehen gewinnen müßten; vielen gelingt dies ja noch, anderen aber nicht. Wenn zum Beispiel ein Theodor Hahn im Alter von 29 Jahren am Rande des Grabes stand und die Ärzte eine Wiedergenesung für unmöglich hielten, und wenn nun derselbe bei naturgemäßer Diät wieder ziemlich gesundete und noch weitere 30 Jahre leben konnte, so hat das Experiment doch wohl zugunsten der fleischlosen Diät entschieden, und es berührt eigentümlich, wenn Gegner triumphierend ausrufen: „Seht, er ist nur 59 Jahre alt geworden!"

Die neue arzneilose und operationslose Heilkunst hat die reizlose Ernährung als die naturgemäße für durchaus notwendig zu jeder gründlichen Kur befunden. Die Erfahrung hat auch stets bewiesen, daß die Erfolge immer raschere sind, sobald die strengste reizlose Diät befolgt wird. Alle diejenigen, welche sich nicht entschließen können, den Fleischtöpfen zu entsagen und den Spirituosengenuß zu meiden, erzielen weit langsamere Heilerfolge, führen sie doch dem Körper immer wieder neue Fremdstoffe zu, die auch wieder entfernt sein wollen. Sie werden also die Anlage zu Krankheiten niemals beseitigen.

Leidlich Gesunde können die Arbeit des Hinausschaffens solcher Fremdstoffe ihrem Körper eher zumuten, wenn immerhin auch nicht zu ihrem Vorteil. Wer aber gesund werden will, dessen Körper braucht alle Kraft zur Ausstoßung der Krankheitsstoffe, und diese Kraft gewinnt er, wie die Erfahrung gelehrt hat, nur bei reizloser Ernährung. Die herrschende gemischte Kost macht es uns übrigens erklärlich, daß Krankheit und Siechtum allenthalben uns begegnen.

Nun fragen Sie aber bestimmter: Was sollen wir denn nun essen, und was sollen wir trinken? Was das Getränk anbetrifft, so muß ich nochmals zurückkehren zu unseren Beobachtungsgebieten. Wir finden außer dem Menschen kein Geschöpf, das von Natur zur Löschung des Durstes eine andere Flüssigkeit als Wasser wählte. Bemerkenswert ist es dabei, daß die Tiere fast immer das fließende Wasser aufsuchen und lieber aus dem Flusse oder Bache trinken, als aus der Quelle, die aus dem Fels sprudelt, und tatsächlich ist Wasser, welches von der Sonne beschienen wurde und über Kies dahinfloß, dem frischen Quellwasser vorzuziehen. Tiere, die saftige Nahrung genießen, trinken übrigens sehr wenig, und auch der Mensch fühlt selten Durst, wenn er die saftige Frucht nicht vernachlässigt. Hat er aber das Bedürfnis zu trinken, so ist auch für ihn Wasser das einzig wahrhaft naturgemäße Getränk. Schon die mit Fruchtsaft versetzten Wässer veranlassen ihn leicht, reichlicher zu trinken als erforderlich, wenigstens dann, wenn sie stark mit Zucker versetzt sind. Wer Heilung von Krankheit sucht, der muß sich streng an das Getränk halten, das von Natur für uns bestimmt ist, und muß seinen Durst nur mit Wasser löschen.

Was sollen wir aber essen?

Auf Früchte hat die Natur uns hingewiesen, und Fruchtnahrung ist also die naturgemäße. Alle Baum- und Getreidefrüchte, alle Beeren und auch alle Knollen, die Gesicht, Geruch und Geschmack nicht abstoßend, sondern einladend finden, können uns zur Nahrung dienen. Wir finden solche in allen Erdgegenden und Zonen in genügender Menge, höchstens fehlen sie in den kältesten Regionen. Letztere sind daher auch nicht zur Wohnstätte für Menschen geeignet.

Soweit als möglich sollen die Naturgaben auch in ihrer natürlichen Form genossen werden. Drum meide man, so gut es geht, alle künstlichen Zusätze und Extrakte, denn jede konzentrierte Nahrung ist widernatürlich, da die Natur niemals solche darbietet. Auch der Zusatz scharfer Gewürze ist zu vermeiden, möglichst auch der von Zucker und Salz.

Das Kochen der Speisen wird oft recht fehlerhaft ausgeführt; man gießt das Kochwasser, welches doch eine Reihe Nährstoffe aufgenommen hat, gewöhnlich weg und bringt dann die ausgelaugten Gemüse auf den Tisch. Man koche alle Gemüse in möglichst wenig Wasser oder im Dampftopf und lasse ja das Wasser daran.

Es wäre aber ein Irrtum, zu glauben, daß jede in Kochbüchern verzeichnete Speise auch für die Kranken zu empfehlen sei. Mit einem kranken Arm kann man nicht in normaler Weise arbeiten, so kann auch ein kranker Magen nicht in normaler Weise verdauen. Er sagt es schon selbst, was er zu verarbeiten imstande ist. Sobald Aufstoßen oder Magendrücken oder Blähungen oder saurer Geschmack oder sonst eine Unregelmäßigkeit auftritt, hat man entweder zu viel oder etwas Unpassendes genossen. Der Kranke wird sehr bald herausfinden, was ihm frommt, sobald er sich nur genau beobachtet. Zuerst wird für ihn immer noch Schrotbrot, wenn er es gut und gründlich kaut, das beste sein; kann er dieses nicht mehr vertragen, dann wird er sogar nur Getreideschrot mit besonderem Erfolg genießen können, denn dieses läßt sich nur verschlucken, wenn es gründlich eingespeichelt ist, und der Kranke kommt nicht so leicht in Gefahr, davon zu viel zu genießen. Das richtige Maßhalten im Essen ist für die Kranken neben der Auswahl an passenden Nahrungsmitteln von größter Wichtigkeit. Selbst die geeignetste Krankenkost wirkt schädlich, sobald zu viel von ihr genossen wird.

Als Krankenspeise sei hier noch besonders Hafergrütze genannt, womöglich ohne jeden Zusatz, höchstens mit sehr wenig Salz und frischer ungekochter Milch dick zubereitet. Milch darf überhaupt nur kühl genossen werden und ungekocht. Man überzeuge sich jedoch, ob sie einen widerlichen Geruch hat; in diesem Falle und wenn sie unangenehm schmeckt, ist sie ungeeignet zur Nahrung. Man meine nicht etwa, daß man sie durch Abkochen verbessern kann. Abgekochte Milch ist durch den Verdauungsprozeß weit schwerer zu verarbeiten, weil sie schwerer in Gärung übergeht, und die schlechten Bestandteile sind nicht etwa durch Kochen herausbefördert worden, sondern nach wie vor in der Milch. Sie kann daher nur wenig zur Ernährung beitragen und macht höchstens dick, ohne zur Kräftigung zu dienen. Frisches Obst kann zur Mahlzeit genossen werden. Um Abwechslung zu bieten, sei noch hingewiesen auf Reis, Gräupchen, Gries u. a., die am besten durch Zusatz von grünem Gemüse, z. B. Blumenkohl, Spargel oder gebackenem Obst im Geschmack angenehm gemacht werden. Dem Gesunden oder doch annähernd Gesunden steht eine reiche Fülle von Nahrungsmitteln zu Gebote.

Um jedem Mißverständnis vorzubeugen, weise ich aber noch einmal darauf hin, daß der schwer Erkrankte, namentlich der an Verdauung Leidende nur die allereinfachste Nahrung genießen darf und nur solche, die er gehörig kauen muß, am besten grobes Schrot und Obst, und daß er erst bei Besserung wieder mehr Rücksicht auf seine liebe Zunge nehmen darf. Ob es aber auch gut schmeckt? so höre ich Verschiedene fragen. Woher kommt denn der Genuß beim Essen? Er wird hervorgebracht durch den Reiz, welchen die Speisen auf die Zungennerven ausüben; dieser Reiz wird verglichen mit den gewohnten Reizen, und er gefällt uns, sobald er denselben entspricht. Ausnahmsweise kann dieser Reiz etwas höher sein, da gewährt er uns einen besonderen Genuß; kommt dieser höhere Reiz aber oft, so werden wir ihn gewöhnt, und der besondere Genuß geht verloren. Sobald wir uns also an die raffinierteren Genüsse gewöhnt haben, gewähren sie uns genau so viel Genuß, wie die früher gebotenen, weniger ausgesuchten und weniger kostenden, nur hat man bei letzteren den Vorteil, daß man die Nerven nicht unnötig stark zu erregen braucht, um einen angenehmen Eindruck zu haben.

Und soll ich noch einmal an die eingangs erwähnten Folgen erinnern? Es war eine naturwidrige Nahrung, welche die Menschen mit Fremdstoffen belastete, eine naturgemäße bringt solche nicht in den Körper, oder wenigstens nur dann, wenn sie nicht richtig verarbeitet werden kann oder das richtige Maß im Essen nicht eingehalten wird. Vermögen wir die alten Stoffe herauszuschaffen, so gibt uns die naturgemäße Diät die Garantie, daß wir uns gesund erhalten können, vorausgesetzt, daß wir die anderen Gesundheitsbedingungen nicht völlig vernachlässigen.

So möge denn in immer weiteren Kreisen unseres Volkes erkannt werden, welch hohen Segen eine naturgemäße Lebensweise dem einzelnen, der Familie, einem ganzen Volke zu bringen vermag!

Anweisung zur Bereitung guten Weizen-Schrotbrotes

Man nehme, um zwei mittlere Brote zu backen, 2½ Pfund Weizenschrot oder jedes andere Getreideschrot in eine Schüssel, gieße ¾ Liter kaltes Wasser dazu und menge beides recht gut untereinander.

Hierauf teile man die Masse in zwei gleiche Teile, forme aus jedem ein längliches Brot, lege jedes auf einen trockenen, mit Schrotmehl bestreuten Dachziegelstein (nicht Mauerstein), mache die Brote tüchtig von oben mit Wasser naß und stelle jedes mit dem Dachziegelstein auf einen Blumentopf in die recht heiße Kochröhre.

In letzterer dürfen während des Backens andere Töpfe nicht stehen. Die Hitze in der Kochröhre muß durch flottes Feuer immer unterhalten werden.

Nach einer halben Stunde, während welcher der Backofen möglichst nicht geöffnet werden darf, dreht man die vordere Seite der Brote nach hinten.

Nach einer weiteren Viertelstunde sieht man nach, ob die Rinde von oben fest gebacken ist und wendet nun die Brote um, da die untere Seite derselben gewöhnlich noch weich ist. Die Brote müssen nun solange weiter backen, bis sie beim Beklopfen mit dem Finger in der Mitte des unteren Teils ganz hohl klingen. Es erfordert dies für gewöhnlich noch eine halbe Stunde. Dann kann man bestimmt darauf rechnen, daß das Brot ausgebacken ist.

Anweisung zur Bereitung der Schrotsuppe

Man rühre zu einem Teller Suppe einen gehäuften Eßlöffel Schrot in etwas kaltem Wasser an, so daß ein dickflüssiger Brei entsteht. Diesen schütte man in das kochende Wasser und lasse ihn unter beständigem Rühren einige Minuten kochen. Salz und Butter gebe man wenig oder gar nicht dazu. Sehr gut schmeckt diese Suppe, wenn sie mit Korinthen bestreut wird.

Anleitung zur richtigen Auswahl naturgemäßer Kost

Morgens: Schrotbrot und Obst oder Schrotsuppe mit Brot oder Hafergrütze mit Obst und Brot. Milch nur ungekocht.

Mittags: Wenn Suppe, dann dick gekocht; oder Mehlspeise dick gekocht, wie: Reis, Gräupchen, Gries, Hafergrütze, nur mit Wasser und etwas Butter, vielleicht zusammen mit etwas Obst; oder auch Hülsenfrüchte: Erbsen, Bohnen, Linsen undurchgeschlagen, nur mit Wasser und vielleicht etwas Zusatz von Majoran dick gekocht; oder irgend ein Gemüse, wie es die Gegend und die Jahreszeit bietet; Kompott oder frisches Obst; dazu Schrotbrot.

Abends: Schrotbrot und Obst (roh oder gekocht) oder dickgekochte Mehl- oder Schrotsuppe mit Brot oder Obst.

Einige einfache Kochrezepte

Rotkraut (Rotkohl) mit Äpfeln. Ein größeres Köpfchen Rotkraut wird fein länglich geschnitten und mit wenig Wasser (etwa einen Tassenkopf) halb weich gedämpft; dann 4–6 in dünne Scheibchen geschnitzelte säuerliche Äpfel, etwas Salz und wenig Butter oder Öl dazugegeben und nun vollends gar gedämpft, daß keine Flüssigkeit darauf bleibt. (Schmeckt auch ohne Salz und Butter gut.) Für drei Personen.

Weißkraut (Weißkohl) mit Tomaten. Ein Kopf Weißkraut wird wie oben geschnitten und gedämpft, dann etwa ein halber Tassenkopf Tomatenextrakt, oder je nach Größe vier bis zehn frische, durch ein Sieb geschlagene Tomaten hinzugetan, etwas Salz und Butter bzw. Öl oder Reformmargarine sowie sechs bis acht rohe, geschälte, nur in zwei Teile geschnittene Kartoffeln oben aufgelegt und ohne weiter zu rühren gar gedämpft. Schmeckt auch ohne Butter und Salz. Wer keine Tomaten hat, nehme etwas Pfefferkraut. (Drei Personen).

Spinat mit Kartoffeln. Der Spinat wird verlesen und mehrmals gewaschen, roh gewiegt und mit wenig Wasser, etwas Butter und Salz und einigen rohen Kartoffeln weich gedämpft. Ein Eßlöffel Weizenschrot kann dazu kommen.

Grünkohl mit Hafergrütze. Der Grünkohl wird verlesen und in Stückchen gerupft, gewaschen und mit etwa 2 Tassenköpfen Wasser angesetzt. Ist er schon ziemlich weich, so wird etwas Salz und Butter bzw. Öl und ½ Tassenkopf Hafergrütze dazu gerührt und noch solange gekocht, bis letztere ausgequollen ist.

Mohrrüben mit Kartoffeln. 5 bis 8 Mohrrüben (je nach Größe) werden in längliche Stücke geschnitten, mit etwa einem Tassenkopf Wasser angedämpft, 6 bis 8 Kartoffeln oben aufgelegt und mit etwas Salz und Butter bzw. Öl weich geschmort. Schmeckt auch ohne Salz und Butter. (Drei Personen).

Kohlrüben mit Kartoffeln. Eine größere gelbe Kohlrübe wird länglich geschnitten, mit einem bis 1½ Tassenkopf Wasser halb weich gedämpft, etwas Salz und Butter dazu gegeben und nun mit 6 bis 8 Pellkartoffeln vollends gar gedämpft. Dieses und das vorhergehende Gericht können auch zusammen gekocht werden. Diese Mischung schmeckt vortrefflich.

Reis mit Äpfeln. ½ Pfund Reis und 4 bis 8 in Scheibchen geschnittene Äpfel geben mit vier Tassenköpfen Wasser langsam gekocht einen schmackhaften, steifen Brei. Etwas Salz und Zucker kann daran kommen, ist aber nicht unbedingt nötig. (Drei Personen).

Reisspeise auf einfache Art. Obigem Reisbrei werden knapp ¼ Pfund Korinthen beigemischt und das Ganze in buttergestrichener, mit Semmelkruste bestreuter Form gebacken.

Weiße Bohnen mit Tomaten. ½ Pfund weiße Bohnen werden den Abend vorher in kaltem Wasser eingequellt und am Morgen mit soviel Wasser angesetzt, daß sie davon bedeckt sind. Sind sie weich, so gibt man etwa ½ Tassenkopf Tomatenextrakt oder 5–10 durch ein Sieb geschlagene Tomaten dazu und etwas Butter und Salz (doch schmeckt es auch ohne letztere Zutaten). Das Ganze wird am besten noch 1–2 Stunden mit der Tomatensauce in warmer Ofenröhre stehengelassen. Sollte noch Brühe daran sein, so kommt ein Löffel Weizenschrot zur Verdickung dazu. Wer Tomaten nicht liebt, nehme Pfefferkraut oder Majoran. (Zwei Personen, reichlich).

Grüne Bohnen mit Äpfeln. Den grünen Bohnen werden die Fäden abgezogen, jede Bohne in Stücke gebrochen, in kochendes Wasser zum Dämpfen getan und bald darauf in Scheibchen geschnittene saure oder unreife Äpfel, gewiegte grüne Petersilie oder Zwiebeln sowie etwas Salz und Butter dazu gegeben. Sind die Bohnen weich, so kommt noch Weizenschrot zur Verdickung daran.

Linsen mit Pflaumen. ½ Pfund Linsen werden abends vorher eingequellt, dann mit etwa 30 Stück Backpflaumen und darüberreichendem Wasser langsam weich gekocht, bis gar keine Brühe mehr daran ist. Etwas Salz und Butter kann dazu kommen, ist aber nicht nötig. (Drei Personen).

Steinpilze mit Kartoffeln. Die Steinpilze werden in Stücke geschnitten, gewaschen und mit Wasser, grüner Petersilie oder einer gewiegten Zwiebel weich gedämpft. Dann kommt etwas Salz und Butter hinzu, und wird weiter die Brühe mit zwei Eßlöffel Weizenschrot zu einer Sauce verdickt. Kartoffeln werden in der Schale gekocht, geschält, in Stücke geschnitten, zu den Pilzen in die Sauce gemischt, das Ganze noch einmal aufgekocht und schließlich noch einige Zeit lang warm gestellt.

Salat von roten Rüben. Die roten Rüben werden gewaschen und in der Ofenröhre weich gebraten, hierauf geschält, in Scheibchen geschnitten und mit verdünntem Zitronensaft angemacht.

Kopfsalat (Staudensalat). Kopfsalat wird gelesen, gewaschen und darauf mit etwas Öl, Zwiebel, Zitronensaft (nicht Essenz) und nach Belieben mit ein wenig Zucker oder Apfelsaft angemacht. (Bei Verwendung von Apfelsaft ist Zucker nicht notwendig).

Kartoffelsalat mit Äpfeln. Gar gekochte Schalenkartoffeln werden geschält und in Scheiben geschnitten; dann werden einige säuerliche Äpfel ebenfalls in dünne Scheiben geschnitten und beides mit etwas Öl und Zitronensaft zusammengerührt.

Erbsen und Linsen in der am leichtesten verdaulichen Form. Ungeschälte Erbsen oder Linsen quelle man den Abend vorher in kaltem, wenn möglich weichem Wasser ein. Am folgenden Tage schütte man sie in den Kochtopf, doch so, daß nur wenig Wasser übersteht. Etwas Salz (möglichst wenig), Pfefferkraut und Majoran koche man mit. Die Hülsenfrüchte werden nur gar gekocht, doch so, daß alles Wasser, wenn sie gar sind, so ziemlich eingekocht ist. Erbsen und Linsen behalten so ihre ursprüngliche Form bei und sind nahrhafter und leichter verdaulich, als wenn man sie durchschlägt oder noch Fett dazu nimmt.

Kartoffelklöße. (Zwei Personen). Ein kg mehlige Kartoffeln werden gar gekocht, dann geschält und abgekühlt, darauf werden sie mit einem Reibeisen gerieben. Zwei Semmeln werden hierauf in Würfel geschnitten und diese in Butter geröstet, mit einem Ei und den geriebenen Kartoffeln nebst etwas Schrotmehl oder anderem Mehl gehörig durchgemengt und in der Hand zu apfelgroßen, runden Klößen geformt. Dann, nachdem sie in Mehl (Schrotmehl oder anderem Mehl) gerollt sind, ungefähr 10 Minuten lang in kochendes Wasser gebracht, doch muß acht gegeben werden, daß die Klöße nicht zerkochen. Dazu kann jede Fruchtsauce, auch Zwiebelsauce oder Buttersauce, gegeben werden.

Müsli

Als Frühstück hat sich seit vielen Jahren das Müsli einen Platz erobert, mit dem der Name des Schweizer Arztes Bircher Benner verbunden ist. Er führte wohl zuerst diese köstliche Obstspeise in seinem Hause und bei seinen Patienten ein. Obst – Milch – Haferflocken sind die drei Hauptbestandteile des Müslis, die Nüsse gesellen sich dazu und Honig wird statt Zucker verwendet. Haferflocken sind eine vollwertige Getreidekost, die uns Vitamine (B1), Mineralstoffe und Spurenelemente zuführt, also Stoffe, die uns durch die jetzt übliche Ausmahlung des Getreides entzogen werden, denn die Randzellschichten, in denen diese Stoffe enthalten sind, wandern als Kleie in das Schweinefutter. Bei ausschließlichem Weißmehlverzehr ist die ausreichende Zufuhr an diesen Stoffen nicht gesichert. Haferflocken lassen sich durch Weizen- oder Gerstenflocken ersetzen, wobei man Weizenkeime hinzufügen kann.

Die Milch wird in ungekochtem Zustand verwandt. Die verschiedenen Obstsorten sorgen für Abwechslung. Der Apfel steht immer zur Verfügung. Man verwendet nur gesunde und ausgereifte Früchte.

Originalrezept für eine Person:
1 großer oder 2 mittlere Äpfel = 200 g
1 gestrichener Eßlöffel Haferflocken = 8 g
3 Eßlöffel Wasser
1 Eßlöffel Zitronensaft
1 Eßlöffel Milch mit Honig
1 Eßlöffel geriebene Wal- oder Haselnüsse

Die Haferflocken werden mit dem Wasser am Abend vorher eingeweicht. Am nächsten Morgen, also kurz vor dem Genuß, fügt man Zitronensaft und Milch hinzu und verrührt alles zu einem glatten Brei. Die Äpfel werden gewaschen (ohne Blüte und Stiel, aber mit

Die drei Abschnitte: „Müsli, Brei aus ganzem Weizen, Fastenkuren", sind von den Herausgebern geschrieben.

Schale und Kernhaus), auf dem Apfelhobel in den Brei gerieben und so vermischt, daß ein helles, appetitliches Mus entsteht. Zuletzt werden die geriebenen Nüsse darüber gestreut. Da Müsli immer saftig sein soll, richtet sich die zuzugebende Milchmenge nach dem Saftgehalt der Früchte.

Das Müsli muß frisch auf den Tisch kommen, bei längerem Stehen beginnt es zu gären und ist nicht mehr schmackhaft. Trotz breiiger Beschaffenheit muß es gut gekaut werden. Man kann das Müsli mit weiteren Zugaben anreichern: Geschnittene Apfelsinen, Bananenscheiben, geschnittene Feigen, Datteln, Rosinen. Wer es herb liebt, nimmt Sauermilch oder Biogurt, wer zunehmen will, wählt Sahne als Bindemittel. In den Sommermonaten bringen Beerenfrüchte und Steinobst Abwechslung, die man zweckmäßig vorher mit einer rostfreien Gabel zerdrückt.

Brei aus ganzem Weizen

500 g ganze Weizenkörner werden gewaschen und einen Tag lang im Wasser eingeweicht. Das Wasser wird weggegossen, die Körner auf einem Sieb noch einmal überspült und dann mit reichlich Wasser 1 bis 1½ Stunden gekocht. Sie sind weich, wenn sie platzen. Dann werden sie durch einen Wolf gedreht und mit dem restlichen Kochwasser sowie ¼ Liter Milch (rohe Vorzugsmilch oder einwandfreie Milch) eventuell mehr, wenn man weiche Breie liebt, einen gestrichenen Teelöffel Salz, vermischt. Der Brei kann entweder mit gehackter Petersilie und 10 g frischer Butter gemischt mit Tomatensoße gereicht werden oder mit Zucker und Zitronenschale vermischt mit Obst gegessen werden.

Fastenkuren

In einem Buch, das sich besonders mit der Ableitung von schädlichen Stoffen, Stoffwechselschlacken, oder wie Kuhne sagt, mit Fremdstoffen befaßt, ist auch eine Erörterung der Fastenkuren angezeigt. Es mag auffallen, daß Kuhne nicht selbst auch diese in seine Behandlung eingeführt hat. Denn er ist ja mit seiner Erkenntnis von der Bedeutung der Diät und der Überernährung seiner Zeit weit vorausgeeilt. Immer wieder schreibt er von der Notwendigkeit einer reizlosen Diät und greift die damals übliche „Kräftige Kost" in Form von Fleisch, Eiern, Fleischbrühe an, die von den Ärzten, selbst bei fieberhaften Krankheiten, verordnet wurde. Auch erkannte er richtig, daß die Tiere in Krankheitsfällen instinktmäßig fasten und er wendet sich mit Recht dagegen, daß man beim Essen, insbesondere auch bei Kindern, einen Zwang ausüben soll.

Ob er bei der Niederschrift seines Buches vor etwa 80 Jahren schon von den damals aufsehenerregenden Fastenversuchen des Dr. Tanner in den USA im Jahre 1880 gehört hat, geht aus seinem Buch nicht hervor. Im bejahenden Fall hat er keine Konsequenzen daraus gezogen, wobei seine Ablehnung der Ärzte und der Schulmedizin auch eine Rolle gespielt haben mag. Das Verdienst von Kuhne bleibt trotzdem, daß er die Bedeutung der Belastung durch die naturwidrige Ernährung erkannt hat, was ihm hoch anzurechnen ist, in einer Zeit, die Unterschiede in gesundheitlicher Hinsicht zwischen den einzelnen Lebensmitteln noch kaum gekannt hat. Auf dem damaligen Boden entstand ja dann auch die Lehre von den Kalorien, und bei der Zusammensetzung der als gesund empfohlenen Kost kam es nur auf die richtige Menge von Eiweiß, Fett und Kohlehydraten an, unabhängig davon, inwieweit diese schon denaturiert und welcher Art sie überhaupt waren. Gerade seine Stellung zu Ernährungsfragen, seine Verordnung beispielsweise von Schrotmehl, von roher Milch, von Frischkost beweisen ja die Einsicht Kuhnes in die Bedeutung der Ernährung für die Gesundheit. So wäre es eigentlich nur eine logische Folgerung gewesen, wenn Kuhne sich auch mit der Möglichkeit einer Behandlung durch Fastenkuren befaßt hätte und diese als Mittel der Ableitung und Entgiftung neben seinen anderen, der Ableitung dienenden Maßnahmen angewandt hätte.

Fasten wurde von den Menschen schon seit den ältesten Zeiten als ein Mittel zur Gesundung angesehen. Die Menschheit hat diesen Instinkt gleichsam noch von ihren Ahnen aus dem Tierreich übernommen. Freilich wurde das Fasten nicht nur zu Gesundheitszwecken angewandt, sondern auch als eine Kulthandlung betrachtet, zumal die Ärzte der ältesten Zeit ja auch gleichzeitig Priester waren, die erkannten, welche Bedeutung das Fasten auch für die seelische Einstellung der Menschen hatte und die darum schon strenge Ritualvorschriften einführten, mit denen gleichzeitig die nötigen hygienischen Maßnahmen verbunden waren.

Die Ägypter, die schon 3000 Jahre vor der Zeitenwende alle Krankheiten auf die Ernährung bzw. auf Ernährungsfehler zurückführten, ließen selbst die Pharaonen vor den großen Mysterienfeiern fasten. Buddha fastete ebenso wie Jesus und Moses. Der große Gesetzgeber Lykurg verlangte schon 800 Jahre v. Chr., daß die Jünglinge und Jungfrauen durch wiederholtes, allmählich verlängertes Fasten nicht nur an Entbehrungen gewöhnt wurden, sondern dadurch auch zu einer erhöhten Gesundheit und Widerstandskraft gebracht werden sollten.

Besonders haben sich dann auch die alten Kirchenväter des Fastens bedient, keineswegs nur, um „den Anfechtungen des Teufels" besser widerstehen zu können, sondern auch, um mit den verschiedenen Krankheiten leichter fertig zu werden. Besonderen Wert auf das Fasten legte der Islam zu allen Zeiten. Noch heute sollen die mohammedanischen Pilger auf ihrer Pilgerreise nach Mekka drei Tage und auf der Rückreise nochmals sieben Tage fasten. Von Mohammed stammt der Ausspruch „Fasten ist Gesundheit".

Nur eine schwache Reminiscenz an die Bedeutung des Fastens stellen die derzeitigen Vorschriften der katholischen Kirche für die Fastenzeit dar. Denn auch diese Vorschriften wurden im Laufe der Zeit so gelockert, daß man von einer Wirkung auf die Gesundheit kaum mehr sprechen kann. Doch waren es immer wieder Mönche, Eremiten u. a., die wenn auch aus Gründen der Selbstkasteiung, Fastenkuren durchgeführt haben. Immerhin haben einzelne von ihnen auch erkannt, daß mit dem Fasten eine Blutreinigung, eine Umstimmung des Organismus und eine Ausscheidung von verbrauchten Stoffen verbunden ist. Im 18. Jahrhundert führte Pater Bernhard von Malta zu diesem Zwecke auch Klistiere ein und gab kaltes Wasser zu trinken, um diese Wirkung der Selbstreinigung noch zu verstärken.

Aber auch eine Reihe von Ärzten erkannte schon frühzeitig den großen Heilwert des Fastens. Es sei an Sydenham, Boerhave und besonders an den Professor Hoffmann von Halle (den bekannten

Entdecker der „Hoffmann-Tropfen") erinnert, die alle im 17. und 18. Jahrhundert lebten. Im letzten Jahrhundert war es Prof. Wunderlich (Tübingen–Leipzig), der schrieb, daß mit Diät (bzw. mit Fasten) und Ruhe die meisten heilbaren Krankheiten kuriert werden könnten.

Mit dem Erscheinen Virchows und seiner Zellularpathologie, an Stelle der bis dahin geltenden Humoral- bzw. Säftelehre, geriet die Fastenkur bald in Vergessenheit. Nun legte man den Hauptwert bei der ärztlichen Behandlung auf das „gute Essen", ja auf eine Mastkur. Gleichzeitig kam die Lebensmittelindustrie auf, die begreiflicherweise ihre Produkte als vollwertige Lebensmittel anpries, von deren Errungenschaften sich auch viele Ärzte blenden ließen. Daß in dieser Zeit auch der sonst so weitblickende Kuhne sich nicht für eigentliche Fastenkuren einsetzen wollte, trotz gewisser Ansätze in seinen Behandlungsmethoden, kann man verstehen.

In den USA hat aber dann der schon erwähnte Fastenversuch von Dr. Tanner im Jahre 1880 eine Bresche in die Einstellung der Ärzteschaft zu Diätfragen geschlagen. Andere folgten ihm auf diesem Wege, wie Dr. Dewey in seinem Buche erklärte, daß „die den Körper unterwühlenden Arzneien und die übliche Krankenernährung berufsmäßige Praktiken barbarischer Zeiten sind, unwürdig des Zeitalters, in dem wir leben." Man meint, daß auch Kuhne diesen Satz hätte aussprechen können. Erst im Beginn des 20. Jahrhunderts tauchten auch in Deutschland Bestrebungen auf, das Fasten in die Behandlung einzuschließen, so von Dr. Adolf Mayer, dann von Dr. Gustav Riedlin und von Dr. Siegfried Möller und weiter von Dr. R. Kapferer. Auch der bekannte Gründer des „Jungborn", Rudolf Just, wandte neben der vegetarischen und Rohkost-Diät das Fasten als Heilfasten an. Selbst ein Vertreter der Schulmedizin, außer dem schon erwähnten Prof. Wunderlich auch der Kliniker Prof. Brugsch sprach vom Fasten als dem stärksten Behandlungsmittel in der Hand des Arztes, das durch nichts ersetzt werden kann.

Der eigentliche Fastenarzt in Deutschland war aber Dr. Buchinger, der kürzlich im Alter von 88 Jahren in Überlingen verstorben ist und der auf den Rat eines Seeoffiziers – Buchinger selbst war bis 1917 Marinearzt – damals von einem als unheilbar erklärten chronischen Gelenkrheumatismus, Gallenleiden und anderen Begleitkrankheiten durch zwei Fastenkuren wieder geheilt wurde. In seiner Kuranstalt in Witzenhausen, seit dem Jahre 1936 in seinem eigenen Sanatorium in Bad Pyrmont und in den letzten 15 Jahren in Überlingen führte er bei seinen Patienten rund 30 000 Fastenkuren durch, so daß er wohl über die größten Erfahrungen auf dem Gebiete der Fastenbehandlung verfügte.

Buchinger erblickt die Wirkung des Fastens in erster Linie in einem Abbau schädlicher Stoffe im Körper, in Fremdstoffen, wie sie auch Kuhne mit seinen der Ableitung dienenden Maßnahmen beseitigen will. Da der Körper Eiweiß zu seinem Stoffwechsel benötigt, werden in erster Linie Krankheitsstoffe (die ja immer auch Eiweiß enthalten), angegriffen und aufgelöst, wenn ihm keine neuen eiweißhaltigen Nährstoffe mehr zugeführt werden. Die abgelagerten Krankheitsstoffe werden dann vom Blut abtransportiert und über die Leber, den Darm und die Nieren ausgeschieden. Dabei machte Buchinger die Erfahrung, daß nicht nur überschüssiges Gewebe durch die zu üppige und fehlerhafte Ernährung entfernt werden, sondern auch andere Fremdstoffe, die auch schon Kuhne nennt, nämlich bestimmte Arzneimittel, wie Jod, Quecksilber, Kreosot, nicht zuletzt auch Nikotin, die von den Patienten bzw. den Fastenden auf der Zunge wahrgenommen würden. Dieser Abbau von krankhaften und schädlichen Stoffen bedeutet also eine Beseitigung von vielerlei Krankheitsursachen und bringt eine Anfachung der Lebenskraft, des inneren Arztes mit sich, der bis dahin nur zu häufig eben durch solche belastende Ursachen in seiner Entfaltung gehemmt war. Es kommt also zu einer richtigen „Entschlackung" des ganzen Organismus. Andererseits braucht der Körper keine Arbeitskraft für die Verdauung aufzuwenden, sondern kann diese nun ganz der Heilung, der Bekämpfung z. B. von Bakterien oder anderer schädlicher Einwirkungen zuwenden.

Von Interesse ist, daß bei dem durch das Fasten bedingten Abbau von Geweben und Zellen keine lebenswichtigen Organe betroffen werden, insbesondere auch nicht das Herz, die Nerven, das Gehirn und das Skelettsystem. Ja selbst die Keimdrüsen, die Hoden und die Brustdrüsen werden auch bei länger dauerndem Fasten nicht angegriffen. Im Gegenteil wird immer wieder die Beobachtung gemacht, daß manche Organe, auch die Muskulatur sogar leistungsfähiger werden, gleichsam infolge des Freiwerdens von Energien, die auch beim Gesunden vorher anderen Aufgaben wie der Verdauung zugeführt werden mußten. Beim Kranken aber werden diese Energien zum Abbau kranker Gewebsteile, und zur Ausscheidung von Stoffwechselschlacken eingesetzt.

Wie wird nun eine Fastenkur durchgeführt? Die meisten Fastenärzte leiten eine solche Kur mit zwei Obsttagen ein, wobei z. B. Buchinger keine Beschränkung der Menge vorsieht. Er habe aber, so gibt er in seinem Buche über das Heilfasten an, noch nie feststellen können, daß ein Patient sich dabei übernommen hätte, obwohl dieser vorher beim Genuß von Kuchen, Delikatessen, Braten sich nur zu häufig übergegessen habe. Obst empfiehlt er deshalb, weil die letzten Verdauungsstoffe im Darm statt der schädlichen Eiweißstoffe, die zu Gärungen, Durchfällen, Kopfschmerzen und Fieber führen können, Obstreste sein sollen, die auch für die lebenswichtigen Darmbakterien einen günstigen Nährboden abgeben. Auf diese Weise kommt es zu einer starken Entwässerung, auch wenn man zusätzlich noch etwas Flüssigkeit in Form von Wasser, Kräutertee oder Obstsäften gibt, sofern der Fastende neben dem Obstgenuß überhaupt ein Bedürfnis zum Trinken hat, was in der Regel gar nicht der Fall ist, außer den zu Fastenkuren gehörenden Flüssigkeiten.

Dann beginnt das eigentliche Fasten mit der Herbeiführung einer gründlichen Darmentleerung, zu deren Förderung noch eine Lösung von Glaubersalz oder Karlsbader Wasser verordnet werden soll. Eine solche Maßnahme kann, wenn sie nicht schon beim erstenmal genügend wirksam sein sollte, auch an den folgenden Tagen noch wiederholt werden. Zusätzlich soll zur Darmreinigung an jedem zweiten Tag noch ein Klistier verabreicht werden, zu dem man ebenfalls eine Lösung von Glaubersalz, etwa 1 Liter, verwendet. Das Wasser braucht aber nur wenige Minuten – meist genügen schon 2–3 Minuten – zurückgehalten werden. Nach der daraufhin erfolgenden Darmentleerung soll der Fastende etwa eine halbe Stunde ruhen, worauf er eine Tasse warmen Kräutertee bekommt. Erst danach kann er sich seinem gewohnten Tagewerk widmen oder einen kleinen

Spaziergang machen. Außer Kräutertee, der auch tagsüber getrunken werden soll, kann man auch Gemüsebrühe oder Obstsäfte zu Mittag und am Abend verabreichen.

Oft kommt es dann nach einigen Tagen zu einer Heilkrise, die mit Übelkeit, Durchfall, Erbrechen, Schweißausbrüchen, ja selbst mit Koliken verbunden sein kann. Solche Heilkrisen sind damit zu erklären, daß nun eine gewisse „Rückvergiftung" eintritt, indem nun die verschiedenen im Gewebe vorher aufgespeicherten Krankheitsstoffe aufgelöst werden und ins Blut übergehen. Besonders fällt vom 3. oder 4. Tage an die Ausdünstung des Patienten auf, die übel riecht und einen Hinweis dafür bildet, daß eben nun alle diese Fremdstoffe nicht nur durch den Darm, die Nieren, sondern auch durch die Haut und nicht zuletzt durch die Ausatmung bzw. die Lungen ausgeschieden werden. Aus diesem Grunde ist eine gründliche Mund- und Hautpflege erforderlich. Die erstere in Form von häufigem Gurgeln, z. B. mit Salbeitee oder mit Wasser, dem man einige Tropfen Arnicatinktur zusetzt. Auch dünner Zitronensaft eignet sich dafür. Wenn man mit anderen Leuten zusammenkommt, kann man den üblen Mundgeruch durch ein Stückchen Zitrone aufheben. Auch die Zähne bedürfen einer vermehrten Pflege und mehrmaligen Reinigung am Tage, um den sich bildenden schmierigen Belag zu entfernen. Zur Pflege der Haut, die ja auch ein wichtiges Ausscheidungsorgan ist, empfiehlt sich tägliches Trockenbürsten. Auch ein warmes (aber nicht heißes!) Bad kann man wöchentlich ein- bis zweimal nehmen. Schließlich wäre noch ein täglicher Bauchwickel zu nennen, den man als warme Prießnitzpackung auf der Gegend von Magen und Leber für zwei Stunden, am besten mittags, liegen läßt.

Daß auch die anderen natürlichen Heilfaktoren, wie Luftbäder, selbst die Massage und besonders auch die Atemübungen angewandt werden können, versteht sich von selbst.

In den ersten 2–3 Tagen besteht oft noch ein ausgesprochenes Hungergefühl, das aber dann aufhört. Erst wenn die Wirkung des Fastens gleichsam voll erreicht ist, kommt es wieder zu einem richtigen Hungergefühl als Anzeichen dafür, daß der Körper wieder einer Nahrung bedarf. In der Regel wird eine solche Fastenkur für die Dauer von 2–3 Wochen durchgeführt.

Sehr wichtig ist dann das „Fastenbrechen", das nur langsam und vorsichtig erfolgen soll. Am ersten Tag nach Beendigung des Fastens bekommt der Patient zum „Mittagessen" am besten einen Apfel, den er möglichst langsam unter gründlichem Kauen und Einspeicheln verzehren soll. Abends gibt es dann einen kleinen Teller Kartoffelsuppe. Am nächsten Tag kann man zu Haferschleim, später auch zu Zwieback, Kartoffelbrei und gedämpftem Gemüse, dann zu durchpassierten rohen Tomaten, zu Buttermilch, zu Eigelb, zu Kompott aus Äpfeln oder Backpflaumen übergehen. Alle diese Mahlzeiten sollen völlig salzlos zubereitet werden, da sonst die Gefahr einer Wasseransammlung in den Geweben, eine Ödembildung heraufbeschworen wird. Besonders betont sei nochmals die Forderung nach gründlichem Kauen und Einspeicheln, überhaupt nach möglichst langsamem Essen. Bald sollte man dann zur Anregung der Darmtätigkeit auch zellulosehaltige Lebensmittel, insbesondere rohes Sauerkraut zu sich nehmen, da sonst die Gefahr einer Verstopfung droht. Überhaupt wäre im Anschluß an diese Kur die Durchführung der Rohkost für mehrere Wochen angezeigt, die fast immer bestens vertragen wird. Der Patient ist dann auch durch das Erlebnis des Fastens und seiner Heilwirkung für die laktovegetabile Kost wie auch für die Rohkost gewonnen, die er in Verbindung miteinander nun möglichst auch weiterhin beibehalten sollte, um einen Dauererfolg zu erreichen.

Für wen kommt nun eine Fastenkur in Betracht?

Antwort: sowohl für Gesunde wie für Kranke. Es gibt immer mehr Menschen, die wiederholt, manche sogar in jedem Jahr einmal eine solche Fastenkur mitmachen, da sie das Bedürfnis haben, sich von Zeit zu Zeit richtig zu entschlacken. Dies dient auch zur Vorbeugung gegen viele Krankheiten. In Zeiten von Epidemien hat sich gezeigt, daß diejenigen Menschen, die eine Zeitlang fasten, am besten gegen eine Infektion geschützt sind, also nicht diejenigen, die glauben, sich durch eine reichliche Ernährung die nötige „Abwehrkraft" gegen eine Erkrankung zu erwerben.

Von den besonderen Indikationen, die sich für eine Fastenkur eignen, sei zuerst die Fettsucht genannt, an die man wohl auch sonst in erster Linie denkt, wenn man sich vorstellt, wer eine solche Kur am nötigsten hat. Fettsucht ist ja nicht nur ein Schönheitsfehler, wie manche Leute glauben, sondern eine richtige Krankheit, die man sich eben durch eine Unmäßigkeit im Essen und Trinken (Bier!) zugelegt hat. Die Fälle, die durch eine Drüsenstörung verursacht sind, treten gegenüber den Ernährungsfehlern ganz zurück. Aber auch die letzteren werden in der Regel durch eine Fastenkur günstig beeinflußt. Nur bei Kindern, die an Fettsucht leiden, wird auch von Buchinger von einer Fastenkur abgeraten, da er eine ungünstige Wirkung auf die für das Wachstum mitverantwortliche Thymusdrüse befürchtet.

Auffallenderweise wird aber auch eine Magersucht durch eine Fastenkur gebessert. Zwar tritt zunächst ein Gewichtsverlust ein, wie nicht anders zu erwarten ist. Aber nach Abschluß einer solchen Kur kommt es zu stärkeren Gewichtszunahmen, die vorher trotz reichlicher Nahrungszufuhr ausgeblieben war. Dies gilt vor allem auch für magere Kinder, die trotz einer Überfütterung nicht zunehmen, erst recht aber für Kinder, die mangels eines Appetits nicht essen mögen und die man törichterweise glaubt, zum Essen zwingen zu müssen. Wenn man diese einmal einen Tag oder auch länger fasten läßt, so werden sie am nächsten oder übernächsten Tag einen richtigen Appetit entwickeln und von da an von ihrem Widerwillen gegen das Essen geheilt sein.

Auch die so häufige Verstopfung wird durch eine Fastenkur günstig beeinflußt, wobei natürlich eine gründliche Darmentleerung vorausgehen soll. Allerdings kann man Dauererfolge nur erwarten, wenn nach Abschluß der Kur eine Umstellung der täglichen Ernährung zu einer rohkostreichen Diät erfolgt. Es gibt freilich auch Fälle von Verstopfung, die seelisch bedingt sind und die in erster Linie durch einen Psychotherapeuten behandelt werden müssen.

Daß auch alle diejenigen Krankheiten, die auf Ernährungsfehler zurückzuführen sind, durch eine Fastenkur geheilt oder mindestens gebessert werden können, ist verständlich. Dies gilt vor allem auch für die rheumatischen Erkrankungen, wie den chronischen Gelenkrheumatismus, den Muskelrheumatismus und die Arthrosen.

Ganz besonders eignen sich auch viele Herz- und Kreislauferkrankungen für eine Fastenkur, die eine gewaltige Entlastung für das Herz mit sich bringt. Ödeme werden dabei ausgeschieden und die

Blutzirkulation gebessert. Vor allem kommt eine Fastenkur auch bei einer Blutdruckerhöhung in Frage, die sich meist rasch senkt. Aber auch beim Blutdruck, wie vorhin bei der Magersucht, macht man die Beobachtung, daß nicht nur der zu hohe, sondern auch der zu niedere Blutdruck durch eine Fastenkur normalisiert, in letzterem Falle also erhöht wird. Desgleichen wird ein guter Erfolg bei den mit der Arterienverkalkung zusammenhängenden Erkrankungen, wie der Angina pectoris, der Herzenge, beobachtet. Kranke, die vorher kaum 100 Meter gehen konnten, ohne einen Krampfanfall am Herzen zu erleiden, können im Laufe einer Fastenkur ihre täglichen Spaziergänge bald um das 10–20fache ausdehnen und auch leichtere körperliche Arbeit übernehmen.

Nicht weniger günstig wirkt sich das Fasten auf die Erkrankungen der Nieren aus, und zwar sowohl auf die Nierenentzündung als auch die Schrumpfniere wie übrigens auch bei Nierenbecken- und Blasenentzündungen aus. Auch bei Zuckerkranken, die man fasten läßt, kann man gute Erfolge erzielen, wie uns von mehreren Fachärzten bestätigt worden ist. Daß auch Erkrankungen der Leber, des für alle Entgiftungsvorgänge im Organismus am meisten zuständigen Organs, mit einer Fastenkur erfolgreich behandelt werden können, erscheint verständlich, wenn dabei auch manche Heilkrisen mit in Kauf genommen werden müssen. Schließlich seien noch die Hautkrankheiten aufgeführt, die ja doch – wie die Naturheilkunde mit Recht annimmt, in der Regel als eine Ausscheidung von Fremdstoffen aufzufassen sind – eben durch die Haut als einem von der Schulmedizin so vielfach verkannten Ausscheidungsorgan: Ekzeme, ja sogar die Schuppenflechte, die sonst sich jeder Behandlungsmaßnahme so hartnäckig entzieht, werden durch eine Fastenkur zur Ausheilung gebracht, oder doch zu einer erheblichen Besserung.

Daß es auch Krankheiten gibt, die eine Gegenanzeige für das Fasten bilden, soll nicht verschwiegen werden. Dies gilt sowohl für die Tuberkulose wie für den Krebs. Auch die Geschwürskrankheiten an Magen und Darm eignen sich nicht für eine Fastenkur, ebenso nicht die Krankheiten, die durch eine Überfunktion der Schilddrüse, den „Basedow", hervorgerufen sind. Wenn durch eine jahrelange Wirtshausernährung ein Mangel an Vitaminen verursacht wurde und daher eine Vitaminmangelkrankheit entstanden ist, kommt natürlich zu allererst eine Rohkostdiät, auch in Form der Rohsäftekur nach Heun in Betracht.

Die Dauer der Fastenkur richtet sich nach der jeweiligen Konstitution des Fasters. Meist genügen, wie schon erwähnt, 2–3 Wochen. Aber es gibt auch zahlreiche Fälle, in denen 4–6 Wochen gefastet worden ist. Die Höchstzahl an Tagen, die eine Fastenkur dauerte bzw. während der gefastet wurde, beläuft sich sogar auf 90 Tage, ohne daß etwa eine Schädigung der Gesundheit beobachtet werden konnte. Allerdings ist dabei zu betonen, daß es sich um das „Fasten" also um eine freiwillige Entziehung der Nahrung handelt, während das Hungern, also der Zwang zur Enthaltung jeder Kost, meist nur wenige Tage ausgehalten wird. Man erkennt also, wie wichtig die seelische Einstellung des Fasters zu der ihm verordneten Kur ist, die er selbst unbedingt bejahen muß, wenn sie Erfolg haben soll. Dann allerdings wird die Fastenkur als eine „königliche Behandlung" bezeichnet, als „Operation ohne Messer", als die aussichtsreichste Maßnahme, die man zur Wiedergesundung anwenden kann, ebenso wie zur Vorbeugung gegenüber den vielfachen Zivilisationsschäden.

Diejenigen Menschen, die eine solche Fastenkur durchgeführt haben, schildern fast durchweg, daß sie sich nach Beendigung der Kur viel wohler gefühlt haben als vorher, daß sie sich geradezu verjüngt vorkommen und daß auch eine geistige Frische sich bemerkbar machte im Gegensatz zu der Müdigkeit und Abgeschlagenheit vorher. Sogar eine Lebensverlängerung glaubte Dr. Buchinger seinen Patienten prophezeien zu können. Wir zweifeln nicht daran, daß diese Annahme durchaus begründet ist, zumal wenn eben nach der Fastenkur auch sonst eine Umstellung in der Lebensweise erfolgt.

Zum Schlusse seien noch die anderen Fastenkuren erwähnt, das Saftfasten mit einer Rohsäftekur, wie sie Dr. Heun vor allem in die Heilkunde eingeführt hat. Diese stellt gleichsam eine „flüssige Rohkost" dar und wird aus ausgepreßtem Obst und Gemüse gewonnen. Ihr besonderer Vorzug besteht in ihrem Reichtum an Vitalstoffen aller Art, also außer an Vitaminen auch an Mineralstoffen und Spurenelementen, während der geringe Kaloriengehalt, auch der fast völlige Mangel an Eiweiß und Fett gleichzeitig auch eine Entschlakkung mit sich bringt. Eine solche Kur ist bei den verschiedenen Magen-Darm-Erkrankungen, Leber- und Galleleiden, bei Herz- und Kreislaufkrankheiten, bei den Erkrankungen der Harnwege, bei Unterleibsleiden, bei Katarrhen der oberen Luftwege, bei gewissen Blutkrankheiten, aber auch bei Erkrankungen der Drüsen angezeigt. Wesentlich ist, daß die zu den Säften benützten Obst- und Gemüsearten möglichst frisch sind, daß sie vor allem auch nicht gespritzt sind, weshalb hier besondere Vorsicht am Platze ist. Da heutzutage frisches Obst und frisches Gemüse, dank der Importe aus südlichen Ländern, das ganze Jahr zur Verfügung steht, ist eine solche Rohsäftekur praktisch auch jederzeit durchführbar.

Noch ein Wort zum „Teilfasten", wobei in erster Linie das Morgenfasten in Frage kommt. Durch den Wegfall des Frühstücks wird dem Organismus die sonst ihn belastende Verdauungsarbeit am ganzen Vormittag erspart, was seiner Leistungsfähigkeit nur dienlich sein kann. Die häufig von vielen Menschen beobachtete Müdigkeitserscheinungen am Vormittag treten dann nicht mehr auf. Notfalls kann man sich beim Frühstück auf den Genuß von einer Tasse Kräutertee beschränken, damit man „etwas im Magen hat". Außer dem Frühstück kann man bei einem solchen Teilfasten auch eine andere Mahlzeit, z. B. das Abendessen, ausfallen lassen bzw. sich auf ein bis zwei Mahlzeiten am Tage beschränken. Schon Sokrates, der griechische Philosoph, bezeichnete diejenigen Menschen, die mehr als zwei Mahlzeiten am Tage einnehmen würden, als Barbaren.

Mit dem Fasten übernimmt der Mensch, wie wir eingangs gesehen haben, eine durch den Instinkt geleitete Maßnahme des inneren Arztes, der Selbstheilkraft, die im ganzen Tierreich zur Lebensordnung gehört. Es handelt sich also um eine wahrhaft „naturgemäße" Behandlungsmethode, die leider nur zu sehr in der Vergangenheit vernachlässigt wurde. Dabei haben schon zu allen Zeiten die klügsten und einsichtsreichsten Menschen das Fasten angewandt und seinen Wert hervorgehoben, während andererseits die Unmäßigkeit im Essen und Trinken als Ursache der meisten Krankheiten angesehen wurde. (Hippokrates, der größte Arzt aller Zeiten, der von 460–377 vor der Zeitenwende lebte, sprach davon, daß wir bei Krankheiten mit der Nahrungszufuhr nicht den Kranken, sondern „die Krankheit füttern" würden.) Wir können nun aber auch verstehen, daß das Fasten eine wirkliche Ausscheidung darstellt und daß ein Kapitel über Fastenkuren eine geradlinige Fortsetzung der Ausführungen von Kuhne bedeutet, dessen Lebenswerk ja gerade die Begründung einer Behandlung ist, die auf die Ausscheidung von Fremdstoffen zielt.

Zweiter Teil:

Nerven- und Geisteskrankheiten. Schlaflosigkeit.

In unserem Jahrhundert, das nicht mit Unrecht dasjenige der Nervenkrankheiten genannt wird, treten diese in hundertfacher Art und Weise auf. Man quält sich mit ihren Benennungen ab, versucht das Wesen und die Entstehungsursache dieser Leiden kennen zu lernen, um ihnen eine zielbewußte Behandlung angedeihen zu lassen.

So sind denn Nervosität, Neurasthenie, Neuralgie, Hypochondrie, Hysterie, Irrsinn und Paralyse zu Schlagwörtern der Gegenwart geworden.

Mit dem Anwachsen dieser nervösen Erscheinungen treten auch immer neue äußere Formen auf. Einen festen Anhalt zur richtigen Erkenntnis des Wesens aller dieser Krankheiten bieten allerdings die äußeren Formen nicht. Wenn wir aber die mit solchen Leiden Behafteten auf ihren inneren Zustand prüfen, so werden wir immer eine gewisse Unzufriedenheit, ein inneres Unbehagen beobachten. Die Nervenkranken haben ein unbewußtes und unbestimmbares Gefühl des Krankseins, ohne die Ursache dafür zu finden, ohne die Krankheit selbst eingestehen zu wollen.

Wir sehen, daß der eine ungemein gesprächig, der andere wieder übermäßig stumm und verschwiegen ist. Viele leiden an unerträglicher Schlaflosigkeit, andere wieder zeigen einen unermüdlichen Fleiß oder das Gegenteil, eine unbezwingbare Faulheit.

Hier quält sich jemand beständig mit Selbstmordgedanken, weil er sich für überflüssig hält und unzufrieden mit aller Welt ist; dort sehen wir einen Millionär sich täglich mit grundlosen Nahrungssorgen plagen, die ihn niemals verlassen. Manche zittern beständig, wieder andere sind am ganzen Körper gelähmt oder nur auf dieser oder jener Seite, an diesem oder jenem Glied. Dazu gesellen sich die unendlich vielen, oft geradezu entgegengesetzten Äußerungen des Wahn- oder Irrsinns, zu deren schlimmsten Formen die Paralyse gehört. Wir sehen ferner, daß diese Übel mehr oder weniger die Menschen in ihren normalen Funktionen behindern. Der eine wird durch die Nervenkrankheit dahin gebracht, daß er nicht mehr Herr seiner Glieder, während ein anderer nicht Herr seiner Gedanken, Willensäußerungen und Worte ist. Wollten wir Hunderte von Nervenkranke beobachten, so würden wir kaum zwei finden, bei denen die äußeren Erscheinungen völlig gleiche sind, so verschiedenartig offenbaren sich die Nervenleiden. Es kann daher nicht Wunder nehmen, wenn diese grundverschiedenen, von einander abweichenden Anzeichen bisher keinen genügenden Anhalt zur richtigen Erkenntnis, Benennung und Heilung der Nervenkrankheiten geboten haben. Die Verabreichung von Arzneimitteln hat in allen diesen Krankheitsfällen weder Besserung noch Heilung bringen können, wenn vielleicht auch eine vorübergehende Lähmung der Nerven erzielt worden ist.

Es ist ganz falsch, anzunehmen, daß die Arznei selbst die Wirkung schafft, vielmehr ist es der Körper, welcher einzig und allein, entweder in gesteigerter oder in erlahmender Tätigkeit, sich von den fremden, schädlichen Stoffen zu befreien sucht.

In dem einen Fall äußert er durch eine vermehrte Tätigkeit das sichtbare Bestreben, mit aller Gewalt sich des schädlichen Giftes wieder zu entledigen. Dieses geschieht, wenn die Arzneimittel in so kleinen Dosen verabfolgt werden, daß sie noch nicht lähmend auf den Körper wirken. Aber bei Aufnahme großer Dosen Arzneigift zeigen sich die deutlichen Spuren einer Lähmung. Damit werden gleichzeitig auch die Heilbestrebungen des Körpers (akute Krankheiten) mit lahm gelegt. So erklärt sich auch das zeitweilige Verschwinden und spätere Wiederkommen solcher Krankheitserscheinungen bei allopathischer Behandlungsweise. Anfangs werden sie unterdrückt durch die Lähmung der Nerven, dann, nachdem die Schwächung des Körpers nachgelassen, treten sie wieder hervor. Starke Medizingifte in großen Dosen können den Körper derartig lähmen, daß er dahinsiecht; in kleineren Dosen führt diese Lähmung nicht soweit, immerhin aber zu einer Schädigung des ganzen Organismus.

Ich behaupte geradezu, daß viele Nervenleiden erst durch Arzneimittel, die ursprünglich zur Heilung eines leichten Übels dienen sollten, herbeigeführt werden.

Was nun die Heilung dieser Nervenleiden anlangt, so steht, wie nicht bestritten werden kann, die so viel gepriesene Wissenschaft fast ratlos und tatlos vor denselben. Oft schon haben ihre Vertreter das offene Bekenntnis abgelegt, nicht helfen zu können. Da wird in einem Falle Luftveränderung, im anderen Zerstreuung durch Reisen oder ein ähnliches unschädliches Abhilfemittel angeraten. Mögen sie auch ein vorübergehender Notbehelf sein, in Wirklichkeit beweist ihre Anordnung nur zu deutlich, wie wenig bekannt noch der herrschenden Schule die Ursachen und das Wesen aller dieser Krankheiten sind. Was die herrschende Schule und ihre Vertreter nicht vermochten und was ihnen rätselhaft erschien, das hat die arzneilose Heilkunst möglich gemacht.

Bekanntlich gibt es zweierlei Nerven im menschlichen Körper, solche, die unter unserem Willen stehen, und solche, welche unabhängig von unserem Willen sind und die Atmungs-, Verdauungs- und Blutkreislauftätigkeit, wie überhaupt die inneren Lebensvorgänge, regeln. Wenn ich nun behaupte, daß auch Nervenkrankheiten durch Belastung des Körpers mit Fremdstoffen hervorgerufen werden, so wird das vielleicht manchem im ersten Augenblick unerklärlich klingen. Die Sache verhält sich folgendermaßen: Jede Krankheit, die sich entwickelt hat, kommt uns erst zum Bewußtsein, wenn sie die normale Verrichtung unseres Körpers in irgend einer Weise hindert oder Schmerzen hervorruft. Dies setzt schon immer einen fortgeschrittenen Krankheitszustand voraus. Jede Belastung mit Fremdstoffen wirkt aber nicht nur störend auf die einzelnen Organe, sondern ebenso störend auf die betreffenden Nerven, welche mit den belasteten Organen und Körperteilen in Verbindung stehen oder ihre Funktionen zu regeln haben. Erst dadurch, daß die Nervenleitungen mit krank werden, kommt uns die Krankheit selbst zum Bewußtsein. Den oberflächlicheren Beobachter leiten in seiner Beurteilung meist nur die Nerven, welche unter dem

Willen des Individuums stehen und die Krankheiten, welche wiederum nur Organe betreffen, deren Tätigkeit unter der Kontrolle dieser willkürlichen Nerven stehen.

Um nun auf diejenigen Leiden, welche unser Atmungs-, Blutkreislauf- und Verdauungsgeschäft behindern, zu sprechen zu kommen, so machen sich diese weit schwerer und langsamer bemerkbar. Auch bei ihnen sind es jedesmal die in Frage kommenden Nerven, welche bei solchen Leiden mit krank werden und welche uns dies zur Empfindung bringen. Diese Nerven stehen zwar nicht unter unserem freien Willen, aber dennoch hängen von ihrer normalen Tätigkeit auch die normalen Funktionen der nicht unter unserem Willen stehenden Organe, wie Lunge, Herz, Magen, Nieren, Darm, Blase ab. Niemals kann uns ein Verdauungsleiden, ein Nieren-, Blasen-, Herz-, Lungen- und Magenleiden zum Bewußtsein kommen, bevor nicht die betreffenden Nerven in Mitleidenschaft gezogen, ebenfalls von den Fremdstoffen derartig belastet und bedrängt sind, daß ihre normale Tätigkeit unmöglich wird. Jedes der obengenannten Leiden schließt also stets auch das gleiche Nervenleiden mit ein, so daß mithin ein Verdauungsleiden nicht möglich sein kann, ohne daß gleichzeitig ein Verdauungs-Nervenleiden mit ihm vorliegt.

Wie ich schon früher dargelegt habe, ist eine normale Verdauung das erste Erfordernis zur Gesunderhaltung des Körpers; sind doch eben alle nicht ererbten Fremdstoffe erst durch eine ungenügende Verdauung in den Körper gelangt! Man muß daher jede Krankheit und somit auch alle Nervenkrankheiten einmal auf eine gestörte Verdauung, oft aber auch auf Vererbung zurückführen. Hier haben wir auch die allen anderen Krankheiten gemeinsamen Ursachen. In dem Falle, wo der Körper noch Lebenskraft genug hat, macht er durch eine akute Krankheit (Heilkrisis) den Versuch, sich seiner Fremdstoffe zu entledigen. Wo aber der dazu erforderliche Grad von Lebenskraft nicht mehr vorhanden ist, treten jene chronischen (latenten) Krankheitsfälle ein, die niemals enden, höchstens ihre Form verändern und schließlich in den Nervenkrankheiten ihre traurigste Blüte, ihr Endstadium erreichen. Die Nervenkrankheiten sind nichts weiter als chronische (latente) körperliche Leiden; mögen sie von Erscheinungen begleitet sein, von welchen sie wollen.

Wie bei allen anderen Krankheiten, so beobachten wir auch bei Nervenkrankheiten als besonders auffällige Kennzeichen ihres Auftretens entweder Frostgefühl oder gesteigerte Wärme, Hitze; beide sind aber Folgen eines Fieberzustandes im Innern des Körpers.

Nach alledem gelangen wir zu dem schwerwiegenden Schlusse, daß alle Nervenkrankheiten ebenfalls nur innere chronische (latente) Fieberzustände des Körpers sind. Wenn ich nun behaupte, daß die Nervenkrankheiten dieselbe Ursache haben wie die anderen Krankheiten, so muß auch dasselbe Mittel, mit welchem wir diese Krankheiten erfolgreich behandeln, die Nervenkrankheiten heilen können. Und das ist in der Tat so; das habe ich in meiner Praxis an Hunderten und Tausenden von Fällen bewiesen, wofür die Kurberichte beredtes Zeugnis ablegen.

So wird uns nunmehr ganz von selbst ein fester und sicherer Anhalt für das Wesen, die Entstehung und Heilung aller Nervenkrankheiten gegeben. Nicht mehr ratlos und tatlos stehen wir vor ihnen, sondern in richtiger Erkenntnis ihrer Ursachen hilfsbereit und des Erfolges gewiß.

Sieht man nun von meinem Standpunkte aus auf das Heer der Krankheiten herab, mustert man ihre Abteilungen und Züge, so wird nur derjenige wirksame Kur-Maßregeln treffen können, der das Wesen aller dieser Krankheitserscheinungen kennt. Es verhält sich das gnau so wie mit einem Heere, das nur derjenige Feldherr erfolgreich führen kann, der über Wesen und Zusammenhang des ganzen Heeres genau Bescheid weiß. Wer den Zusammenhang des Ganzen nicht kennt, wird gewiß nur Niederlagen erleiden. Ähnlich ist es auch mit dem Spezialistentum der modernen Schule. Dieses Spezialistentum muß notwendigerweise zum Ruin der Wissenschaft, zu immer weiter sich verbreitender Mißachtung führen. Denn wie soll ein Spezialist zur Förderung der Wissenschaft beitragen können, wenn er nur ein Stück des Ganzen behandelt, ohne den Zusammenhang der einzelnen Teile mit dem Ganzen zu beachten?

Nur wer das Ganze richtig auffaßt, nur wer die Natur als ein einheitliches Ganzes ansieht, weiß sie auch in allen ihren Erscheinungen richtig zu beurteilen, weiß ihre Gesetze sich nutzbar zu machen. Wie oft zeigt uns die Natur ein und denselben Stoff in den verschiedensten, einander unähnlichen Formen, nur durch verschiedene Temperaturen bedingt. Ich erinnere nur daran, wie wir das Wasser in seinen verschiedenen Gestalten als Wasser, Eis, Wasserdampf oder Gewölk beobachten. Die Verschiedenheit der Temperatur bedingt allein die Gestalt. Immer ist es ein einheitlicher Stoff, aus dem die Gestalt hervorgeht.

Auch der Diagnose der Nervenkrankheiten steht die medizinische Wissenschaft so unbeholfen gegenüber wie der Heilung derselben, so daß sie in vielen Fällen die Nervenleiden überhaupt nicht zu erkennen vermag. Wie viele Nervenkranke waren in meiner Behandlung, welche zuvor bei vielen Ärzten Hilfe gesucht hatten, ehe sie mich um Rat angingen. Alle diese waren lebendige Beweise für die Unzulänglichkeit der herrschenden Schule auf diesem Gebiete. Vielfach waren sie von ihren Ärzten für völlig gesund erklärt worden mit dem Hinweis, daß ihre Krankheit nur eine eingebildete sei, während ich durch meine Gesichtsausdruckskunde sofort die schwere Belastung des Patienten mit Fremdstoffen feststellen konnte. Alle diese Kranken haben es an ihrem Körper erfahren, wie rasch durch meine Behandlung Besserung in ihrem Befinden eintrat und wie diese Besserung immer mit der Ausscheidung der Krankheitsstoffe Fortschritte machte.

Geisteskrankheiten

In gleicher Weise erschließt sich uns auch die Erkenntnis der gefürchteten Geisteskrankheiten. Auch deren Wesen wird von der modernen Schule vielfach verkannt. Nicht die von ihr angenommenen Ursachen führen das Irrewerden des Gehirns herbei, sondern ganz ausschließlich die in jedem solchen Falle schon jahrelang vorhergehende Belastung der Menschen mit Krankheitsstoffen, welche in der Geisteskrankheit und in der von der Wissenschaft sogenannten progressiven Paralyse* ein in vielen Fällen unheilbares Endstadium erreicht. Wie ich schon früher dargelegt habe, wird diese schleichende latente Belastung allein durch die ganz allmählich schlechter werdende Verdauung infolge naturwidriger Lebensweise hervorgerufen. Freilich werden bei dieser gleichmäßigen unnatürlichen Lebensweise nicht alle Menschen geisteskrank. Es kommt vielmehr ganz auf den Grad und Gang der Belastung an. Geisteskrankheiten sind natürlich nur bei schwerer Belastung möglich und nur dann, wenn bei Rückenbelastung der Kopf bereits ergriffen ist. Die zunehmende Zivilisation trägt nur insofern die Schuld an der Zunahme der Geisteskrankheiten, als sie die Notwendigkeit für die Menschen in sich schließt, von der Natur abzuweichen und deren unabänderlichen Gesetzen zuwider zu handeln. Die Hauptschuld daran muß vielmehr den von der modernen Schule aufgestellten, den Naturgesetzen zuwiderlaufenden Gesundheitsvorschriften und irrtümlichen Ansichten zugeschrieben werden. Durch dieselben ist es bereits dahin gekommen, daß man das Wasser als gesundheitsschädlich meidet und statt dessen nur Bier, Wein und alkoholische sowie kohlensaure oder mineralische Wässer trinkt. Die Männer werden infolge des Tabakrauchens zu Schornsteinen, infolge des Biertrinkens zu wahren Bierfässern. Was ergibt sich weiter? Körperliche Abgespanntheit und Schlaffheit. Kein Wunder, wenn die erschlaffenden Nerven durch immer neue Reizmittel zum Dienst angetrieben werden müssen. Dazu kommt noch vielfach ein ungesunder Aufenthalt in abgeschlossenen Wohnräumen oder in überfüllten Fabriken.

Es ist eine bekannte Tatsache, daß auf dem Lande, wo die Bevölkerung meist noch im engsten Zusammenhange mit der Natur lebt und viel in freier Natur arbeitet, wo jene Laster der Zivilisation und die verkehrten Gesundheitsvorschriften der modernen me-

---

* Der Leser möge beachten, daß dieses Buch im letzten Jahrhundert geschrieben worden ist, als man eine klare Abgrenzung der verschiedenen, meist erblich bedingten Geisteskrankheiten (z. B. Schizophrenie, manisch-depressives Irresein) noch nicht kannte. Auch den Erreger der Syphilis, in dessen Folge es zur progressiven Paralyse, zur Tabes (Rückenmarkschwindsucht) usw. kommen kann, hatte man damals noch nicht entdeckt. (Die Herausgeber).

dizinischen Schule noch keinen allgemeinen Eingang gefunden haben, die Geisteskrankheiten ein so gut wie unbekannter Gast sind. Man findet sie dort höchstens bei den von betrunkenen und angeheiterten Saufbolden erzeugten Kindern. In solchen Fällen vererbt sich auf das Kind eine Belastung, die zur Geisteskrankheit oder schweren anderen Krankheiten führt, weil das Kind doch stets eine getreue Kopie der körperlichen Verfassung seiner Eltern ist.

Durch die vielen alkoholischen Getränke wird nun von dem Körper eine derartige Verdauungsarbeit verlangt, daß ihm zu einer anderen Tätigkeit keine Kraft mehr verbleibt. Es erklärt sich hieraus auf das überzeugendste jene große Ermüdung und der oft unnatürliche Schlaf, in welchen alle Betrunkenen verfallen, solange ihr Magen noch die Verdauung der ihm naturwidrigerweise zugeführten alkoholischen Flüssigkeitsmengen vorzunehmen hat. Der während dieses Verdauungsvorganges im Körper auf das Gehirn ausgeübte Druck durch die sich dabei entwickelnden Gase verursacht die Geistesumnachtung Betrunkener. Ein von einem Betrunkenen oder auch nur in angetrunkenem Zustande erzeugtes Kind wird aber fast immer zu Geisteskrankheit geneigt sein, wenn es überhaupt nicht schon vorher als lebensunfähig zugrunde geht.

Wie nun auch die Geisteskrankheit sich äußern mag, ob sie aus einer ererbten oder erworbenen Belastung hervorgegangen ist, immer wieder wird die gleiche Ursache zugrunde liegen, nämlich eine anormale Verdauung.

Je einfacher und natürlicher der Mensch lebt, desto gesünder und glücklicher wird er sich fühlen. Aus demselben Grunde erklärt es sich auch, daß die Neger während ihrer Sklaverei, durch die sie gezwungen waren, einfach und mäßig zu leben, sowie tüchtig zu arbeiten, frei von Geisteskrankheiten waren. Letztere traten aber unter ihnen sofort auf, als die Befreiten mit den Vorteilen erhöhter Lebensansprüche auch das Gift der modernen Kultur in sich aufnahmen.

Es ist bekannt, daß Frauen weit weniger an Geisteskrankheiten leiden als Männer. Der Grund dafür ist darin zu suchen, daß sie im allgemeinen weit mäßiger leben als die Männer, Tabakrauchen und übermäßigen Genuß alkoholischer Getränke in der Regel meiden.

Bei geisteskranken Frauen liegt fast in allen Fällen eine ererbte Belastung vor, die zur Geisteskrankheit geführt hat.*

Wir beobachten bei vielen Geisteskrankheiten, daß vor ihrem Ausbruche und auch später eine gesteigerte Tätigkeit des Geistes und Körpers oder besondere Fähigkeiten sich zeigen – eine der modernen Schule rätselhafte Erscheinung. Die allmähliche Belastung des Körpers und speziell des Gehirns mit Krankheitsstoffen übt einen steten, sich im Laufe der Jahre hindurch steigernden Druck auf das Gehirn und somit auf die Nervenzentren aus, wodurch in erster Linie eine erhöhte, aber keineswegs normale Tätigkeit dieser Organe geschaffen wird. Dieselbe äußert sich sehr verschiedenartig, wie ich bereits bei den Nervenkrankheiten gezeigt habe. Ohne Ruhe eilen Körper und Geist von einer Arbeit und Beschäftigung zur anderen, ohne jemals den Zustand der Befriedigung und Genugtuung zu finden. Oft tritt diese normale Beschaffenheit bereits als besondere Begabung während des Schulalters auf, die dann vielleicht erst im Mannesalter ins Gegenteil umschlägt. Daher leisten „Wunderkinder" selten im späteren Leben etwas Ordentliches.

Rückenbelastung, durch welche die Hauptunterleibsnerven, das Rückenmark und der Nervus sympathicus schwer in Mitleidenschaft gezogen werden, ist häufig, wenn der Körper sich nicht durch akute Krankheiten von dieser Belastung befreien kann, die Veranlassung zu Geisteskrankheiten. Es wird da möglicherweise durch das latente Fieber ein chronischer Krankheitszustand geschaffen, welcher in der Geisteskrankheit seinen Höhepunkt erreicht. Es ist bekannt, daß oft auch bei akuten Krankheiten allerhand Geistesstörungen, Bewußtlosigkeit, Phantasieren usw. eintreten; solche Störungen kommen und gehen plötzlich, je nachdem der innere Druck der Krankheitsstoffe höher oder niedriger ist. Andererseits aber hat man bei den Irren auch vielfach längere oder kürzere Zeiten völliger Geistesklarheit beobachtet, wenn eben der Druck der Krankheitsstoffe zeitweilig geringer war. Tritt wieder stärkerer Druck der Krank-

---

* So schrieb Kuhne vor 80 Jahren. Heute hat sich der Lebenswandel der Frauen dem der Männer sehr genähert, infolgedessen auch ihre Anfälligkeit für diese Erkrankungen.

heitsstoffe ein, so werden auch jene klaren Augenblicke wieder verschwinden.

Ein vorgeschrittenes Stadium der Geisteskrankheit ist die *progressive Paralyse*. Wenn nun auf Seiten der Schulmedizin behauptet wird, daß die progressive Paralyse gerade unter den „gesündesten" und „kräftigsten" Männern ihre reichste Ernte halte, so ist das wieder ein trefflicher Beleg dafür, wie wenig die moderne Schule *wahre* Gesundheit zu erkennen vermag. Wir sind heute schon einen Schritt weiter gekommen; wissen wir doch, daß eine so schwere Krankheit wie die progressive Paralyse nicht so plötzlich auftreten kann, sondern daß ihre Vorstadien für den Kenner der Gesichtsausdruckskunde schon lange vorher zu beobachten waren! Es ist geradezu undenkbar, daß die gesündesten Männer mit einem Schlage in eine geistige Umnachtung verfallen könnten.

Geisteskrankheiten zu heilen vermag man nur durch Beseitigung der sie bedingenden Belastung. Oft schon sind Geisteskranke durch meine Methode geheilt worden – alles treffliche Beweise für die Richtigkeit meiner Behauptungen! Ich füge hier folgenden Bericht aus meiner Praxis an:

In Begleitung ihrer Eltern fand sich eines Tages ein etwa 23jähriges Mädchen in meiner Sprechstunde ein, das bereits seit Jahren an völliger Geisteskrankheit leidend, ihren Eltern beständige Sorgen und steten Kummer bereitet hatte. Die Belastung des Mädchens lag günstig, und so konnte ich den Eltern mit gutem Gewissen zureden, wenigstens einen Versuch mit meiner Kur zu machen. Die Kranke war in einem solchen Zustande, daß sie sich selber nicht baden konnte, daß vielmehr ihre Mutter genötigt war, dies zu tun. Schon nach vier Wochen hatte sich ihr Zustand so weit gebessert, daß sie die Bäder allein nehmen konnte und sich auch nicht mehr verunreinigte. Nach einem halben Jahre konnte man sie wieder unter die gesunden Familienmitglieder rechnen.

Diese schnelle Heilung war nur möglich, weil der Belastungszustand der Patientin ziemlich günstig lag und sich infolgedessen auch ihre Verdauung verhältnismäßig rasch wieder besserte. Ihre Behandlung erwies sich insofern leichter, als sie sich nicht tobsüchtig, sondern ziemlich teilnahmslos und in sich gekehrt zeigte.

Liegt aber die Belastung ungünstiger oder läßt der Zustand der Geisteskranken eine Behandlung nach meiner Methode überhaupt nicht mehr zu, so ist die Geisteskrankheit auch kaum mehr heilbar. Nicht wenig Fälle sind mir vorgekommen, daß die Geisteskranken zu keinem Bade zu überreden waren. Es kommt bei Geisteskrankheit, da sie ebenso wie Tuberkulose meist ein Krankheits-Endstadium ist, vor allen Dingen darauf an, die Krankheit abzuwenden, so lange es Zeit ist. War dies früher unmöglich, weil man Mittel und Wege dazu nicht kannte und die Krankheit erst gewahr wurde, als es zu spät war, so haben wir heute in meiner Gesichtsausdruckskunde ein unfehlbares Mittel zu verzeichnen, durch welches wir das Herannahen der Geisteskrankheit schon jahrelang vorher zu beobachten und solche Krankheitsanlagen sicher zu beseitigen vermögen.

Da indessen die meisten Geisteskrankheiten bis jetzt für unheilbar gehalten wurden, so sei hier folgender Bericht angeführt, welcher die Haltlosigkeit dieser Ansicht beweisen wird.

Es handelt sich dabei um einen schweren Fall progressiver Paralyse auf syphilitischer Grundlage. Der in Frage stehende Patient litt bereits seit vielen Jahren an schlechter Verdauung, welche infolge geistig aufregender Geschäftstätigkeit beständig schlechter wurde und keiner Behandlung mehr weichen wollte. Im Juli 1892 begab er sich auf Anraten verschiedener Ärzte in das Bad W., woselbst er viel stark mineralhaltigen Brunnen trank. Dieser wirkte so schlecht auf ihn ein, daß sein Zustand besorgniserregend war. Er wußte schließlich nicht mehr, was er sprach. Die vier zu Rate gezogenen berühmtesten Ärzte in B. verordneten, nachdem sie sich in einer längeren Sitzung darüber schlüssig geworden waren, Quecksilbereinreibungen, welche indessen nur zweimal zur Anwendung kamen. Herr P., der Patient, befand sich endlich in einem solchen Zustande, daß er, wenn der Arzt eine Frage an ihn richtete, dieselbe nur nachsprechen, aber nicht beantworten konnte. Nachdem so jede Hoffnung auf Genesung geschwunden, wurde Herr P. nach Wien gebracht, um den für solche Leiden berühmtesten dortigen Arzt zu konsultieren. Die Untersuchung ergab, daß der Kranke an „atrophia cerebri" (Gehirnschwund) auf luetischer Basis, Paralysis progressiva, leide und innerhalb kurzer Zeit ins Irrenhaus müsse. Aussicht auf Besserung war nach Ansicht des Arztes nicht vorhanden, er verordnete aber nichtsdestoweniger Jod zum Trinken, wovon indessen abgesehen wurde. Auf Veranlassung eines Freundes reisten die Angehörigen nun unverzüglich mit dem Kranken nach Leipzig, um mit meiner Kur einen „letzten Versuch" zu machen. Beim Beginne der Kur sprach der Patient kein Wort, war vielmehr vollständig apathisch, alle an ihn gerichteten Fragen nicht beachtend, wie er auch seine Bedürfnisse nicht mehr in menschlicher Weise zu befriedigen vermochte. Der Körper arbeitete vollständig willenlos. Infolge der ableitenden Bäder und der einfachen, naturgemäßen Diät trat sehr rasch Besserung ein, und schon nach dreitägiger Kur war die Verdauung gebessert. In acht Tagen war der Patient wieder seiner vorher umnachteten Sinne mächtig und sprach wieder. Von jetzt ab schritt die Besserung zusehends fort, so daß nach achtwöchentlicher Kur eine vollständige Heilung eintrat und jede Spur progressiver Paralyse verschwunden war.

So liefern denn diese beiden Heilerfolge wiederum einen schlagenden Beweis für die einheitliche Ursache der Krankheiten. Hätten die Geisteskrankheiten mit den bereits früher angeführten Krankheitserscheinungen nicht eine einheitliche Ursache gehabt, so hätten sie nie durch dieselben Mittel geheilt werden können, die sich auch bei allen vorher erwähnten Leiden als so erfolgreich erwiesen.

Lungenleiden, Lungen-Entzündung, Tuberkulose, Asthma, Rippenfell-Entzündung, Lupus.

Jener furchtbare Würgengel, welcher in der Gegenwart die Menschheit in erschreckender Weise heimsucht und seine Opfer in allen Alters- und Berufskreisen fordert, die Lungenschwindsucht, die Tuberkulose, bereitet auch der ärztlichen Wissenschaft große Schwierigkeiten und trotzt scheinbar jeder Heilung.

Ist doch keine Krankheit heute so verbreitet, als gerade die Tuberkulose in ihren verschiedenen Formen und Stadien! Die äußeren Erscheinungen dieser gefürchteten Krankheit sind so verschiedene, daß auch sie selten übereinstimmen. Klagt der eine Lungenkranke über Atemnot, Asthma, so klagt der andere über Kopfschmerzen, ein dritter über schlechte Verdauung, der vierte verspürt nichts, bis er vierzehn Tage vor seinem Ende plötzlich von einer Lungenentzündung heimgesucht wird. Ein fünfter bemerkt ebenfalls nichts, bis er, plötzlich von der „galoppierenden" Schwindsucht befallen, in wenigen Tagen zugrunde geht. Ein sechster leidet nach seiner Meinung an Knochenfraß, während er in Wirklichkeit an Tuberkulose erkrankt ist. Bei vielen Lungenleiden pflegen sich Schmerzen in den Schultern einzustellen, bei anderen wieder zeigen sich Augen- und Gehörleiden und verdecken die wahre Ursache. Ferner sind es nicht selten Halsleiden, Rachen- oder Bronchial-Katarrhe, Stockschnupfen usw., welche auf Lungenleiden zurückzuführen sind. Bei noch andern zeigen sich stete Fußleiden, offene Füße und Unterschenkel, schließlich beobachtet man als Folgeerscheinungen Lupus (fressender Hautwolf) und Flechten, die ebenfalls den Arzt über den wahren Sitz solcher Leiden täuschen können.

Als äußere Merkmale sind bei fast allen Lungenleidenden mehr oder weniger geöffneter Mund, sowohl bei Tage als auch nachts beim Schlafen zum Zwecke schnelleren Atemholens, zu verzeichnen, weil eben die zu große innere Hitze beständig durch schnelle Zufuhr neuer Luftmassen gekühlt sein will.

Der Zweck der Lungen ist der, das im Körper befindliche Blut durch Zufuhr frischer Luft fortwährend zu reinigen. Kann diese Reinigung infolge der Belastung der Lunge mit den sie in ihren Funktionen behindernden Fremdstoffen nicht mehr vollständig vor sich gehen, so werden die zur Ausscheidung bestimmten schlechten Stoffe nach und nach in immer größerer Menge im Körper verbleiben und damit jene Fremdstoffe sehr bald erheblich vermehren. Da nun dieser Vorgang vor allem die Lungen betrifft, so werden sie auch am empfindlichsten heimgesucht. Die Folge davon ist, daß das ganze Blut völlig anormal wird, daß im Innern des Körpers sich eine verzehrende, austrocknende Hitze entwickelt. Durch diese zu große Hitze gerät die Lunge in einen entzündeten, chronisch brandigen Zustand. Die brandig gewordenen Teile wandeln sich dann in ein sogenanntes totes Gewebe um, das nicht selten durch den Auswurf beim Husten seine Ausscheidung findet.

Es ist unmöglich, eine zerstörte Lunge durch das „berühmt" gewordene Tuberkulin wiederherzustellen. Gibt es doch überhaupt kein Mittel, das Zerstörungsprozesse in den Lungen wieder völlig auszugleichen vermag, wohl aber ein solches, welches diesen oft jahrelang allmählich sich heranbildenden Prozeß auf demselben Wege zurückbildet. Durch mein Verfahren ist es gelungen, diese Umkehrung des Krankheitsprozesses durchzuführen. Das Wichtigste bei der Behandlung aller Lungenkrankheiten ist eben das rechtzeitige Erkennen der Vorstadien derselben, wie solche viele Jahre vorher, oft schon im Kindesalter, vorhanden sind. Die Anfangsstadien des Übels betreffen Zustände, von welchen auch der betreffende Patient oft noch nicht die leiseste Ahnung hat. Es fällt daher vielfach oft recht schwer, solche Patienten überhaupt von dem Vorhandensein eines Lungenleidens zu überzeugen. So ist es mir einmal ergangen, als ich in der wohlmeinendsten Absicht einem anscheinend blühend gesunden Mädchen, das in meinen Diensten stand, sagte, daß es schwer lungenleidend sei und mit meiner Kur anfangen möchte, andernfalls es voraussichtlich in Jahresfrist sterben würde. Mir wurde von diesem Mädchen in vollster Entrüstung versichert, es sei kerngesund und bedürfe keiner Kur. Ich schwieg und wiederholte vier Monate vor ihrem Tode noch einmal meine Warnung, jedoch mit demselben vergeblichen Resultate. Drei Monate darauf legte es sich und wurde in weiteren vier Wochen von der sogenannten galoppierenden Schwindsucht dahingerafft.

Nach diesen allgemeinen Erörterungen sei es mir gestattet, die Entstehungsursachen der Lungenkrankheiten einer Besprechung zu unterziehen. Alle Lungenleiden sind stets Endstadien vorangegangener anderer nicht wirklich geheilter, meist durch Medikamente in den Körper zurückgedrängter Krankheitserscheinungen. In erster Linie entspringen sie den Geschlechtskrankheiten, entweder in direkter oder in indirekter Folge, in letzterem Falle also in ihrer Anlage bereits durch Vererbung auf die Kinder übertragen. Diese Fremdstoffe, in einem chronischen Stadium abgelagert, treten bei der Zeugung aufs neue hervor und machen später bei den Kindern sich in Form von Skrofulose oder Tuberkulose geltend. Sind doch die Zeugungsprodukte eine Quintessenz, die genau mit den Eigenschaften der oder des Zeugenden ausgestattet ist und diese Eigenschaften auf das erzeugte Wesen überträgt. Ich habe beobachtet, daß Skrofulose ausnahmslos in späteren Jahren zur Tuberkulose wird, so daß erstere immer als ein Vorstadium zu letzterer anzusehen ist. Daraus erhellt, daß im Anfange, also bei der Skrofulose, der Körper noch so viel Lebenskraft besitzt, um die Krankheitsstoffe mehr nach außen zu drängen und von den edleren Organen fernzuhalten, dann aber nach und nach seine Kraft dazu verliert und schließlich bei der Tuberkulose die Zersetzung innerer Organe durch die Fremdstoffe nicht mehr zu verhindern vermag. Absolut ausgeschlossen ist es, daß wirklich gesunde Menschen bei einer eintretenden Belastung mit Fremdstoffen sofort an Tuberkulose irgendwelcher Art erkranken, mögen dieselben auch noch so viel Tuberkelbazillen eingeatmet haben. Zur Entwicklung der Tuberkulose müssen bereits sehr hohe zerstörende innere Temperaturen vorhanden sein, weil nur in solch abnormen Temperaturen Tuberkelbazillen entwicklungsfähig sind. Solche hohen, anormalen Temperaturen im Körper sind aber nur bei bereits durch Generationen fortvererbten Belastungszuständen oder in solchen Fällen möglich, wo das Individuum durch eine sinnlose, naturwidrige Lebensweise seinen Organismus geschädigt hat.

Die Hauptsache ist, uns klar zu machen, daß alle Lungenleiden, ebenso wie alle anderen Krankheiten, ihre Enstehungsquelle im Unterleibe, d. h. in einer sehr geschwächten Verdauung, haben. Liegt vielleicht auch in den meisten Tuberkulosefällen eine vererbte Krankheitsanlage vor, so darf man sich dieselbe doch nicht so denken, daß etwa eine direkte Durchsetzung der Lungen mit Fremdstoffen eingetreten ist, sondern nur so, daß sich eine im Verhältnis zu allen übrigen Organen schwächere, zartere, widerstandsloser entwickelte Lunge ausgebildet hat. Sie muß, weil sie naturgemäß ihrer geringen Widerstandskraft wegen sich der Fremdstoffe nicht energisch erwehren kann, selbstverständlich ganz besonders zum Sitz derselben werden. Die infolge mangelhafter Verdauung sich im Körper bildenden Fremdstoffe wählen, vermöge der inneren Spannung, ihren Ablagerungsplatz hauptsächlich da, wo sie den geringsten Widerstand finden. Es ist daher für alle, die ererbte Anlagen zum Lungenleiden haben, von großer Bedeutung, jede weitere Belastung des Körpers mit Fremdstoffen zu verhindern.

Dieselbe Ursache, welche die Affen aus den Tropen so schnell in unsern zoologischen Gärten an der Schwindsucht sterben läßt, nämlich eine durch die veränderte Nahrungsweise erzeugte Verdauungsstörung, bringt es auch dahin, daß sie überhaupt so bald an der Schwindsucht erkranken. Das kältere Klima, dem man bis jetzt allein die Schuld in die Schuhe geschoben hat, trägt nur insofern dazu bei*, als in kälteren Temperaturen der Gärungsprozeß der Verdauung langsamer vor sich geht, besonders noch dann, wenn die Tiere nicht einmal die ihnen von der Natur bestimmte Nahrung erhalten können. Dann wirken also zwei für ihre Gesundheit nachteilige Faktoren vereint zusammen. Nicht selten hatte ich Gelegenheit, Affen in ihren verschiedenen Gesundheitsstadien zu beobachten, und ich habe auch vermöge meiner Diagnose genau feststellen

---

* Zur Schwindsucht führt, wie gewisse Beobachtungen in letzter Zeit in den USA ergeben haben, vor allem ihr Aufenthalt in sogar durch Klimaanlagen geheizten Tierhäusern, während sie bei einem dauernden Aufenthalt im Freien gesundbleiben oder wieder gesunden.

können, wie es im Anfang nur die Verdauung war, welche anormal wurde, ehe sich noch andere Leiden zugesellten. Bei uns Menschen ist es genau ebenso, nur liegt die Sache insofern günstiger, als wir den Temperaturverhältnissen angepaßt sind, demnach es nur mit einer unrichtigen Ernährungs- und Lebensweise zu tun haben.

Vielfach beobachte ich bei Lungenkranken, daß der Körper selbst bei Zuführung der ausgesuchtesten Speisen nicht mehr imstande war, sich zu ernähren, vielmehr durch die zu große innere Hitze völlig verdorrte. – Nicht nur die Zusammensetzung der Speisen und die Konzentration der Nährstoffe bilden eine Gewähr für die gute Ernährung des Körpers, sondern vor allem die Verdauungsfähigkeit des betreffenden Organismus. Wie verschieden aber diese Verdauungsfähigkeit ist, weiß der am besten zu beurteilen, der viel mit Kranken zu tun hat. Sind die Lungen selbst stark belastet, so werden sie in vielen Fällen der besondere Ablagerungsort der Fremdstoffe.

Falls Zersetzungsprozesse in der Lunge eintreten, sind es meist die Lungenspitzen, welche zuerst zerstört werden. Dies ist die Folge davon, daß die im Körper befindlichen Fremdstoffe nach oben in die äußersten Lungenspitzen drängen, wo ihnen dann die Schultern eine Grenze setzen. Dies ist die Ursache der vielen Schulterschmerzen und jenes Stechens, welches der Lungenkranke, solange die Lunge noch nicht zerstört ist, so oft empfindet.

Nach diesen Auseinandersetzungen will ich jetzt zu der Erklärung des Entstehens der Tuberkelknoten übergehen. Zur näheren Beschreibung dieser Entstehungsursachen muß ich etwas weiter ausholen. Schon früher habe ich erwähnt, daß ein gesunder Körper stets eine feuchtwarme Haut hat, chronisch Leidende dagegen meist eine trockene, untätige und kalte Haut aufweisen. Im ersteren Fall hat der Körper noch die volle Lebenskraft, um alle für ihn nachteiligen Stoffe nach außen herauszuschaffen, im anderen nicht mehr. Hier bleiben also viele zur Ausscheidung bestimmte Stoffe im Körperinnern sitzen und bilden so die Disposition zu Krankheiten. Nun wird man aber schon vielfach die Beobachtung gemacht haben, daß sich bei manchen Leuten zu bestimmten Jahreszeiten periodisch stets Hautgeschwüre, meist am Gesäß, am Hals oder an den Armen, einzustellen pflegen. Vorher hat dann dem Betreffenden schon lange eine gewisse Schwere im ganzen Körper gelegen, die erst mit der Entleerung der Geschwüre ihr Ende erreichte. Nach der Beendigung dieser Geschwürskrise fühlt sich der Patient wieder wesentlich leichter und frischer. Verfolgen wir diesen Vorgang noch etwas weiter und namentlich die Entstehung solcher Geschwüre. Zuerst beobachten wir, daß dort, wo sich ein Geschwür bilden will, schon Tage und Wochen vorher eine etwas harte Stelle entsteht, die sich allmählich zu röten anfängt. Sie nimmt dann an Umfang zu und erhebt sich immer höher, so daß sie schließlich einen dicken, festen Knoten in der Haut bildet, der, Schmerzen erzeugend, sich immer mehr rötet und entzündet. Es findet dabei von allen Seiten ein beständiges Ziehen nach diesem Knoten hin statt, das namentlich bei Bewegungen oft äußerst empfindlich ist. Hat die Geschwulst ihren Höhepunkt erreicht, so geht sie aus ihrem harten Zustande allmählich in einen weicheren über, bis sich ihr immer weicher werdender Inhalt eine Öffnung durch die Haut schafft und nach außen entleert. Hierdurch ist dann der zur Bildung dieses Geschwürs erforderlich gewesene Krankheitsstoff vom Körper direkt nach außen geschafft worden. Es stellt dieser Vorgang also nichts weiter dar, als eine vom Körper selbst bewerkstelligte kritische Ausscheidung von Fremdstoffen. Es fragt sich nun, aus welchem Grunde beobachten wir diese Erscheinung nicht bei allen? Schon oben habe ich erwähnt, daß wir mit dem Schweiß dieselbe Erfahrung machen. Bei manchen ist er da, bei anderen nicht. Dies liegt in dem verschiedenen Grade der Lebenskraft. Da, wo der Körper noch über einen größeren Vorrat von Lebenskraft verfügt, schafft er, wenn die Krankheitsstoffe aus den natürlichen Ausscheidungsorganen nicht alle zur Ausscheidung gelangen, sie in Form von Geschwüren nach der äußeren Haut. Besitzt der Körper aber nicht mehr ein so hohes Maß von Lebenskraft, um solche Krisen vollziehen zu können, sei es, daß er durch Medikamente geschwächt ist oder auch erst während der Krise geschwächt wurde, sei es, daß er durch naturwidrige Lebensweise dahin gelangt ist, dann finden zwar auch noch Zusammenziehungen und Zusammenballungen der Krankheitsstoffe, genau wie vorher beim Geschwür, statt, aber der Körper kann sie nicht mehr an die äußere

Haut schaffen und durch ein Geschwür beseitigen. Wohl bilden sich auch jetzt noch bei diesen Zusammenziehungen zunächst harte Stellen, welche keinerlei Schmerzen hervorrufen, dann aber bleibt der Prozeß in einem unvollendeten Stadium stehen, und statt des Geschwürs haben wir jetzt einen sogenannten Knoten. Dieser ist also nichts weiter, als ein unentwickeltes Geschwür oder eine Quantität in einen Haufen zusammengezogener Krankheitsstoffe, welche der Körper in manchen Fällen sogar einkapselt: Besitzt der Körper noch einige Lebenskraft, so bringt er diese Knoten noch bis dicht unter die Haut. Wir können sie dann am Halse und auch an vielen anderen Stellen oft massenweise deutlich fühlen und sehen. Wo die Lebenskraft dagegen nicht mehr ausreicht, um den Prozeß so weit zu fördern, bilden sich solche Knoten auch schon im Inneren des Körpers. Diese werden dann als Tuberkelknoten bezeichnet. Gelingt es uns, durch irgendwelche Mittel die Lebenskraft des Körpers zu erhöhen, so werden wir auch sofort eine Veränderung an den Knoten wahrnehmen. Schon früher hat man bei der Wasserbehandlung zahlreiche Geschwürsbildungen beobachtet. Der Körper wurde durch diese Behandlungsweise, wie sie auch heute noch von Seiten der Naturheilkunde angewendet wird, wieder soweit in seiner Lebenskraft gestärkt, daß er den unvollendet gebliebenen Vorgang weiter fortsetzen konnte, wodurch es dann zur Bildung von Geschwüren kam. Da, wo wir die Lebenskraft im Körper in noch größerem Maße, als es durch jene Methoden möglich ist, beeinflussen und heben können, gelingt es uns sogar, die Knoten auch direkt zur Zerteilung und Auflösung zu bringen. Bewerkstelligen wir dann eine genügend schnelle Ableitung dieser zerteilten Stoffe nach den natürlichen Ausscheidungsorganen, wie dies durch ableitende Bäder möglich ist, und führen wir dem Körper vor allen Dingen keine weiteren Krankheitsstoffe durch die Nahrung zu, so kommt es nicht mehr zu der lästigen Geschwürbildung auf der Haut, sondern die Knoten zerteilen sich und lösen sich im Innern genau wieder so auf, wie sie sich ursprünglich gebildet haben. Durch die Wasserbehandlung kam es wohl auch wieder zur Auflösung der Knoten, indessen es fehlte die zielbewußte Ableitung der Fremdstoffe, und so stellten sich meist dort, wo der Körper noch die dazu erforderliche Lebenskraft besaß, Geschwürsbildungen ein, die bei meiner Behandlung so gut wie ganz fortfallen. Es ist mir gelungen, die Ableitung der Fremdstoffe in natürlicherer und schnellerer Weise zu bewirken. So haben wir gesehen, daß die Tuberkelknoten nichts anderes sind als unentwickelte Geschwüre.

Jetzt, wo wir die Entstehungsweise und das wahre Wesen der Tuberkelknoten kennen gelernt haben, ist uns auch der Weg zu ihrer Beseitigung vorgeschrieben. Wir werden uns jetzt selber sagen, daß ein Herausschneiden der Knoten, wie es bei der Schulmedizin üblich ist, das verkehrteste Mittel zu ihrer Heilung sein muß. Wird dadurch doch nur die äußere Erscheinung, niemals aber die Ursache der Knoten beseitigt. Heilen lassen sich diese Knoten nur durch eine Stärkung der Lebenskraft, wodurch der Körper dann von selbst in den Stand gesetzt wird, die Knoten zur Ausscheidung zu bringen. Bei der Eigentümlichkeit der Lebenskraft im Körper und den Bedingungen des Lebens, lassen sich solche Knoten, selbst in verkalktem Zustande, genau auf ihrem Entstehungswege wieder zurückbilden und bis zur vollen Ausscheidung aus dem Körper bringen, was freilich mitunter ein jahrelanges Fortsetzen meiner Kur erheischt.

Die aus dem Gärungsprozeß hervorgegangenen Fremdstoffe nehmen nicht immer die gleichen Wege und so geschieht es, daß bei dem einen zuerst die Lungenspitzen angegriffen werden, bei dem anderen dagegen die Gärungsmassen mehr in der Mitte oder vorn in die Höhe steigen und Asthma sowie Katarrhe oder Entzündungen der Luftwege aller Art erzeugen. Eine Entzündung der letzteren ist überhaupt bei den meisten Lungenleidenden, wenn auch vielfach im latenten Stadium, vorhanden.

Die verschiedenen chronischen, latenten Belastungszustände der Lungen führen auch zu ihren akuten Entzündungskrankheiten, wie

Lungenentzündung und Rippenfellentzündung

Es handelt sich hier stets um hitzige Heilkrisen, in welche der Körper bei der Hinausschaffung der Fremdstoffe gerät. Sie führen, wenn man sie nicht zu behandeln versteht, leicht zum Tode. Bei meiner Methode sind diese hitzigen Fieberkrankheiten aber meist recht ungefährlich. Wir haben bei Anwendung der ableitenden Bäder die Krankheit vollständig in der Hand, so daß sie dem Organismus kaum gefahrbringend werden kann. Die Heilung aller dieser akuten Krisen ist meist eine überraschend schnelle.

Zum besseren Verständnis möge hier wieder ein Kurbericht aus meiner Praxis Platz finden. Eines Tages wurde ich in eine Familie gerufen, in welcher ein neunjähriges Mädchen an Lungenentzündung schwer darnieder lag. Der Hausarzt, ein Allopath, hatte das Kind bereits zwei Monate lang erfolglos mit Kreosot behandelt und die Verdauung mit diesem Gifte bereits soweit heruntergebracht, daß die Eltern den baldigen Tod ihrer Tochter erwarteten. Da wurde ich noch im letzten Momente zugezogen. Ich sagte den Eltern, daß, wenn die Anordnungen ihres Hausarztes unterlassen und die meinigen streng befolgt würden, voraussichtlich schon in kurzer Zeit Besserung eintreten werde. Und so kam es auch. Bereits am zweiten Tage der Kur trat eine sichtbare Besserung ein, und nach acht Tagen war das Mädchen jeder Lebensgefahr entrückt. Schon nach einigen Wochen konnte es wieder im Freien herumlaufen. Wäre in diesem schweren Falle gleich zu Anfang meine Kur und nicht erst zwei Monate lang die naturwidrige Kreosotbehandlung angewendet worden, die Heilung wäre in einigen Tagen ebenso vollständig erfolgt, wie nunmehr in einigen Wochen.

Bei allen Lungenleidenden beobachten wir im Innern der Lungen hohe Temperaturen. In den Lungen findet nämlich bei der Ein- und Ausatmung schon an und für sich eine rasche Zersetzung der atmosphärischen Luft bzw. des Sauerstoffs statt, wobei der Sauerstoff teilweise im Körper verbleibt, die bei dem Stoffwechsel entstehende Kohlensäure (mit dem in der Luft vorhandenen Stickstoff) aber wieder ausgeatmet wird. So vollzieht sich in ununterbrochener Folge in unserem Körper ein Zersetzungs- (Verbrennungs-)prozeß in den Lungen, den zu ergründen unsere Chemie lange Zeit viel Mühe gekostet hat. Er ruft an und für sich schon hohe Temperaturen hervor, die noch mehr steigen und anormal werden, sobald Belastungs- und Gärungszustände der Fremdstoffe im Innern der Lungen vorliegen.

Schon früher habe ich gezeigt, daß Bazillen durch die Gärungsvorgänge der Fremdstoffe sich vermehren und ihre Entwicklungsfähigkeit je nach ihrer Verschiedenheit stets an bestimmte Temperaturen gebunden ist. Weil die Tuberkulose stets von sehr hohen Temperaturen begleitet zu sein pflegt, so ist damit auch die Bedingung zur Entwicklungsfähigkeit des Tuberkelbazillus in den Lungen gegeben.

Die moderne Schule strebt danach, in der Regel jede Krankheit mit dem Vorhandensein eines bestimmten Bazillus zu erklären. Sie vergißt indessen dabei ganz, daß gerade so, wie ein und dieselbe Pflanze in verschiedenen Klimaten verschieden sich entwickelt, wie das Gefieder ein und derselben Vogelgattung in verschiedenen Klimaten verschieden wird, so auch alle Bazillen in ihrer Entwicklung von dem Nährboden abhängig sein müssen, den sie im Körper vorfinden.

Demjenigen, der meinen Ausführungen mit Aufmerksamkeit gefolgt ist, wird es ein Leichtes sein, den Weg zur Heilung der Lungenkrankheiten zu finden. Es muß eine fortwährende Anregung und Hebung der Lebenskraft erfolgen, bis eine Rückbildung der anormalen Zustände im Körper eingetreten ist. Um dies zu erreichen, ist neben der Berücksichtigung meiner diätetischen und sonstigen Verhaltungsmaßregeln die Anwendung meiner ableitenden Bäder durchaus notwendig. Das schwierigste bleibt dabei, die Bäder in der richtigen Aufeinanderfolge zu nehmen. Die sehr hohen Temperaturen im Körper erlauben zunächst nicht die Herabsetzung derselben auf längere Zeit. Es muß also nicht nur die Zeitdauer, sondern auch die Zeitfolge der Bäder, genau dem Zustand des Patienten entsprechend, geregelt werden. Dies kann aber nur unter der Aufsicht eines mit der arzneilosen Heilkunst Vertrauten erlernt werden, zumal gerade für diesen wichtigen Punkt im allgemeinen noch jedes tiefere Verständnis fehlt. Fürsorge für frische, sonnendurchstrahlte Luft und längerer Aufenthalt in der frischen Außenluft bleiben die den Heilprozeß unterstützenden Momente, die man nie aus den Augen verlieren darf.

Was die Tuberkulinimpfung anbelangt, so verwerfe ich diese auf das entschiedenste. Ihre „Wirkung" erklärt sich sehr einfach. Der Giftstoff, der den Tuberkelkranken eingeimpft wird, wirkt unter Umständen gerade auf die Fremdstoffe wie vergleichsweise die Hefe auf den Brotteig, also Gärung (Fieber) erzeugend. Es kann damit in dem ursprünglichen Gärungszustand der Fremdstoffe eine Veränderung eintreten, die selbstverständlich wieder an andere, innere Temperaturen gebunden ist. Die Folge davon ist, daß der nur in seiner früheren Temperatur entwicklungsfähige Tuberkelbazillus in ein anderes Stadium übergeht, was dann gewöhnlich mit Absterben bezeichnet wird. Sicherlich kommt es aber niemals zu einer völligen Ausscheidung der Fremdstoffe oder zu einer völligen Beseitigung der Grundursache. Die Impfung ist und bleibt ein Scheinheilmittel, dessen höchst verderbliche Wirkungen früher oder später zur Geltung kommen müssen. So hat denn auch schon nach wenigen Monaten jener ursprünglich große Freudenrausch, den die Tuberkulin-Impfung hervorrief, hinterher einer namenlosen Enttäuschung Platz gemacht. Von allen Seiten hörte man, sogar auch von selbständig denkenden Ärzten der modernen Schule, nur Nachteiliges darüber und heute hat jene Impfung kaum noch ein historisches Interesse.

Eine wirkliche Heilung vorgeschrittener Lungenleiden kann durch jahrelange, zielbewußte Anwendung meiner Kur erreicht werden. Bei sehr weit vorgeschrittenen Lungenkrankheiten indessen wird das schwerlich möglich sein. Der Zustand solcher Patienten kann aber wenigstens bis zum letzten Augenblick erträglich gestaltet werden. Die Heilbarkeit der Lungenkrankheiten hängt somit nur von der Lebenskraft des Patienten und davon ab, ob sich die Verdauung noch heben läßt. Gelingt es, dieselbe dauernd zu bessern und normaler zu gestalten, so tritt auch überraschend schnell eine Besserung ein, gelingt dies nicht, so ist auch eine Heilung ausgeschlossen. Viele Patienten habe ich in meiner Kur gehabt, welche in unglaublich kurzer Zeit von ihren Lungenleiden befreit wurden, weil es gelang, ihre Verdauung schnell zu bessern. Dagegen habe ich bei anderen, welche schon feste Eiterknoten in den Lungen hatten, beobachtet, wie die Rückwärtsbildung dieser Knoten Jahre erforderte. Jedesmal, wenn sich ein solcher Knoten auflöste, trat eine heftige Krisis ein, die, wenn auch an sich nicht gefährlich, doch oft recht schmerzhaft verlief. Meine Methode ermöglicht es, die inneren Temperaturen zu regulieren, wodurch, wenn dies richtig geschieht, die Fremdstoffe wieder rückwärts geleitet werden. So wird dann allmählich eine Heilung erzielt.

Ist der Körper noch kräftig, so sind Reibesitzbäder das beste Mittel zur Entfernung der Fremdstoffe aus Lunge und Unterleib. Strenge Diät und Sorge für gute Luft sind natürlich außerdem unerläßlich.

Da, wo es sich um solche Kranke handelt, deren Lungenleiden bereits sehr weit vorgeschritten ist, regen diese Bäder zu sehr an, in allen solchen Fällen sind milde Rumpffreibebäder am Platze. Das Wasser mag dann 27,5 bis 30° C genommen werden und es muß bis an die Schultern reichen. Der Kranke bleibt anfangs 5 Minuten, später länger im Bade, ganz nach Bedürfnis, und wiederhole das Bad mehrere Male täglich. Sollte sich der Körper dabei kräftigen, so können später noch Reibesitzbäder angewendet werden. Oft wird jedoch die Lebenskraft und die Reaktionsfähigkeit des Körpers nicht mehr ausreichen, eine Heilung herbeizuführen, dann aber werden diese Bäder doch immer noch Erleichterung bringen. Ist die Verdauung noch besserungsfähig, so ist sogar noch Hoffnung auf Genesung vorhanden.

Zum Schlusse seien auch hier einige Heilungsfälle berichtet:

Asthma

Eine 65jährige Dame litt an hochgradiger Atemnot, daß der sie behandelnde Arzt, dessen Kreosotpillen und Pulver ihren Zustand, besonders ihre Verdauung nur noch verschlimmert hatten, ihr als letzte Hilfe einen Aufenthalt im Süden anriet, weil es nach seiner Meinung kein Mittel gebe, das bei so vorgeschrittenem Asthma noch erfolgreich sein könne. Kaum 10 Schritte konnte sie hintereinander fortschreiten, so sehr wurde sie von der Atemnot gequält. Wer aber die Heilmittel der modernen Schule kennt, der weiß, daß die Versendung der Kranken in ein wärmeres Klima dasselbe bedeutet als „Dir ist nicht mehr zu helfen! Von unserer Seite bist Du aufgegeben, probiere, ob Dir Mutter Natur noch helfen kann!." Die gleiche Empfindung hatte auch diese Patientin, weshalb sie auf Empfehlung einer Freundin in meine Behandlung trat und ihrem Arzte erklärte, sie wolle lieber sterben, als ihr Leben in der Ferne aushauchen. So begann sie Anfang Dezember meine Kur bei schlechtem, nebeligem Wetter. Der Druck der Fremdstoffe nach oben war sehr bedeutend. Sie befolgte aber meine Verordnungen auf das gewissenhafteste, und so währte es nicht lange, bis jener Druck nach oben nachließ, nachdem ihre Verdauung erfreulicherweise gebessert war. Die Ausscheidungen der Fremdstoffe erfolgten durch Schweiße und Ausleerungen in ergiebiger Weise. Täglich nahm sie nach meiner Angabe ableitende Bäder und des öfteren ein Dampfbad. In wenigen Monaten war bei ihr die Rückwärtsbildung der Krankheit beendet. Alle jene Erscheinungen, welche seiner Zeit bei der Entwicklung ihres Leidens aufgetreten waren, stellten sich auch bei dieser Patientin wieder ein, nur daß die Rückbildung ungefähr zwölfmal so schnell ging, als die vorherige allmähliche Belastung. In jedem Monat Kur hatte sie ungefähr eine zwölfmonatige Belastung gehoben, so daß sie in drei Monaten vollständig von ihrem Asthma befreit war.

Noch ein weiterer interessanter Fall von Asthma möge hier Platz finden. Er betrifft einen Herrn von ca. 60 Jahren, der, schon mehrere Jahre an jenem Übel leidend, von seinen Ärzten vollständig aufgegeben war. Infolge jahrelang angewandter Medikamente, war die Heilkraft seines Körpers außerordentlich geschwächt. Schon die ersten Bäder brachten dem Patienten Linderung. Da diese im Anfang nur während des Badens und kurze Zeit danach anhielt, badete der Patient öfter, als ich ihm empfohlen hatte. So nahm er auch nicht selten des Nachts ein Bad, weil ihn der quälende Husten ohnehin nicht schlafen ließ. Hatte er eine halbe Stunde gebadet, so konnte er eine Stunde ruhig schlafen, bis mit dem zunehmenden Fieber der Husten wieder so mächtig wurde, daß ein weiteres Schlafen unmöglich erschien. Während der Bäder gewann sein Körper dann jedesmal so viel Lebenskraft, daß er große Mengen eitrigen Auswurfs aushusten konnte, was ihm dann stets Erleichterung schaffte. Von Monat zu Monat wurde der Patient, der vorher ein Todeskanditat erster Klasse war, immer frischer, lebhafter und lebensmutiger. Nach reichlich einjähriger Kur hat er ferner noch so viel erreicht, daß sein fast kahler Kopf einen nicht unerheblichen Nachwuchs grauer Haare erhielt, ein Erfolg, der alle seine Bekannten in Erstaunen setzte.

Tuberkulose (vorgeschrittene)

In meine Sprechstunde kam eine 30jährige Frau, die an vorgeschrittener Tuberkulose litt. Sie atmete fast immer mit offenem Mund, besonders auch beim Schlafen. Ihre Mutter war im 45. Lebensjahr an Lungenschwindsucht zugrunde gegangen. Sie hatte die Anlage zu diesem Leiden allen ihren Kindern mit auf den Weg gegeben. Als Kind war die Patientin, wie auch ihre Geschwister, sehr skrophulös gewesen. Als Mädchen von 20 Jahren hatte sie ein sogenanntes Vollmondgesicht mit knallroten Backen gehabt, die im Winter oft blaurot wurden. In den zwanziger Jahren verlor sich allmählich Korpulenz und Knallröte der Backen und machte einer normalen Körperbeschaffenheit Platz. Die vererbte Anlage zur Lungentuberkulose machte sich indessen gegen Ende der Zwanziger Jahre wieder mehr bemerkbar. Die Verdauung wurde unregelmäßig, Hartleibigkeit wechselte mit Durchfall, und Farbe wie Geruch der Exkremente zeigten deutlich, wie verschieden und anormal der Gärungsprozeß der Verdauung in diesem Körper vor sich gehen mußte. Neben häufigen Kopf- und Zahnschmerzen, stellten sich zeitweilig Schmerzen und Stechen in der Brust und in den Schultern ein. Diese Schmerzen finden immer nur während des Zerstörungsprozesses statt; sind Teile der Lunge schon zerstört, so hören auch jene Schmerzen auf. Namentlich war auch die Menstruation der Patientin stets schmerzhaft und unregelmäßig, setzte oft monatelang aus, um schließlich wieder zu häufig einzutreten. Daneben verspürte sie allgemeine Müdigkeit, große Ängstlichkeit und Unzufriedenheit. Der, welcher meine Gesichtsausdruckskunde nicht kannte, mußte diese Frau, als sie in meine Behandlung trat, für ein Bild der blühendsten Gesundheit halten. Schöne rote Backen und auch sonst vollkommene Körperfülle täuschten jeden Uneingeweihten über den verhängnisvollen Zustand jener Patientin. Mit vollem Verständnis und dem Bewußtsein ihres schweren Zustandes begann die Dame meine Kur. Täglich ableitende Bäder, Schweißanstrebung, zugleich völlig reizlose Diät, sowie viel Aufenthalt in frischer Luft waren meine hauptsächlichsten Verordnungen. Dadurch wurde ihr Allgemeinbefinden bereits in einem halben Jahre soweit gebessert, daß ihr das Treppensteigen und längeres Gehen, das sie vordem sehr ermüdet hatte, gar keine Anstrengung mehr verursachten. Eine befriedigende Verdauung und eine bei weitem größere Zufriedenheit trat ein, und auch alle Kopfschmerzen verschwanden. Man konnte deutlich sehen, wie die Belastung ihren Rückweg von oben nach dem Unterleibe eingeschlagen hatte. Zweimal traten während des ersten Jahres der Kur heftige Krisen ein, wenn sich Knoten in der Lunge auflösten. Während dieser Krisen, die zwei bis drei Wochen dauerten, fühlte die Patientin nicht selten eine vorübergehende Schwäche, eine Heilkrisis, welche bei ihrem chronischen Zustande nicht auffällig erschien.

Im zweiten Jahre der Kur ist der Zustand der Patientin wiederum ein bedeutend besserer geworden. Krisen hatten sich nur zwei eingestellt und so war schließlich nach fast zweijähriger Kur ihr schweres Lungenleiden geheilt.

Tuberkulose

Noch ein anderer, ebenfalls beachtenswerter Kurbericht sei hier mitgeteilt. Er betrifft einen, nach Aussage berühmter Ärzte an Tuberkulose erkrankten Herrn von etwa 40 Jahren, dem man einen dauernden Aufenthalt im Süden Italiens angeraten hatte. Ich untersuchte den Patienten und stellte durch meine Gesichtsausdruckskunde fest, daß das Lungenleiden hier ein sehr chronisches war, so daß ihn der Aufenthalt im warmen Klima höchstens noch ein Jahr am Leben erhalten konnte. Ich ließ ihn sofort mit meiner Kur beginnen. Während derselben stellte sich bereits nach vier Wochen unter steter Besserung des Allgemeinbefindens ein vorübergehender Blasen- und

Darmkatarrh ein, an welchem er nämlich vor neun Jahren schon heftig und längere Zeit gelitten hatte. Derselbe trat indessen jetzt in weit milderer Form auf und war innerhalb 14 Tagen geheilt. Indem durch mein Verfahren die Lebenskraft im Körper erhöht wurde, traten diese chronischen, früher unterdrückten Leiden in akuter Form nochmals auf. Auch einen vorübergehenden Tripper mußte der Patient erleben, an welchem er in den 20er Jahren wiederholt gelitten hatte, der aber stets nur unterdrückt worden war. Dieser war in zwei Wochen beseitigt, das Lungenleiden hatte mittlerweile eine völlig veränderte Form angenommen, so daß der Patient glaubte, er sei vollkommen gesund. Auf mein Anraten setzte er aber die Kur noch einige Zeit fort und nach einem halbjährigen Gebrauch derselben war er vollständig geheilt.

Knochentuberkulose und Knochenfraß

Sehr viele mit diesem Leiden behaftete Patienten habe ich in meiner Behandlung gehabt und ich habe sehr günstige Resultate an ihnen erzielt. Fast in allen Fällen hatten jene Kranke in ihrer Kindheit an der englischen Krankheit (Rachitis) gelitten, gewissermaßen einem Vorstadium zu dem späteren Leiden. Die Knochen waren bereits von Geburt an mürbe, morsch und leicht brüchig, das war bei den meisten mit Sicherheit festzustellen. Zur Zeit der Pubertät oder auch noch früher stellte sich dann Knochenfraß ein, wobei die Knochen der Beine oder Arme teilweise in Eiterung übergingen und sich wie ein Schwamm ausdehnten, während die Gelenke stark anschwollen. Oft waren schon Gliedmaßen, Beine und Arme von den Chirurgen amputiert worden. Die meisten Patienten galten auch für unheilbar, ehe sie in meine Behandlung kamen. Bei meiner Kur begann sofort die Rückbildung des Krankheitsprozesses. Amputierte Glieder lassen sich aber nicht ersetzen, und so sind Operationen in allen Krankheitsfällen nach meiner Ansicht die zu ihrer Heilung ungeeignetsten Mittel. Ich behaupte geradezu, daß durch solche naturwidrige Eingriffe noch niemals ein derartiges Leiden wirklich geheilt oder dessen Ursache beseitigt worden ist. Nur wenn man es versteht, solche

Krankheitsprozesse auf demselben Wege, den sie gekommen, zurückzubilden, sind sie heilbar.

So kann ich mich eines in meiner Behandlung gewesenen Knaben erinnern, bei welchem beide Schienbeine vom Knie bis an das Fußgelenk vollständig offen und zur Hälfte durchgeeitert waren. Die Ärzte wollten beide Beine amputieren, worauf die Eltern mit dem Knaben zu mir kamen. Die ableitenden Bäder, verbunden mit reizloser Diät, wurden begonnen, und bereits nach vier Wochen fingen die offenen Knochen an, sich von innen heraus zu schließen. Die Haut wölbte sich über die 8 Zoll langen Wunden genau so, wie bei einem Baum, dessen Rinde über eine schadhafte Stelle wächst. In sechs Monaten waren beide Beine bis auf zwei kleine, unwesentliche Schorfstellen gesundet, die in weiteren zwei Monaten ebenfalls völlig verheilten. Zu gleicher Zeit war das Allgemeinbefinden des Knaben ein völlig verändertes geworden, seine verzweifelte Melancholie hatte einer echten Kinderheiterkeit Platz gemacht.

Ein anderer Fall betrifft einen zehnjährigen Knaben, der ein tuberkulöses Knie hatte, das ebenfalls amputiert werden sollte. Hier dauerte es über neun Monate, bis sich die Krankheitsstoffe alle aus dem Kniegelenk nach dem Krankheitsherd, dem Unterleib, hingezogen hatten, wo sie in einer drei Monate eiternden Hüftknochenwunde zur Ausscheidung kamen. Über ein Vierteljahr war dann noch erforderlich, um wieder so weit zu kommen, daß der Knabe wie andere Kinder gehen und laufen konnte.

Lupus (Fressender Hautwolf)

Die zahlreichen Heilerfolge, die auch bei Lupus durch mein Verfahren erzielt worden sind, beweisen deutlich, daß meine Einheitslehre uns auch bei diesen Krankheitserscheinungen nicht im Stich läßt. Ein Lupusfall von allgemeinem Interesse möge hier Erwähnung finden.

Die Patientin war 41 Jahre alt. Bis zur Impfung, im zweiten Lebensjahre, war sie völlig gesund gewesen, von da ab datierte ihr Elend. Nach der Impfung stellte sich ein hartnäckiger Hautausschlag ein, der sich im zehnten Lebensjahre zu Gesichts-Lupus ausbildete. Über 30 Jahre lang hatte diese Dame an dieser sie schmerzlich entstellenden Krankheit gelitten, ohne Hilfe zu finden, obgleich sie viele berühmte Ärzte konsultiert hatte. Ihr Gesicht sah höchst abschreckend aus, sie konnte sich tatsächlich nirgends sehen lassen, ohne daß sich ihre Mitmenschen vor ihr entsetzten. In diesem hilflosen Zustande kam sie zu mir, hatten doch alle Ärzte ihr Leiden für unheilbar erklärt! Die Untersuchung ergab eine sehr günstig liegende Belastung, weshalb ich ihr auch begründete Aussicht auf schnellen Erfolg machen konnte. Die Kur bestätigte in der Tat das Gesagte. Schon in vierzehn Tagen hatten sich die entstellenden lupösen Hautstellen im Gesicht sehr verändert und sahen kaum mehr abstoßend aus. Aber wie hatte sich innerhalb dieser kurzen Zeit auch ihre Verdauung, auf die man früher nie Rücksicht genommen, verbessert! Die Folge davon waren kolossale Ausleerungen, mit welchen die kranken Säfte ausgeschieden wurden. In sieben Wochen hatte die Patientin eine normale Hautfarbe erlangt.

Nur dem Umstande, daß in diesem Krankheitsfalle eine Vorderbelastung vorlag, war ein so schneller Erfolg zu verdanken.

Es sind mir auch Lupus-Fälle bekannt, die zwar lange nicht so eingewurzelt waren, die aber trotzdem viel längere Zeit zur Heilung bedurften. Die langwierigsten Fälle sind erfahrungsgemäß solche, in denen eine Rücken- und linksseitige Belastung vorliegt.

Manche solcher Patienten haben schon nach einigen Wochen die Kur wieder eingestellt, weil sie noch keine besonderen direkten Veränderungen, höchstens eine Besserung der Verdauung, wahrnehmen konnten. Sie besaßen leider nicht die Ausdauer, um die zur Heilung ihrer Krankheit notwendige Zeit abzuwarten.

Ein sehr günstiger Erfolg mit meiner Heilmethode wurde an einer Dame in Stettin erzielt. Dieselbe litt 19 Jahre lang an Gesichts-Lupus und konnte sich vor keinem Menschen mehr sehen lassen. Sie ging stets tief verschleiert, damit ihr entstelltes Gesicht nicht zu sehen war. Alle Heilmittel, über welche die moderne medizinische Wissenschaft verfügt, hatte Frl. Sch. 19 Jahre lang erfolglos erprobt, bis sie in meine Behandlung trat, die ihr sofort Besserung und Heilung brachte, so daß sie mir unaufgefordert folgendes Dankschreiben zukommen ließ:

Hochgeehrter Herr Kuhne!
Mein Befinden nötigt mich, Ihnen meinen wärmsten Dank für die gute Wirkung Ihrer Kur bei meinem schweren Leiden auszusprechen. Ich gebrauche selbige mit dem besten Erfolge, fühle mich jetzt wieder kräftig und wohl, so daß ich meiner Beschäftigung wieder ohne Beschwerden nachgehen kann. Ich fühle mich um so glücklicher, weil sämtliche Ärzte, welche ich in einem Zeitraum von 19 Jahren konsultierte, nicht imstande waren, mir zu helfen oder auch nur Linderung zu verschaffen. Ich empfehle aus diesem Grunde allen Leidenden, seien sie, welcher Art sie wollen, diese Methode aus der festen Überzeugung auf Besserung und bitte Sie, sehr geehrter Herr Kuhne, dieses im Interesse der Sache und der Leidenden zu veröffentlichen. Mit größter Hochachtung und aufrichtiger Dankbarkeit zeichnet ergebenst
A. Sch., Stettin.

Geschlechtskrankheiten

Hinweg mit der Prüderie, hinweg mit der falschen Scham, die nur der Schleier unheilvoller Verblendung ist und Übel im Geheimen wuchern und verderbenbringend aufschießen läßt, die im Lichte der Erkenntnis, im Strahl der reinen natürlichen Vernunft nicht bestehen könnten! Offen und ohne Scheu muß von dem verborgenen Übel der Menschheit, von ihren heimlich gehaltenen Leiden gesprochen werden. Ist doch das Unheil, das gerade die Geschlechtskrankheiten den Menschen zufügen, so verbreitet und so gewaltig, daß es eine Sünde wäre, wenn ich meine Erfahrungen über dieselben verschweigen wollte, zumal ich durch mein neues Heilverfahren in bis jetzt unübertroffener Weise Herr über diese Krankheiten geworden bin. Gerade durch die allgemeine Unkenntnis über das Wesen der Geschlechtskrankheiten und besonders durch deren Behandlung mit Medikamenten wird ein so großes Elend unter die Menschheit gebracht, daß es schon aus diesem Grunde notwendig erscheint, durch ein offenes Wort aufklärend zu wirken. Daß gerade heute die Geschlechtskrankheiten mehr denn je in so erschreckender Weise um sich greifen, kann füglich nicht bestritten werden, und so ist es namentlich die Syphilis, welche, jährlich Hunderttausende von Opfern fordernd, eine Unzahl Leidender in unsagbares Elend stürzt.

Die bisherigen Heilmethoden, ausgenommen die Naturheilkunde, stehen der Syphilis machtlos gegenüber. Ihnen gelingt es höchstens, durch Schmierkuren mit Quecksilber u. a.* die Krankheit zeitweilig in einen Latenzzustand zu versetzen und somit einfach einen Stillstand hervorzurufen, der leider als eine Heilung ausgegeben und auch vom Patienten als solche angesehen wird. Aber gerade durch

---

* Es braucht wohl nicht besonders vermerkt werden, daß Syphilis heute längst nicht mehr mit Schmierkuren, sondern in erster Linie mit Penicillin behandelt wird. Für die Zeit, in der Kuhne sein Buch schrieb, dürften aber seine Angaben zutreffend sein.

diesen Irrtum ist entsetzliches Unheil angestiftet worden. Viele solcher angeblich Geheilter haben auf den Ausspruch ihres Arztes hin geheiratet und hinterher es sehr bald an traurigen Folgen dieser Ehe erfahren, wie falsch sie beraten waren. Im höchsten Grad ist Gesundheit und Leben der Frau gefährdet, sobald sie mit einem Manne zusammenlebt, in dessen Körper Syphilis latent schlummert. Der Geschlechtsverkehr ist ein Verkehr, durch den sich die beiden in gewissem Grade ausgleichen. So geht auch die latente Syphilis, sobald die Frau nicht ganz gesund ist, sehr bald in diese über und läßt sie an diesem oder jenem Leiden erkranken oder zugrunde gehen. Die aus solcher Ehe hervorgehenden Kinder sind in der Regel lebensunfähig, weil sie sich niemals normal entwickeln, wenn sie durch krankes Blut der Mutter ernährt werden. Ich wage deshalb zu behaupten, daß das latente oder chronische Stadium der Syphilis weit gefährlicher ist als das akute, denn bei letzterem trägt wenigstens der damit Behaftete ein Aushängeschild, das deutlich sagt, woran man ist.

Die Schulmedizin erkennt das latente Stadium der Syphilis bereits an, obgleich sie dasselbe nur dann festzustellen vermag, wenn der damit Behaftete nach jahrelanger Latenzperiode wieder akute Syphilis bekommt.

Durch die Gesichtsausdruckskunde bleibt das latente Stadium der Syphilis auch dann nicht verborgen, wenn solche akuten Rückfälle noch nicht eingetreten sind. Aber wir sind durch dieselbe gleichzeitig imstande, die Dispositionen zu allen Geschlechtskrankheiten lange vorher zu erkennen, so daß sich in jeder Weise dem gefährlichen Übel vorbeugen läßt. Es sei mir erspart, auf die einzelnen Geschlechtskrankheiten, weißer Fluß, Tripper, Schanker, Bubonen, Feigwarzen, Syphilis, Pollutionen und dergleichen, besonders einzugehen.* Ich bemerke nur, daß der Name der einzelnen Geschlechtskrankheiten schon deshalb für uns völlig gleichgültig ist, weil wir genau wissen, daß alle eine gemeinsame Entstehungsursache haben und die Verschiedenheit ihrer Form nur von der Verschiedenheit der

---

* Weißer Fluß und erst recht Pollutionen gehören nicht zu den Geschlechtskrankheiten, die stets durch eine Infektion mit den jeweiligen Krankheitserregern übertragen werden.

Disposition, der Belastung des betreffenden Körpers mit Fremdstoffen abhängt.

Kein Zufall ist es, daß die Natur die Geschlechtsorgane mit den Ausscheidungsorganen teilweise zusammengelegt hat. Der Organismus ist bestrebt, seine Ausscheidungsprodukte nach diesen Ausgängen hinzuleiten, weshalb dieselben ganz besonders der Sitz und Ablagerungsort der Krankheitsstoffe werden. Ganz besonders bei den Frauen ist das deutlich zu beobachten, und so fällt auch diese Tatsache bei dem Geschlechtsverkehr erheblich ins Gewicht. Es ist nicht zu vermeiden, daß diese scharfen Ausscheidungsstoffe gleichwie eine Salbe vermöge der Aufsaugungsfähigkeit der Haut in den anderen Körper übergehen. Auf diese Weise werden die schlechtesten beim Weibe vorhandenen Stoffe auf den Mann übertragen und umgekehrt. Wenn derselbe also schwerer belastet ist als das Weib, so werden, da sein Zeugungsprodukt aus seinen Säften besteht, dieselben sich dem Weibe einverleiben und auf das Weib wirkend, dasselbe kränker machen.

Noch ein anderer Umstand kommt freilich dazu, zu dessen Klarstellung ich etwas weiter ausholen muß. Der Geschlechtstrieb selber ist zwar eine allgemein bekannte, aber bis jetzt noch ziemlich dunkle, wenig klar gestellte Erscheinung. Worin derselbe besteht, darüber äußert sich die moderne Schule wenig, wie derselbe sich normal äußert, noch weniger, und welche Ursachen denselben anormal machen, am allerwenigsten. Trotzdem findet man aber in ihren Lehrbüchern die Behauptung, daß neben dem Triebe zur Erhaltung des Lebens der Fortpflanzungstrieb gerade der stärkste im Körper ist. Es ist daher geradezu unbegreiflich, weshalb man den zweitwichtigsten Faktor unseres Lebens heute so mißachtet, daß man ihn gewissermaßen als etwas unnatürliches, im höchsten Grade unästhetisches und unanständiges ansieht. Gleich allen anderen Trieben hat auch der Geschlechtstrieb entweder ein normales oder ein durch Belastung mit Fremdstoffen verursachtes krankhaftes anormales Gepräge. Gerade an der Beschaffenheit des Geschlechtstriebes hat man ein sehr genaues Thermometer für den eigenen Gesundheitszustand, besonders für das etwaige latente, chronische Stadium der Krankheiten und für die Wirkung der Lebensweise auf den Organismus. Aus seinem normalen Stadium wird der letztere nur durch den vermehrten Druck und Andrang der Fremdstoffe nach ihren natürlichen Ausscheidungswegen und eine dadurch erhöhte Reizung der Nerven gebracht. Derselbe Druck teilt sich auch dem Geschlechtsapparat mit, erzeugt zunächst einen gesteigerten Geschlechtstrieb, verbunden mit ganz allmählich abnehmender Potenz. Ein normaler Geschlechtstrieb läßt den Menschen völlig frei von jeder störenden Sinnen- und Gedankenlust. Normal ist dieser Trieb also nur bei gesunden Individuen, und normal zu erhalten ist derselbe nur durch völlig reizlose Diät und naturgemäße Lebensweise. Er ward anormal, sobald eine Belastung des Körpers mit Fremdstoffen und ein chronischer, latenter Krankheitszustand eintritt.

Geschlechtskrank kann also nur derjenige werden, dessen Körper an und für sich schon mit Krankheitsstoffen belastet ist. So erklärt es sich auch, warum der eine durch Übertragung des Tripper-, Schanker- und Syphilisgiftes diese Krankheiten bekommt, der andere davon verschont bleibt. Mir sind Fälle bekannt, wo von zwei, derselben Ansteckungsgefahr ausgesetzten Männern der eine völlig frei blieb, der andere dagegen angesteckt wurde.

Auch umgekehrte Fälle hat es gegeben, wobei ein Weib längere Zeit nur mit einem Manne und auch dieser wieder nur mit diesem einen Weib geschlechtlich verkehrte. Als der Mann in einen anderen Ort versetzt wurde, übernahm sein Nachfolger auch dieses Weib. Obgleich nun weder der eine noch der andere Mann krank war, auch keiner von beiden nebenbei anderen Verkehr unterhielt, so zog sich der letztere doch nach kurzer Zeit Syphilis zu, während das Weib völlig davon verschont blieb.*

Ähnlich wie die Hefe im Brotteig, wirken auch die in den Geschlechtsteilen des einen abgelagerten Krankheitsstoffe Gärung erzeugend auf die Fremdstoffe des anderen, insonderheit wenn die beruhigende, stärkende Wirkung, welche der gegenseitige Ausgleich dabei auf den Körper ausübt, mit in Betracht gezogen wird. Durch

---

* Ohne Infektion durch die Syphilisbazillen gibt es keine Erkrankung an Syphilis, so wenig wie sonst eine Geschlechtskrankheit ohne die entsprechenden Erreger.

diese Wirkung gewinnt der Körper soviel an Lebenskraft, daß er die in ihm befindlichen Fremdstoffe durch eine Heilkrisis, wie sie ein Tripper, Schanker oder Syphilis darstellt, herauszubefördern bestrebt ist. Es werfen diese Erscheinungen auch Licht auf jene Fälle, wo z. B. ein Ehemann, der schon Jahre lang in regelmäßigem Geschlechtsverkehr mit seiner Frau lebte, durch einen gelegentlichen Umgang mit einem anderen, angeblich gesunden Weibe, syphilitisch wurde. Der Verkehr der Eheleute hatte nicht diese Wirkung, weil sich die Körper bereits ausgeglichen hatten, dagegen bot die neue Befriedigung einen ganz anderen, nämlich krankheitserzeugenden Ausgleich.

Nur um zu zeigen, auf welche Weise Geschlechtskrankheiten entstehen und inwieweit eine direkte Übertragung des Ansteckungsstoffes möglich ist, habe ich vorstehende Tatsachen hier erwähnt. Es liegt mir sehr fern, den außerehelichen Geschlechtsverkehr auch nur mit einem Worte zu beschönigen, doch habe ich es hier nur mit der Krankheit, ihrem Wesen, ihrer Entstehung und Heilung zu tun, und da muß ich auch solche Beispiele, der sich leider nur allzuviele bieten, vorführen.

So kommen wir endlich zu dem schwerwiegenden Schlusse, daß die Geschlechtskrankheiten nichts weiter sind als Heilkrisen des Körpers, durch welche derselbe die in ihm befindlichen Fremdstoffe herauszubefördern bestrebt ist. Will man hier also heilen, so muß man die Krankheitsursache, die Belastung des Körpers mit Fremdstoffen, beseitigen, wodurch nach und nach alle Folgeerscheinungen ganz von selbst verschwinden werden. Geradezu unheilvoll ist jener Irrtum der modernen Schulmedizin, die da meint, durch Einspritzungen, durch Medikamente (höchst gefährliche Gifte wie Quecksilber in seinen verschiedenen Formen, Jod, Jodkali, Jodoform usw.) Heilung herbeizuführen, während doch gerade dadurch das Heilbestreben des Körpers mit aller Macht zurückgedrängt wird. Natürlich geschieht dies alles nur auf Kosten der Lebenskraft des Körpers, die doch vorher soweit gestärkt war, diese Heilkrise selbst zuwege zu bringen. Jetzt nach der Einverleibung der Giftmittel wird sie, um den Organismus zu erhalten, zu deren Unschädlichmachung herangezogen und dadurch von ihrem Heilbestreben vollständig abgelenkt.

Was die moderne Schule eine Heilung nennt, entpuppt sich also hier als eine das eigentliche Krankheitsstadium weit übertreffende schwere Schädigung des Körpers. Freilich trägt sie das verführerische und seinen wahren Zustand verdeckende Kleid einer schmerzlosen und täuschenden, aber chronischen Latenz, welche die akuten Erscheinungen des früheren Geschlechtsleidens nicht mehr zeigend, allerdings manchem eine Heilung dünkt. Solche schweren Irrtümer gestatte ich mir, auf unwiderlegliche Beweise gestützt, der so sehr gepriesenen medizinischen Wissenschaft vorzuwerfen. Lassen wir Beweise folgen:

Wie wir gesehen haben, bedeutet die Unterdrückung der Geschlechtskrankheiten durch Medikamente eine Scheinheilung und keine Besserung, sie ruft in Wirklichkeit eine arge Verschlimmerung des Zustandes hervor. Gelingt es uns früher oder später, vielleicht sogar erst nach Jahren, die durch solche Maßnahmen geschwächte Lebenskraft wieder zu heben, so ist es nicht ausgeschlossen, daß noch einmal alle die unterdrückten Krankheitserscheinungen, wenn auch in milderer Form und vorübergehend wieder zum Vorschein kommen. Das ist bei zahlreichen Fällen in meiner Praxis auf das augenfälligste bewiesen worden. Meine ableitenden Bäder gestatten es aber, solche Krankheiten dann derart im Zaume zu halten, daß dieselben vollständig ihr unheimliches, beängstigendes Gepräge verlieren. Durch solche harmlose Heilkrisen möge sich niemand einschüchtern lassen; sie bilden eine ganz natürliche Folge des inneren Auflockerungsprozesses der Krankheitsstoffe und der angewandten Medikamente.

Alle Geschlechtskrankheiten, namentlich aber die viel und mit vollem Recht gefürchtete Syphilis, verlieren bei meiner Methode ihr abschreckendes Gewand. Ohne Überhebung darf ich behaupten, daß diese für die Schulmedizin unheilbare Krankheit durch mein Verfahren vollständig heilbar ist wie jede andere Krankheit, ohne daß irgend welche nachteiligen Folgen auf etwaige Nachkommenschaft noch zu befürchten sind. Ausdrücklich betone ich aber, daß nicht alle Syphilitiker noch heilbar sind, sondern nur die, bei denen die

Verdauung noch besserungsfähig ist. Kann auch solch eine Kur lange Zeit in Anspruch nehmen, so ist doch die Möglichkeit einer Heilung entschieden vorhanden, ganz entsprechend der Lebenskraft und der Art der Belastung des betreffenden Patienten.

Alle Geschlechtskrankheiten sind, wie schon angeführt, bei ihrem Erscheinen nur sichere Anzeichen für eine bedeutende Belastung des Körpers mit Fremdstoffen, oder anders gesagt, für eine latent im Körper schlummernde Krankheit. Sie sind aber auch, sofern sie nicht geheilt werden, Vorstadien zu späteren chronischen, meist schlimmeren Krankheiten, die unter den Namen Asthma, Lungenleiden, Tuberkulose, Krebs, Herzleiden, Wassersucht, Gicht u. a. m. allgemein bekannt sind. Wenn nun diese Krankheiten bei den betreffenden Patienten selbst nicht immer eintreten, so rächt sich jene falsche Behandlung leider nur zu oft an der Nachkommenschaft. Manche schuldlose Mutter quält sich mit der Ergründung mannigfacher Krankheitserscheinungen, wie Lungenleiden, Tuberkulose, Skrophulose, Englische Krankheit bei ihren Kindern ab, weil sie die wahre Ursache dieser Krankheiten nicht kennt, sich selber aber nicht beschuldigen kann. Von den geheimen Geschlechtskrankheiten ihres Mannes hat sie natürlich nie etwas gehört und auch deren sichere Wirkungen auf die Nachkommenschaft in keiner Weise kennen gelernt. Man kann auch hier wieder die Sünden der Eltern an den Kindern erkennen. Die kranke, schwächliche Nachkommenschaft ist ein Spiegel, in welchem man, ausgerüstet mit meinen neuen Lehren, genau den Zustand der leiblichen Gesundheit der Eltern zur Zeit der Zeugung wiederzuerkennen vermag.

Wenn wir nun den Verlauf der am meisten verbreiteten Geschlechtskrankheiten, wie weißer Fluß* und Tripper, beobachten, so bieten uns deren Erscheinungen ein treffliches Beweismaterial für die Richtigkeit der von mir aufgestellten Krankheitslehren. Unter lokalen Entzündungszuständen befördert der Körper Krankheits- und Fremdstoffe, Eiter genannt, heraus. Freilich können durch die-

---

* Siehe Anm. S. 169 Weißer Fluß ist keine Geschlechtskrankheit. Dagegen kann der Tripper bei einer Frau mit einem Ausfluß begleitet sein, der aber nicht weiß, sondern durch den Eiter gelb aussieht.

sen Entzündungsprozeß auch zu gleicher Zeit innere Organe in Mitleidenschaft gezogen werden, sofern man nicht versteht, diesen Vorgang für den Organismus gänzlich unschädlich zu gestalten. Allerdings wird dann dieser Vorgang im wahren Sinne des Wortes eine heilende Krise für den Körper sein. Je mehr Krankheitsstoffe ausgeschieden werden, desto günstiger und reinigender wirkt dies für den betreffenden Organismus. Vor allen Dingen kommt es darauf an, diesen Ausscheidungsvorgang für den Körper möglichst schmerzlos, also nicht störend und dabei doch recht vollkommen vonstatten gehen zu lassen. Durch meine ableitenden Bäder, je nach dem Zustand des Patienten individualisiert, geschieht dies in zuverlässigster Weise. Die Dauer der Kur ist jedoch vom Grade der Belastung abhängig.

Erinnern wir uns noch einmal an dieser Stelle der von der medizinischen Wissenschaft gegen Geschlechtskrankheiten angewandten „Heilmittel": Scharfe Einspritzungen mit Blei-, Zink-, Quecksilber- und Jodoformauflösungen in die Harnröhre oder Scheide zur gewaltsamen Zurückdrängung dieser von Natur in so wohlmeinender Absicht angestrebten Ausscheidungen. Schon der Charakter der Arzneimittel offenbart die ganze Verkehrtheit dieser Maßregeln. Wunderbar erscheint es, daß sich noch niemand die Frage vorgelegt hat, wo denn nach Unterdrückung des eiternden Ausflusses durch die Medikamente der Eiter wohl bleiben mag, und was derselbe wohl eigentlich für einen Zweck hatte. Bekanntlich tut die Natur nichts ohne ganz bestimmten Grund und Zweck. Natürliche Vorgänge lassen sich nur mit naturgemäßen, nicht aber mit naturwidrigen, allen Bedingungen des Lebens zuwiderlaufenden, feindlichen Mitteln unterstützen.

Nur jener verderbliche Irrtum der Schulmedizin hat es bewirkt, daß Irren- und Krankenhäuser, Kliniken und Heilanstalten wie Pilze aus der Erde schießen. Wären die Leistungen der modernen Schule wirklich hervorragende, so müßte doch eine stete Abnahme jener Anstalten erfolgen.

Den allgemeinen Teil dieses Kapitels beschließend, füge ich einige Berichte aus meiner Praxis an. Es handelt sich zuerst um einen etwa 50jährigen Mann, der eines Herzleidens wegen mich konsultierte.

Nachdem ich ihm die entsprechenden Ratschläge erteilt und er meine Kur vierzehn Tage lang gebraucht hatte, fand sich bei ihm ein früheres Nierenleiden wieder ein und, nachdem dieses geheilt, nach weiteren vierzehn Tagen der Tripper, an dem er vor gerade achtzehn Jahren gelitten. Beide Leiden traten in weit milderer Art als früher auf. Innerhalb acht Tagen war auch der Tripper beseitigt und das Allgemeinbefinden dieses Herrn ein ganz erstaunlich besseres geworden. Dabei war sein Herzleiden völlig geschwunden. Im Laufe der Kur erzählte mir nun der Patient, daß er früher zuerst an dem Tripper gelitten und zu dessen Heilung zwei der berühmtesten Professoren hinzugezogen hätte. Ihre Mittel seien denn auch nicht ohne Wirkung gewesen und hätten alle Trippererscheinungen verbannt. Darauf habe er nach Jahren den Tripper noch einmal bekommen, sei ihn aber durch Medikamente wieder los geworden. Erst nach weiteren zwei Jahren sei das Nierenleiden gekommen, das ihm viel zu schaffen gemacht habe, bis es endlich nach Konsultierung von acht bedeutenden Ärzten durch Medikamente wenigstens soweit unterdrückt worden sei, daß es seine beunruhigenden Erscheinungen nicht mehr habe äußern können. Nicht lange darauf begann sein Herzleiden, das bis jetzt noch keinem Mittel gewichen war, vielmehr in Wassersucht überzugehen drohte. Ich erklärte ihm nun, daß der Tripper nicht geheilt, sondern nur in den Körper zurückgedrängt und auf diese Weise nur das Vorstadium zu seinem späteren Nierenleiden geworden sei und daß dieses nach ebensolcher Zurückdrängung in den Körper sein Herzleiden herbeigeführt habe, welches endlich ohne meine Kur in Wassersucht geendet haben würde. Von dem Zusammenhang dieser Erscheinungen wurde er durch die Kur völlig überzeugt. Nach viermonatlicher Kur war der Patient völlig geheilt.

Jetzt möge noch ein Fall von Syphilis Erwähnung finden: Herr Baron von E., 47 Jahre alt, kam vor einigen Jahren in meine Sprechstunde und teilte mir mit, daß er bereits seit zehn Jahren an Syphilis leide. Er sagte, daß er bereits viermal die Quecksilberschmierkuren der Allopathie bei sehr berühmten Ärzten durchgemacht, auch Jodkali getrunken habe, daß aber trotzdem immer wieder syphilitische Erscheinungen, besonders offene Wunden im Mund und an den Füßen entstanden seien. So habe er alles Vertrauen zur Allopathie verloren, um so mehr, als sein Allgemeinbefinden nach der Quecksilberbehandlung auch nicht mehr halb so gut sei als früher. Besonders habe er seit dieser Zeit einen beständigen Druck im Kopfe und nicht mehr das frühere klare Gedächtnis. Durch meine Gesichtsausdruck-Kunde stellte ich zunächst fest, daß Herr von E. stark belastet war; außerdem lagen alle Zeichen starker Arzneivergiftung vor. Es war daher unzweifelhaft, daß die Syphilis durch die Quecksilberbehandlung nur in ein latentes Stadium getreten war. Ich verordnete ihm täglich zwei bis drei Bäder, verbunden mit einfacher, naturgemäßer Ernährung. Der Erfolg war ein günstiger, denn schon nach einem halben Jahr hatte sich der Patient völlig umgewandelt. In erster Linie war seine Verdauung eine weit bessere geworden und sein Aussehen wieder ein frisches, blühendes. Mit Hebung der Ursachen war so auch jede Spur von Syphilis geschwunden, die nun auch nimmer wiederkehren wird

Mannesschwäche oder Impotenz

Es kann keinen sprechenderen Beweis für die weitverbreitete Entartung unserer Generation geben, als gerade die heute so häufig auftretende Mannesschwäche. Die medizinische Wissenschaft hat dieses Leiden bis heute in keiner Weise zu heilen vermocht. Sie steht der Impotenz vollständig machtlos gegenüber, weil sie ihr wahres Wesen nicht kennt. Sie weiß nicht, daß jede Impotenz nur ein chronischer Krankheitszustand des Individuums ist, einzig und allein hervorgerufen durch die Belastung des Körpers mit Krankheits- oder Fremdstoffen. Jede Impotenz ist auch wieder heilbar, sobald es nur gelingt, den Körper von seiner Belastung zu befreien. Heute befinden wir uns, ausgerüstet mit Erfahrungen und Erfolgen meiner Heilmethode, in der glücklichen Lage, dieses Ziel zu erreichen. Ich kann mit ruhigem Gewissen auch sagen, daß dasselbe in sehr vielen Fällen bereits erreicht worden und es auch fernerhin zu erreichen ist, sofern man meine Kur mit richtigem Verständnis und eiserner

Energie durchführt. Alle Unregelmäßigkeiten im Funktionsvermögen der Geschlechtsorgane werden durch Beseitigung der Ursache geheilt. Auch der Geschlechtstrieb gewinnt dadurch seine normale Stärke, so daß die Geheilten in den Stand gesetzt werden, sich hinsichtlich des Geschlechtslebens völlig naturgemäß zu verhalten. Wie oft doch die festesten moralischen Grundsätze nicht vor unnatürlichen Ausschweifungen, wie es zum Beispiel die Onanie ist, schützen.

Impotenz bei Frauen finden wir im Sinne von Unfruchtbarkeit nicht nur infolge von Verwachsungen oder Mißbildungen der inneren Geschlechtsorgane, sondern es tritt bei ihnen auch eine vollständige Gefühllosigkeit der Geschlechtsorgane ein. Näheres über diese Erscheinung ist im III. Teil unter dem Kapitel Frauenkrankheiten zu finden.

Da bei den Männern der Geschlechtstrieb ein anderer ist als bei den Frauen, so äußert sich auch bei ihnen die Impotenz in anderer Weise. Ganz bestimmte Anzeichen beobachten wir aber schon Jahre vorher: einen anormalen, gesteigerten und nervösen Geschlechtstrieb, der eben nur durch chronisches Kranksein hervorgerufen wird. Bei Kindern und jungen, männlichen Personen äußert sich derselbe in einer großen Reizbarkeit, als Folge einer chronischen Entzündung der Geschlechtsorgane, woraus der große, heute so weit verbreitete Hang zur Onanie hervorgeht. Bei Erwachsenen äußert sich jene Reizbarkeit in einem allmählich gesteigerten Geschlechtstrieb. Zu gleicher Zeit beobachtet man noch ein größeres Befangensein des Geistes, in dem die Gedanken der Betreffenden sich in ganz unnatürlicher Weise mit erotischen, ihren Geist einnehmenden Gefühlen beschäftigen. Im Jünglingsalter bildet sich dabei eine langsam wachsende Scheu vor dem weiblichen Geschlecht heran, die in manchen Fällen sogar bis zur wahren Furcht ausartet und fast stets mit Impotenz verbunden ist. Wenn heute so viele gut situierte Männer unvermählt sind, so liegt die wahre Ursache dieser Erscheinung nur in einer gewissen, aus ihrer Impotenz hervorgehenden Scheu vor den Frauen. Wie viele Männer sind im besten Alter bereits vollständig unfähig, den Begattungsakt normal auszuüben, weil sie infolge von Onanie impotent wurden! Wie viele Selbstmorde und Selbstmord-Versuche sind nicht auf dieses Konto zu schreiben?

Hierzu folgender, allgemeines Interesse bietender Fall aus meiner Praxis.

Vor einigen Jahren besuchte mich ein 23jähriger junger Mann, Erbe eines großen Majorats, der seit dem 12. Jahre Onanie trieb und jetzt mit meiner ihm dringend empfohlenen Kurmethode einen Versuch zu machen gedachte, um Herr des Lasters zu werden. Tag und Nacht quälte ihn der Gedanke daran. Er war bereits völlig unfähig geworden, etwas Vernünftiges zu lernen. Machtlos, so führte er aus, habe er sich der Onanie hingeben müssen, obgleich er sich geradezu über seine Kräfte dagegen gesträubt habe. Kein befreiendes Mittel habe er bis jetzt gefunden; auch habe seine Willenskraft, davon abzustehen, niemals ausgereicht. Einige Male habe er es allerdings mit äußerster Anstrengung fertig gebracht, das Laster auf einige Monate zu bannen, dann aber habe er, angefacht durch einen unerträglichen Druck, ihm um so entschiedener gefrönt. Er fühlte sich innerlich im höchsten Grade unzufrieden, halte sich für überflüssig auf dieser Welt und trage sich mit Selbstmordgedanken. Jetzt solle er eine von seinen Eltern gewünschte Heirat eingehen, er sei dieser aber absolut abgeneigt, sei er doch völlig impotent. Seine letzte Hoffnung setze er auf meine Heilmethode, sonst würde er verzagen.

Die Untersuchung seines Zustandes mittels Gesichtsausdruckskunde ergab, daß seiner Impotenz ein chronisches Verdauungsleiden zu Grunde lag, welches zu heben natürlich die erste Aufgabe sein mußte. Da sein Körper in so jugendlichem Alter äußerst günstig auf die Kur reagierte, so konnte ich ihm die besten Aussichten machen. Gewissenhaft und mit Energie führte er denn auch mein Verfahren durch, und schon nach einigen Monaten hatte sich sein Zustand auffallend gebessert. Meine Theorie hatte sich auch hier wieder glänzend bewährt. Die ableitenden Bäder, welche der Ursache gehörig zu Leibe gingen, taten auch diesmal in ihrer Wirkung das Beste, unterstützt durch eine naturgemäße reizlose Diät.

Nach dreizehnmonatiger Kur waren Impotenz und Onaniedrang geheilt, ganz auf demselben einheitlichen Wege, der schon so viele andere Heilerfolge aufzuweisen hat.

Blasen- und Nierenleiden, Zuckerkrankheit, Urämie, Bettnässen, Leberleiden, Gallensteine, Gelbsucht, Darmleiden, Schweißfüße, Hautflechten.

Es mag vielleicht ganz systemlos, ganz unmethodisch erscheinen, wenn eine Reihe von krankhaften Zuständen, die auf den ersten Blick für den Laien nicht die geringste Zusammengehörigkeit aufweisen, bunt durcheinandergewürfelt aufgezählt wird. Im Auge der Schulmedizin sind es freilich vollkommen getrennte Leiden, deren Behandlung natürlich auch getrennt vorgenommen wird; unter der scharfen Lupe meiner Heilmethode erkennt man aber die einheitliche Ursache derselben und ihre enge Verwandtschaft.

Ihr Entstehen läßt sich wiederum aus Fremdstoffablagerungen erklären, und zwar aus jenen, welche namentlich die normalen Funktionen der für die Ausscheidungen der unbrauchbaren Stoffe im Körper so wichtigen Nieren und der Haut berühren. Hierher gehört auch das Kapitel von der Entstehung der bei der Verdauung in Erscheinung tretenden Gase, Blähungen genannt.

Diese Gase tragen durch ihre Spannung im Verdauungskanal neben den wurmförmigen Bewegungen des Darmes in gewisser Weise einerseits zur Weiterbeförderung der Speisen mit bei, wie sie andererseits in flüchtigem Zustande ebenfalls infolge ihrer eigenen Spannung durch die Wandungen der Verdauungskanäle hindurch direkt in den ganzen Körper und in das Blut überzugehen pflegen. Ich will dies durch ein Beispiel klarzumachen suchen. Das Wasser auf der Erde ist auf bestimmte abgegrenzte Becken und Stromläufe angewiesen, so daß die Erde selbst ein System von Wasseradern aufweist, die den Blutgefäßen im menschlichen Körper durchaus ähneln. Und dennoch erfüllt das Wasser außerdem in gasförmiger Form die ganze Luft und alle Bestandteile der Erde. Ähnlich verhält es sich mit den dem Körper zugeführten Speisen und Getränken. Dieselben sind scheinbar auf ganz bestimmte Wege und Organe angewiesen, erfüllen aber trotzdem zum Teil in gasförmigem Zustand den ganzen Körper (Bier, Wein, Cognak) wird deshalb auch bald nach dem Genusse im ganzen Körper, besonders im Kopfe fühlbar, wenn auch durch eine normale Hauttätigkeit die Gase teilweise als Schweiß und Ausdünstung wieder ausgeschieden werden. Sie kommen ohne Schweiß und im Schweiße hervor. Fast bei jedem Menschen riecht der Schweiß anders. Sobald er, mit alten Fremdstoffen geschwängert, anormal ist, riecht er unangenehm, sonst bietet eine normale Schweißausdünstung kaum etwas Unangenehmes für die Nase. Im Innern des Körpers findet ebenfalls eine Ausscheidung dieser Gase durch die Nieren statt, welche dieselben, mit Flüssigkeit vermengt, durch die Harnleiter nach der Blase schaffen. So sind denn Schweiß und Urin ziemlich gleichwertige und gleichartige Ausscheidungsprodukte. Ist die Blase genügend gefüllt, so stellt sich das Bedürfnis zum Wasserlassen ein, das sofort befriedigt werden muß, soll der Körper nicht erheblich Schaden leiden. Dieser Punkt ist zu wichtig, als daß er hier nicht eine genauere Beleuchtung verdiente. Freilich wird da, wo Anstand und moderne Sitten es nicht anders gestatten, auf diesem Gebiete heute viel gesündigt, besonders auch von Seiten der Weiblichkeit, und so kann es schließlich nicht wunder nehmen, daß Stoffe in Blase und Nieren zurückbleiben. Nicht dringend genug kann allen Eltern und Lehrern ans Herz gelegt werden, schon die Kinder auf die nachteiligen Folgen des Urin- und Stuhlverhaltens ganz besonders aufmerksam zu machen. In keiner Weise darf man die Kleinen in irgend einer Weise veranlassen, diese Bedürfnisse zurückzuhalten, wenn man bei ihrem regen Stoffwechsel und ihrer größeren Lebenskraft nicht nachteilige, vielleicht gefährliche Folgen heraufbeschwören will. Wird nämlich der in der Blase angesammelte Urin nicht zur rechten Zeit herausgestoßen, so ist er, wie alles im lebenden Körper, einer weiteren Veränderung unterworfen, und zwar wird ein dauernder Gärungs- und Zersetzungsvorgang stattfinden. Eine erhöhte Temperatur in der Blase tritt ein und schließlich als natürliche Folge eine Verdunstung der Urinflüssigkeit mit Zurücklassung der im Urin befindlichen Salze.

Durch diesen Vorgang werden in erster Linie die weiteren für die Blase bestimmten Ausscheidungen der Nieren zurückgehalten und ebenfalls zu fortschreitenden Veränderungen gezwungen. Wer das Bedürfnis des Wasserlassens oder dasjenige des zu Stuhlegehens längere Zeit unbefriedigt läßt, dem vergeht dasselbe wiederum, und wenn er es befriedigen will, vermag er es meist nur unvollkommen zu tun. Wo ist aber nun der Urin geblieben? In der Blase hat er sich verringert, er muß also in irgendeiner Weise in den Körper zurückgetreten sein. Wir wissen nun, daß ein Teil des Urins infolge seiner fortgesetzten Zersetzung in eine gasförmige Form verwandelt worden ist und sich genau wie beim Verdauungsprozesse dem ganzen Körper und dem Blute wieder mitgeteilt hat. Die in ihm befindlichen mineralischen Salze und unauflöslichen Stoffe bleiben bei diesem Verdunstungsprozesse kristallisiert als lauter kleine gelbe Steinchen in der Blase und in den Nieren zurück und werden gelegentlich, aber nicht immer im vollen Umfange mit hinausgeschafft. Betrachtet man den im Geschirr verbleibenden Bodensatz unter dem Mikroskop bei 200facher Vergrößerung, so findet man, daß derselbe aus lauter kleinen, gelben, kristallinisch geformten Steinchen besteht, die, einzeln hellgelb aussehend, auf einen Haufen geschoben, rötlich erscheinen. Liegen nun noch besondere Belastungszustände in der Blase vor, so führt dieser Vorgang zu den bekannten

Steinleiden

deren Heilung auf Seite 183 näher beschrieben ist. Die Steine bilden sich unter für den Körper anormalen Umständen und bei naturwidriger Ernährung. Sie entstehen auf ähnliche Weise wie der Kesselstein im Dampfkessel, der sich nur bei hohen Temperaturen und bei Benutzung mineralhaltigen Wassers bildet, bei weichem Regenwasser dagegen viel schwerer entsteht. Der in den Nieren zurückgehaltene Urin verdunstet nun und die Steinkristalle setzen sich infolge dieses Prozesses aneinander. Solange sie klein genug bleiben, werden sie noch ohne Störung mit dem Urin durch die Harnleiter in die Blase geschafft. Werden sie aber größer, so rufen sie auf ihrem Durchgange durch die Harnleiter jene schmerzhaften Zustände hervor, die man Steinkolik nennt, weil die scharfen, kristallinischen Flächen die Haut der Harnleiter reizen und verletzen. In der Blase finden dieselben Vorgänge statt. Sind dann bei starker Belastung des Unterleibs noch die Harnausgänge verengt (Strikturen), so kommt es leicht dazu, daß die Steinchen nicht mehr als Gries mit dem Urin ausgeschieden werden können und nun zur Bildung einer noch größeren Masse in der Blase beitragen. Durch das fortwährende Herumwälzen des Steines in der Blase wird dessen Form von außen abgerundet, seine Bruchfläche bleibt jedoch stets kristallinisch.

Daß bei Urinverhaltungen immer Steine entstehen müssen, das ist durchaus nicht anzunehmen. Die Beschaffenheit des Urins kann auch eine solche sein, daß sich der ganze Urinstoff selbst umwandelt und als Fremdstoff im Körper ablagert. Es kann dadurch zu den verschiedenartigsten Krankheitserscheinungen, besonders auch zu Knotenbildungen kommen. Vor einigen Jahren hatte ich einen Knaben in Behandlung, der am ganzen Körper mit erbsengroßen Knoten besät war. Letztere waren entstanden, als er infolge einer Erkältung mehrere Tage lang kein Wasser lassen konnte. Ich erklärte, daß die Knoten bald wieder verschwinden würden, wenn sie nur infolge des Urinverhaltens entstanden seien; es sei unsere Aufgabe, sie wieder in Urin umzuwandeln. So begann der Knabe meine Kur, und schon nach einigen Tagen stellten sich auffallend reichliche Urin-Ausleerungen bei ihm ein, eine Erscheinung, welche mehrere Tage anhielt. Wie mit einem Schlage waren damit auch zum Erstaunen seiner glücklichen Mutter die Knoten sämtlich verschwunden. In diesem Falle hatten die aus der Umwandlung des Urins entstandenen Fremdstoffe die Knoten gebildet, welche der Körper bei Erhöhung seiner Lebenskraft wieder auszuscheiden vermochte.

Durchfall und Verstopfung gehen, wie ich bereits vorher gezeigt habe, aus einer Ursache, der Belastung des Körpers, hervor. Genau so ist es auch beim Wasserlassen, nur daß hierbei die Verstopfung sich nie direkt bemerkbar macht, sondern stets nur in indirekten Anzeichen, in abnormer Hautfarbe, anomaler Rötung der Haut,

Flechtenbildung, Kopfschmerzen, Knoten, Steinbildungen usw. Es wird damit gewissermaßen nur ein Vorstadium zu anderen Leiden geschaffen.

Die Zuckerkrankheit

wird dagegen direkt bemerkbar. Die durch das innere Fieber hervorgerufenen Entzündungszustände, auf welche auch der quälende Durst solcher Kranken zurückzuführen ist, erzeugen nicht Verstopfung, Knoten- oder Steinbildung, sondern eine zu rasche Entfernung der Stoffe und damit die Säftezersetzung, so daß der Urin in krankhaft gegorenem, süßlichem Zustande aus dem Körper kommt. Stein- und Zuckerkrankheit* sind ihrem Wesen nach ein und dasselbe, nur in ihren äußeren Erscheinungen verschieden. Gerade für Zuckerkranke sind meine ableitenden Bäder von hervorragendem Wert. Wird doch durch sie das innere hohe Fieber abgekühlt, so daß der krankhafte Durst nachläßt.

Steinleiden und Zuckerkrankheit sind beide bei meinem Verfahren durch Beseitigung ihrer Entstehungsursache auf gleiche Weise geheilt worden. Der Stein zerbröckelt dabei und löst sich zunächst in Gries auf, in welcher Form er dann gewöhnlich mit dem Urin ausgeschieden wird. Es ist bei Behandlung Steinleidender auffällig, daß dieselben gerade während des Gebrauchs der ableitenden Bäder sehr viel Wasser lassen müssen. Die Patienten können sich nie genug darüber wundern und nicht begreifen, woher denn all das Wasser kommt. Die Erklärung ist eine sehr einfache. Aus dem ganzen Körper wird der früher verdunstete, Fremdstoff gewordene Urin wieder auf seinem alten Wege zurückgebracht und kommt dann als Urin wieder aus dem Körper heraus. Ich habe Patienten gehabt, die lange Zeit nur während des Badens ordentlich Wasser lassen konnten und deren normale Blasenfunktionen erst nach und nach, mit der allmählichen Hebung der Ursache Schritt haltend, wieder eintrafen.

* Kuhne konnte bei Abfassung seines Buches von der Bedeutung der Bauchspeicheldrüse und ihres Insulin-Hormons noch nichts wissen, da deren Entdeckung erst in diesem Jahrhundert erfolgte.

Urämie

ist ein Zustand, in welchem Urinstoffe sich im Blute und im ganzen Körper befinden. Sie ist meist ein Begleiter der Blasen- und Steinleiden. Den Kennern meiner Gesichtsausdruckkunde bleibt dieser Zustand selbst in den ersten Anfängen, wenn die Patienten selbst noch keine Ahnung davon haben, nicht verborgen. Es gibt aber kein Mittel, welches das Blut und den ganzen Körper innerlich von diesen Stoffen so schnell reinigt, als die von mir empfohlenen ableitenden Reibebäder.

Bettnässen

Das Bettnässen, der üble Zustand, daß Patienten das Wasser nicht halten können, ist ebenfalls nur auf die Belastung des Unterleibs mit Fremdstoffen zurückzuführen. Meistens ist dabei eine Fistelbildung an der Blase vorhanden, durch welche der Urin unwillkürlich aus derselben heraussickert. Diese Erscheinung ist fast ausnahmslos auf andere, früher ungeheilte, durch Medikamente oder andere naturwidrige Behandlungen in den Körper zurückgedrängte Krankheiten zurückzuführen.

Sowohl diese Krankheitserscheinungen als auch

Darmfisteln

sind in meiner Praxis vielfach in kürzester Zeit, oft schon in wenigen Tagen oder Wochen radikal geheilt worden. Eine längere Kur erforderten diese Leiden erst dann, wenn sie bereits chronisch geworden waren und der Körper stark mit Medikamenten behandelt und davon geschädigt war.

Blasenkatarrh

ist gewissermaßen nur ein akutes Vorstadium ernsterer Blasen- und Steinleiden, ein kritischer Entzündungszustand der Harnblase und Harnwege, verbunden mit schmerzhaftem Urinieren. Er ist wie alle akuten Fieberzustände durch meine Methode äußerst schnell zu beseitigen, weil seine Ursache dieselbe ist wie die aller anderen Krankheiten.

So wurde ich einmal zu einem Patienten gerufen, der bereits seit vierzehn Tagen an Blasenkatarrh litt. Die Vorsteherdrüse (Prostata) war stark angeschwollen, und der Patient konnte nur unter fürchterlichsten Schmerzen Wasser lassen. Alle zehn Minuten stellten sich äußerst schmerzhafte Blasenkrämpfe ein. Da das Wasserlassen in den letzten Tagen immer schwerer und schmerzhafter geworden war, wollte der behandelnde Arzt am vierzehnten Tage abends das Wasser mittels Katheters herausholen, ein bei der angeschwollenen Prostata geradezu unausführliches Vorhaben. Der Arzt erklärte, er müsse den Patienten dazu chloroformieren. Das gestattete dieser indessen nicht, sondern er ließ mich noch demselben Abend holen. Schon bei dem ersten Reibebade hörten die sonst alle zehn Minuten eintretenden Blasenkrämpfe auf, und schon nach einer halben Stunde Badens konnte der Patient schmerzlos Wasser lassen; er legte sich, nachdem er eine dreiviertel Stunde lang gebadet, wieder zu Bett. Es traten nachts sehr ergiebige Schweiße ein, auch fanden während der Nacht starke Urin-Entleerungen statt, die schmerzlos vor sich gingen. So wurde der Blasenkatarrh in wenigen Tagen vollständig geheilt.

Leberleiden, Gallensteine, Gelbsucht

kommen vorzugsweise bei rechtsseitiger Belastung des Körpers mit Fremdstoffen vor. Das Sekret der Leber, die Gallenflüssigkeit, wird bekanntlich von der Gallenblase in den Zwölffingerdarm entleert und übt einen die Gärung herabmindernden Einfluß auf den Gärungsprozeß der Verdauung aus. Je nach dem Belastungszustand entstehen Gallensteine, und Verhärtungen der Leber. Alle derartigen Patienten leiden an leichtem, oft krankhaft übelriechendem Schweiße, besonders auch an Schweißfüßen. Die Verdunstung, Zersetzung, Gärung der Lebersekretion macht sich sehr deutlich bemerkbar in einer zu dunklen Hautfarbe, und führt in manchen Fällen zur Gelbsucht. Ich habe bei Behandlung solcher Krankheiten beobachtet, daß bei meinem Verfahren eine ganz besonders schnelle Heilung erfolgt.

Schweißfüße

Dieselben stehen, wie aus vorhergehendem Abschnitt hervorgeht, im engsten Zusammenhang mit den Leberleiden. Sie kommen, wie ich oft beobachtet habe, nur in deren Gemeinschaft vor, so daß ein Schweißfuß schon viele Jahre lang vorher auf rechtsseitige Belastungszustände hinweist, die in der Entwicklung begriffen sind. In vorgerückten Stadien der Leber- und Gallenleiden hört meistens der Schweißfuß auf. Der Zustand des Patienten wird dann schlimmer, weil die krankhaften, stinkenden Ausscheidungen des Schweißfußes im Körper zurückbleiben und jetzt andere, weit schlimmere Krankheitszustände, wie Hautflechten, Krebs u. a. m. veranlassen, alles Leiden, die schon wieder viel schwerer heilbar sind und viel mehr Zeit zu ihrer Heilung beanspruchen. Schweißfüße durch Medikamente, wie Chromsäure, unterdrücken zu wollen, heißt daher nichts anderes, als die Gesundheit des Betreffenden tief schädigen. Meist erst nach längerer Zeit, oft erst nach Jahren, treten die bösartigen Folgen dieser Behandlung durch das Sichtbarwerden einer weit schlimmeren Krankheit zu Tage. Wenn man den Fußschweiß künstlich unterdrückt, so handelt man etwa so, wie wenn man den gemeinsamen Abzugskanal, in den alle Kloaken einer Großstadt geleitet werden, da, wo er endet und seinen Inhalt entleert und damit einen scheußlichen Geruch verbreitet, zustopfen wollte um den üblen Geruch zu beseitigen. Das würde ja gelingen, doch für die ganze Stadt bald einen sehr bedeutenden Übelstand herbeiführen; überall würde der Schleußengeruch mit seinen Folgen hervortreten.

Bei meiner Kurmethode verschwindet die lästige Erscheinung der Schweißfüße sehr bald von selbst, weil deren Ursachen auf das leichteste beseitigt werden.

Hautflechten und Hautkrankheiten

Auch diese soviel auftretenden Krankheits-Erscheinungen entspringen einer gemeinsamen Ursache, gleichviel in welcher Form gerade die Flechten oder Ausschläge auftreten. Ich habe Flechtenleidende sehr viel und mit besten Erfolgen behandelt und habe fast immer die Tatsache bestätigt gefunden, daß diese Leiden ein weiteres Stadium unterdrückter Schweißfüße oder Hauttätigkeit darstellten. Sie bedeuten also schon einen chronischen Zustand unterdrückter anderer Krankheiten und erfordern deshalb auch eine längere und gewissenhaftere Kur.

Es gibt nasse und trockene Flechten. Letztere sind langwieriger in der Heilung als die nassen. Gar zu oft treten dieselben schon bei Kindern auf, sind dann aber stets ein Zeichen von erblicher Belastung oder unterdrückten Kinderkrankheiten, vielfach auch die Folgen der Impfung.

Auch an dieser Stelle seien zwei Heilerfolge aus einer Reihe anderer herausgegriffen, um das Gesagte noch besser zu erläutern.

Ein Herr O. aus N. litt seit seiner zweiten Impfung an Hautausschlag, der sich allmählich über den ganzen Körper verbreitete. Es mußten ihm damals Handschuhe angezogen und nachts die Hände festgebunden werden, damit er sich nicht zerkratzte. Seine Beinkleider, ja selbst die Taschen seines Überziehers, zerkratzte er regelmäßig nach kurzer Zeit. Er konnte nicht an den Spielen seiner Kameraden teilnehmen und suchte sich stattdessen die Zeit durch Lesen zu vertreiben, was aber seinen gedrückten Gemütszustand eher verschlimmerte. Mit dem Alter nahm sein Leiden noch zu, besonders wurde sein Seelenzustand ein bedenklicher, dachte er doch nur noch ein sein bevorstehendes Ende.

Da wurde er zufällig mit der Anwendung der Naturheilkunde bekannt, um bald darauf zu meiner Kur, der neuen Heilkunst, zu greifen, die er durch mein Lehrbuch der neuen Heilwissenschaft kennen lernte. Er gebrauchte nach meiner Verordnung täglich zwei Bäder, sorgte für angemessene, reizlose Kost und hatte sehr bald die Freude, eine Besserung seines Allgemeinbefindens zu spüren, der auch eine allmähliche Abheilung des Hautausschlages folgte, bis schließlich die Frucht des Impfens, nämlich die Flechten, vollständig beseitigt waren.

Der andere Fall betrifft eine Heilung nässender Flechten. An dieser schauderhaften Krankheit litt ein 24jähriger Herr Namens W. aus G. Vor allen Dingen am Kopfe und Halse zeigten sich die Flechten. Salben und Medikamente hatten nur nachteilige Wirkungen ausgeübt, und so war ihm bald jedes Vertrauen zur Schulmedizin geschwunden. Er kam zu mir und begann genau nach meinen speziellen Ratschlägen die Kur. Auch diesem Patienten vermochte ich guten Erfolg in Aussicht zu stellen. Die Diagnose ergab Vorderbelastung. In der Tat wurde schon in wenigen Tagen seine vorher schlechte Verdauung besser, und mit dieser besserte sich auch zusehens die Flechte. Am 3. Tage hörte das Nässen derselben bereits auf und nach sechzehn Tagen war von der Flechte keine Spur mehr zu sehen. Dabei hatte der vorher zu starke, dicke Hals des Patienten während dieser sechzehn Tage um 3,5 cm im Umfang abgenommen. Die Krankheitsstoffe, welche den dicken Hals und auch die Flechten hervorgerufen hatten, waren durch die auffallend stärkeren Ausscheidungen durch Darm und Nieren abgeleitet worden.

Herzleiden und Wassersucht.

Die leidende Menschheit hat es mit einer Reihe von Herzkrankheiten zu tun, für deren Behandlung die moderne Schulmedizin je nach den einzelnen Fällen ihres Auftretens die verschiedensten Verordnungen erteilt. Man klassifiziert sie in organische Herz- und Herzklappenkrankheiten und in Herzsymptome, die von mehr vorübergehenden Ursachen abhängig sind. Wer indessen den Ursachen der Herzleiden unbefangener nachspürt und ihre Erklärung in natürlichen Vorgängen sucht, muß auch hier unzweifelhaft zu der Erkenntnis kommen, daß die Belastung des Herzens mit Fremdstoffen die Quelle aller Krankheiten bildet, daß also eine Einteilung des Leidens in verschiedene Arten vollständig unnütz ist. Nur von der Anlage des Herzens selbst, von seiner mehr oder minder entwickelten Fähigkeit, schädlichen Einflüssen Widerstand zu leisten, hängt die Schwere des einzelnen Falles ab. Liegt beispielsweise eine linksseitige Belastung vor, so ist damit den Herzleiden weit mehr der Weg zur Entfaltung gewiesen, als im entgegengesetzten Fall. Schwache Ausbildung des Herzorgans, vielleicht auch schon durch erbliche Veranlagung herbeigeführt, ist natürlich der eintretenden Belastung nicht gewachsen.

Solche allgemeine Belastungserscheinungen zeigen sich auch bei einer Belastung des Herzens. Nicht nur die umliegenden Körperpartien weisen eine vermehrte Belastung von Fremdstoffen auf, oft in Form von Verfettung, sondern auch die Muskeln des Herzens sind oft derartig mit Fremdstoffen durchsetzt, sind gewissermaßen verschwollen, daß eine Funktion desselben zur Unmöglichkeit wird. Es ist dazu durchaus nicht erforderlich, daß der Umfang der Herzmuskeln größer wird, die Belastung der Muskelgewebe geschieht vielfach so, daß nur ein Härter-, ein Gespannter- oder Festerwerden derselben eintritt. Bei diesem Zustande der Muskeln werden sie funktionsunfähiger. Ein jeder weiß, wie bei einer Geschwulst der Haut die Spannung und das Straffwerden derselben hemmend und hindernd besonders auf die bewegenden Funktionen des gesamten Körpers wirkt. Auch bei dem Herzen macht sich diese Muskelbelastung in einer unregelmäßigen Tätigkeit bemerkbar. Sobald nun eine vermehrte Arbeitsleistung vom Herzen verlangt wird, so bei einem Schreck oder sonst bei einem unerwarteten und aufregenden Ereignis, ebenso bei stärkerer Körpertätigkeit, also in Fällen, wo eine vermehrte Blutzufuhr nach dem Herzen eintritt, dann fühlt man besonders deutlich, daß es seinen Dienst nicht vollkommen verrichten kann. Es stellen sich Herzklopfen, Beängstigungen, Blutstockungen, Lähmung, Atemnot usw. ein. Ein besonderer Schmerz ist zumeist nicht damit verbunden, wohl aber ein beständiges oder zeitweiliges dumpfes Empfinden, ein Druck, oder das Gefühl, als befinde sich am Herzen und dessen Umgebung etwas, was nicht dahin gehöre.

Die gleichen Ursachen liegen auch den Störungen der Herzklappen-Funktionen zugrunde. Diese Hautlappen vermögen bei einem gewissen Grade ihrer Belastung das ihnen obliegende Schließeramt nicht mehr genügend zu versehen, weil ihre Schließflächen derart durch Anhäufungen von Krankheitsstoffen entformt sind, daß sie nicht mehr auf die Herzkammeröffnungen passen. Außerdem kann aber auch, auf derselben Ursache beruhend, ein Herzklappenfehler durch Umgestaltung der Schließflächen an den Herzkammeröffnungen entstehen.

Was die nervösen Herzleiden betrifft, so möchte ich dieselben eine ganz besondere „Erfindung" nennen. Kann doch, wie ich bereits im Kapitel über Nervenkrankheiten gründlich dargelegt habe, überhaupt kein Organ krank sein, ohne daß dabei dessen Nerven nicht ebenfalls krank wären! Es zeugt von einer tiefen Verkennung der Natur und ihrer Gesetze, glauben zu wollen, daß die Nerven völlig gesund seien und nur dieses oder jenes Organ erkrankt, oder daß der ganze Körper kerngesund sei, nur die Nerven nicht. Für mich ist diese Anschauung eine überwundene. Wir wissen heute auf das Bestimmteste, daß die verschiedenen Herzkrankheiten mit ihren hundert verschiedenen Namen, ihrem verschiedenen Aussehen und ihren verschiedenen äußeren Erscheinungen nur einen einzigen gemeinsamen Ursprung haben, nämlich die Belastung des Körpers mit Fremdstoffen.

Wird die Ursache der Herzkrankheiten nicht beseitigt oder werden durch Medikamente noch mehr Fremd- und Giftstoffe in den Körper gebracht, so tritt gar bald ein schlimmerer Zustand, die Wassersucht, ein. Diese ist überhaupt immer erst das Endstadium vorausgegangener, anderer, ungeheilter Krankheiten. Das Wasser, wie es sich bei der Wassersucht im Körper zeigt, ist das durchaus fremdartige Produkt eines kranken Körpers. Es geht daraus auf das Deutlichste hervor, daß der Körper dabei überhaupt weder ein normales Blut erzeugen, noch das vorhandene genügend reinigen kann. Was ist die natürliche Folge? Die blutbildenden Säfte müssen unter dem Einfluß der Fremdstoffe immer mehr in Zersetzung übergehen und Form und Gestalt ändern. Bei keiner anderen Krankheit ist der Prozeß des Entstehens und Zersetzens der Stoffe im Körper, sowie die dadurch entstehenden Formveränderungen so deutlich zu beobachten, als gerade bei der Wassersucht. Eines Tages konsultierte mich einer jener wassersüchtigen Patienten, dessen Körper so voll Wasser war, daß er einem aufgeblasenen Gummischwamm glich. Der innere Druck des Wassers war so stark, daß dieses fortwährend durch die Haut der Beine quoll, und überall, wo der Patient gesessen hatte, deutliche Wasserspuren zurückblieben. Das Merkwürdigste dabei war aber noch folgendes: Der Patient, Butterhändler von Beruf, hatte alle Tage viel Butter kosten müssen. Das durch die Beine ausgeschiedene Wasser roch dergestalt nach Butter, daß gar kein Zweifel über dessen Herkunft bestand. Die früher jeden Tag ohne andere Zusätze, wie Brot usw., genossenen, nicht unbedeutenden Quantitäten Butter hatte sein Magen nicht genügend zu verdauen vermocht. Die Butter blieb immer mehr und mehr unverdaut und wurde schließlich Fremdstoff im Körper, woselbst sie sich zunächst, da der Mann auf der linken Seite zu schlafen gewöhnt war, als linksseitige Belastung geltend machte. Es traten Fettablagerungen im und am Herzen und auch im ganzen übrigen Körper ein. Aus diesem Grunde hatte sich ein langwieriges Herzleiden eingestellt. Zuletzt gingen die Fremdstoffe in einen noch weiteren Zersetzungszustand über und wurden nun als Wasser sichtbar.

Das Herzleiden dieses Patienten hatte alle Abstufungen durchgemacht. Zuerst hatte man es Herzklopfen, dann nervöses Herzleiden, hinterher Herzverfettung genannt, wozu sich endlich noch ein Herzklappenfehler gesellte. Darauf trat Herzbeutelwassersucht ein, die dann in allgemeiner Wassersucht endete. Der Patient hatte alle Heilmethoden angewandt und kam dann schließlich, als es leider schon zu spät war, zu mir, um meine Kur zu gebrauchen. Er war leider bereits unfähig, dieselbe mit vollem Erfolg auszuführen. Man hatte ihn mit Arzneien und Giften aller Art behandelt und in bewundernswerter Weise nicht nur jedem Stadium seiner Krankheit einen besonderen Namen beigelegt, sondern auch für jedes ein besonderes Mittel gehabt.

Die Ursache der Wasserbildung im Körper ist ein gewisser brandiger Zustand im Unterleibe, den der Kranke meist gar nicht spürt, weil er langsam fortschreitet; nur das Wasser, welches Atemnot und Herzbeklemmung verursacht, belästigt ihn. Beginnt aber der Körper gegen die Krankheit zu reagieren und vermag man seine Lebenskraft wieder anzuregen, so kommt auch der vorher chronische, brandige Entzündungszustand akut zutage. Ist der kranke Zustand des Patienten bereits ein weit vorgeschrittener, so wird er durch diesen Brand im Innern so schwach, daß eine völlige Heilung nicht mehr durchzuführen ist, – er verbrennt innerlich. Ist die Lebenskraft indessen noch stark genug, um über die Krankheit Herr zu werden, so gelingt es ihr auch, jene große Entzündung aus dem Körper herauszuschaffen. Ich will das an zwei Fällen aus meiner Anstalt erklären:

Aus fernem Land kam eines Tages ein Herr zu mir, der bereits seit Jahren an Wassersucht litt und auf allopathischem Wege keine Hilfe finden konnte. Die Beine waren vom Wasser zu doppelter Stärke angeschwollen, ebenso der Leib. Trotzdem klagte der Patient nur über Atemnot beim Liegen und Schwere in den Beinen, konnte indessen noch ganz gut gehen. Ich erklärte seinen Zustand als einen schon zu weit vorgeschrittenen, um noch eine Heilung erzielen zu können, weshalb ich es, so führte ich weiter aus, lieber sähe, wenn er meine Kur überhaupt nicht anfange. Der Kranke bestand indessen konsequent darauf, die Kur machen zu wollen und so begann er, von besten Hoffnungen beseelt, trotz meines Abratens mit derselben.

Über alle Maßen gut ging es in den ersten beiden Wochen. Reichliche Schweiße und starke Ausleerungen hatten das Wasser in der Tat auffallend rasch beseitigt, so daß der Patient überglücklich war. Bis jetzt hatte sein Körper nur das Produkt der Krankheit, nämlich das Wasser, herausgeschafft, während er nun an die Beseitigung der Ursache der Wasserbildung ging. Diese Ursache war aber der im Innern bisher wenig gespürte Brand. Die Heilung konnte der Körper nur auf einem Wege bewerkstelligen: Indem er den chronischen Brand in einen hitzigen, akuten umwandelte. Hat ein Körper noch die hierzu erforderliche Lebenskraft, so schafft er bei dieser Umwandlungskrise die diesen Zustand bedingenden Fremdstoffe heraus, worauf dann Heilung eintritt. Im anderen Fall verbrennt er innerlich. Bei meinem Patienten trat nun, wie ich vorhergesehen, der letztere Fall ein. In der dritten Woche begann die Umwandlung des chronischen Brandes im rechten Bein, das sich infolgedessen immer mehr und mehr entzündete, bis sich schließlich eine offene Wunde von den Zehen bis auf die Mitte des Schienbeins bildete, welche bereits am zweiten Tage ein völlig schwarzes Aussehen bekam. Der Brand, welcher vorher im Innern verborgen gewesen, war dadurch nach außen geschafft, was dem Kranken natürlich bedeutende Schmerzen verursachte. In der vierten Woche löste sich dann das Schwarze von der Wunde wie eine dicke Haut ab, und die Wunde begann wieder zu heilen. Jetzt aber nahm die innere Hitze des noch immer ziemlich korpulenten Mannes täglich zu, ein sicheres Zeichen für die fortgesetzte Umwandlung des im Leibe befindlichen Brandes. Ein verzehrender Durst war die erste Folge davon. Trotz aller Ableitung jener großen Hitze gelang es doch nicht, Herr des Brandes zu werden, was man deutlich an der zunehmenden Schwäche des Kranken merkte. Die Kräfte zum Baden erlahmten bald, und so trat, nachdem am 29. Tage Bewußtlosigkeit hinzugetreten, am 30. der Tod ein. Nur infolge der zu großen innerlichen Hitze war dieser Kranke zugrunde gegangen, wie ich auch vorausgesagt hatte.

Ein anderer Kurbericht, der ein recht günstiges Resultat zu verzeichnen hat, sei hier noch angeführt. Es handelte sich dabei um einen Patienten, der seit längerer Zeit stark wassersüchtig war, aber glücklicherweise infolge homöopathischer Behandlung erst wenige Medikamente eingenommen hatte. Innerhalb dreier Wochen verlor er, mein Verfahren anwendend, das Wasser, wonach sich in der vierten Woche im Innern eine große, von merkwürdigen Erscheinungen begleitete Hitze einstellte. Am zweiten Tage der vierten Woche begannen nämlich kohlschwarze, pestilentialisch stinkende Kotausleerungen unter cholera- und ruhrartigen Symptomen. Diese Ausleerungen dauerten drei Tage lang. Niemand von den Angehörigen konnte sich den Vorgang erklären, alle waren um so bestürzter darüber, als der Kranke nur wenig Nahrung zu sich genommen hatte. Die Frau des Kranken kam deshalb in großer Besorgnis zu mir. Ich erklärte ihr, daß ihr Mann jetzt gerettet sei, weil durch diese Krise der Körper den inneren Brand nicht nur umgewandelt, sondern auch die diesem zugrunde liegenden, seit Jahren in ihm abgelagerten Fremdstoffe herausgeschafft habe. Der Kranke, infolge dieser Krise zwar recht ermattet und außerordentlich abgemagert, nahm bald rasch wieder zu und erholte sich täglich mehr. Heute ist er wieder so gesund wie vor 20 Jahren, und keine Spur von Wasser hat sich bei ihm jemals wieder gezeigt. In diesem Falle hatte der Körper die Umwandlung des kalten Brandes in einen hitzigen glücklich überstanden.

Wassersucht ist nur dann noch wirklich heilbar, wenn der betreffende Patient bei strenger Durchführung meiner Kur an den wassersüchtigen Körperstellen gehörig zum Schwitzen kommt. Dann ist es möglich, daß das Wasser und die übrigen Fremdstoffe zur Ausscheidung gebracht werden und eine normalere Verdauung wieder Platz greift. Wassersucht ist aber nicht mehr heilbar, wenn die Lebenskraft des Körpers bereits so gering ist, daß sie nicht mehr zur Herausschaffung der Fremdstoffe ausreicht; es läßt sich dann vor allen Dingen die gestörte Verdauung nicht mehr beheben.

Immer nur wieder durch die Praxis kann der Beweis für die Richtigkeit des Gesagten erbracht werden, und so führe ich noch nachstehenden interessanten Fall schweren Herzleidens, verbunden mit Wassersucht und Lepra, bei uns Aussatz genannt, an.

Dieser Fall betrifft einen Herrn J. F. R. aus Batavia, Insel Java, der daselbst 24 Jahre ein Exportgeschäft geführt und sich während dieser Zeit einer nach seinen Aussprüchen zufriedenstellenden Gesundheit erfreut hatte, wenn ihn auch zeitweiliges Fieber, böse Augen und wunde Beine plagten. Für uns genügen die Erscheinungen, um zu sagen, daß der Körper nicht gesund, sondern stark mit Fremdstoffen belastet war. Letztere lagerten sich bald an dieser, bald an jener Stelle des Körpers ab und kamen bei der dort herrschenden tropischen Hitze leichter als in unserem gemäßigten Klima zum Gären, bewirkten also einen akuten Krankheitszustand. Für die Richtigkeit dieser Behauptungen gibt uns der weitere Verlauf dieser höchst interessanten Krankheitserscheinungen die schlagendsten Beweise. Im November 1879 hatte Herr R. in der Nähe des linken Ohres am Hinterkopf ein starkes Neunauge bekommen, dessen Krankheitsstoffe, durch medizinische Gifte unterdrückt und in den Körper zurückgedrängt, sich schließlich in anderer Form wieder bemerkbar machten, indem ein Finger sehr stark anschwoll und viel Eiter absonderte, wobei sogar ein Stückchen Knochen abgestoßen wurde.

Kaum war der Finger geheilt, so stellte sich ein abnormer Blutabgang durch den Darm ein, ein sicheres Zeichen dafür, daß im Innern Hämorrhoidalknoten zum Aufgehen gekommen waren. Es währte nicht lange, so entstand eine offene Wunde am linken Fuß, welche längere Zeit offen blieb und eiterte.

Kalte Hände und Füße, kalte Schweiße, öftere Fieberanfälle waren auch bei Herrn R. beständig vorhanden, alles Erscheinungen, die auf eine tiefere Krankheitsursache hindeuteten. Im Februar 1882 stellte sich ein stärkeres Fieber ein, welches mehrere Tage andauernd, schließlich so gefährlich wurde, daß ihm sein Hausarzt, der die Krankheit für Leprose hielt, eine Reise nach Europa dringend anriet. So reiste denn Herr R. am 13. April 1882 aus Batavia ab und konsultierte, in Europa angelangt, Professor J. in Basel, welcher, Erhitzung des Blutes konstatierend, ihn in das Bad Krankenheil bei Bad Tölz in Oberbayern schickte und ihn an Dr. med. H. daselbst empfahl. Während der dortigen Kur bekam Herr R. auf dem rechten Vorderarm einen roten Fleck, der trotz Einreibens mit

Sublimat nicht verschwand. Wenn sich auch Herr R. nach Beendigung dieser Kur etwas elastischer fühlte, so bekam er doch im Herbst weit mehr rote Fleckchen am Körper. Der chronische Fieberzustand wurde also noch größer. Im April 1883 trat er seine Rückreise nach Java an und verlor in dem heißen, Schweiß treibenden Klima der Tropen bald die roten Flecken. Im Mai in Batavia angelangt, stellte sich sehr bald ein Herzleiden ein, verbunden mit starkem Fieber, so daß er von neuem ärztliche Behandlung suchen und schließlich im Mai 1885 auf längere Zeit wieder nach Europa reisen mußte.

So hatte denn die Behandlung im Bad Krankenheil die Krankheitsursache des Herrn R. nicht im geringsten aus seinem Körper herausgeschafft; das bewies deutlich der neue Krankheitsausbruch nach seiner Rückkehr in die alte Heimat. Durch seinen Aufenthalt in dem kühleren Klima Europas war allerdings sein Krankheitszustand in ein latentes Stadium getreten, das ihm weniger fühlbar war und seltener akute Zustände mit sich brachte, das aber, sobald er wieder in die tropische Hitze kam, von neuem akut wurde. Sein Arzt freilich hielt jene durch den Klimawechsel hervorgerufene, scheinbare Besserung seines Zustandes für eine den Umständen nach genügende Heilung.

Nach seiner Rückkehr nach Europa siedelte sich Herr R. in Freiburg im Breisgau an und lebte ganz seiner Kur, beraten von seinem Hausarzte und dem Geheimen Hofrat Dr. med. N. Im Herbst traten wiederum die roten Flecken überall am Körper auf und zwar weit heftiger als im Jahre 1882, ein sicherer Beweis für die weiter fortgeschrittene Belastung des Körpers. Da den behandelnden Ärzten sowohl das Wesen des scharlachähnlichen Ausschlages, als auch der übrigen Krankheitserscheinungen rätselhaft war, erklärten sie Herrn R., man müsse die Heilung der Natur überlassen. Hatte doch ein von ihnen angeratener Besuch im Solbad Rheinfelden im Jahre 1886 recht bösartige Verschlimmerungen zur Folge gehabt. Die Krankheit wurde jetzt allmählich wieder chronisch. Dazu kam, daß diese körperlichen Leiden auch die Gemütsstimmung des Kranken ungünstig beeinflußten. Er befand sich in jenem Zustand elender Verfassung, in den wohl jeder gerät, der überall vergeblich Hilfe sucht, und welcher die Quelle von Melancholie, Schwermut, Verzagtheit, Mutlosigkeit und von Lebensüberdruß bildet. Daher konnte es nicht Wunder nehmen, daß der Patient, der bis Ende des Jahres 1888 sein Leiden erfolglos von berühmten Ärzten behandeln ließ, geradezu verzweifelte. Aus dem bis dahin noch hoffnungsvollen Manne ward ein lebensmüder, unleidlicher und gebrochener Greis.

Dringende Geschäfte nötigten Herrn R., am 19. Januar 1889 wieder nach Java zurückzureisen. Sein Leiden war jetzt bereits so chronisch geworden, daß selbst die tropische Sonne die seit drei Jahren bestehende Unfähigkeit des Körpers zu schwitzen nur um ein geringes zu heben vermochte. Als er in Batavia angekommen war, wurde sein Leiden wieder akut. Es stellte sich von neuem das frühere Herzleiden mit größerer Heftigkeit ein. Seine Kräfte nahmen bei zunehmendem Fieber immer mehr ab, auch war bereits Wasser in die Beine getreten. Außerdem erklärten die dortigen Ärzte seine Krankheit bestimmt für Leprose, zumal bereits bei seinem letzten Aufenthalte in Europa von dem berühmtesten Lepra-Spezialisten Europas Lepra-Bazillen in Menge in seinem Blute vorgefunden worden waren. Dieser Umstand gab den Ärzten in Batavia Veranlassung, im Interesse der Volksgesundheit und wegen der Furcht vor Ansteckung dem Herrn R. schleunigste Fortreise anzuraten, wenn er nicht vom Verkehr mit den anderen ausgeschlossen werden wolle. So schiffte sich denn Herr R. am 19. Dezember 1889 nochmals nach Europa ein. Die Reisebegleiter des Herrn R. hielten es für unmöglich, daß er lebend in Genua eintreffen werde. Die kühlende Seeluft wirkte indessen stärkend auf seine Lebenskraft, und so erreichte er glücklich Europa. Sein zuletzt akuter Zustand wurde nun wieder ein mehr chronischer. Seine Freiburger medizinischen Ärzte waren betreffs seiner Heilung absolut ohne Hoffnung.

In diesem jammervollen Zustande wurde Herr R. von seinem alten Freunde W. in Leipzig, mit dem er früher jahrelang auf Java zusammengelebt hatte, endlich auf mein Heilverfahren aufmerksam gemacht. Am 20. März 1890 reiste er nach Leipzig, und am 24. desselben Monats trat er ziemlich hoffnungslos in meine Behandlung.

Gerade der Verlauf der Krankheit des Herrn R. bietet für die Richtigkeit meiner Lehren ein treffliches Beispiel und bestätigt auch die Lehren meiner Gesichtsausdruckskunde auf das Augenfälligste. Ich ließ glücklicherweise von Herrn R. vor Beginn der Kur und später Aufnahmen nach der Natur anfertigen.

Sein Körper war durch die Fremdstoffe ganz enorm verändert. Von einem Hals, der außerdem noch einen großen Kropf zeigte, war wenig zu sehen, weil derselbe gleichsam im Rumpf steckte und keine richtige Halsabgrenzung mehr bemerken ließ.

Über der Stirn lagerte eine dicke, zwei cm starke Wulstbildung. Die Augen waren völlig verschwollen, wie der Kopf überhaupt ganz bedeutende abnorme Polster von Krankheitsstoffen aufwies. Das rechte Bein, in der Mitte der Wade stark brandig, enthielt sowohl im Fuße und im Knöchelgelenk als auch oberhalb desselben Wasser, so daß Herr R. das Bein nur mit Mühe gebrauchen konnte. Die Ablagerungen der Fremdstoffe im Rumpfe waren proportional denjenigen am Hals und Kopf. Die Verdauung lag völlig darnieder. Darm und Nieren funktionierten auf das Unregelmäßigste. Sein Herzleiden gönnte ihm Tag und Nacht keine Ruhe. Beängstigungen und Beklemmungen waren seine täglichen Genossen. Füße und Hände waren eiskalt und von dunkler, bläulicher Färbung.

Nachdem er mit meinem Verfahren begonnen hatte, ließen die günstigen Wirkungen nicht lange auf sich warten. Die Verdauung besserte sich bald. Stuhl, früher nur mit Klistieren erzwungen, sowie Wasserlassen wurden bereits am dritten Tage regelmäßig. Der Urin, früher stets hell und klar, wurde jetzt trübe und wolkig, sichtbar geschwängert mit einer Menge von Fremdstoffen. Bereits am zweiten Tage fühlte sich der Patient erleichtert und frischer, aber er verspürte auch eine gewisse Müdigkeit, hervorgerufen durch die starke Ausscheidungsarbeit des Organismus. Auch das Schwitzen begünstigte den Fortschritt sehr. Eine sichtbare Veränderung seines Körperäußern trat sehr bald ein, zumal der Ausscheidungsprozeß bei ihm unerwartet schnell vor sich ging.

Interessant war es, daß der brandige, vier Zoll breite, zuerst dunkelbraune, später blaurote Gürtel um die Wade sich völlig auflöste und zwar in Form von Wasser, wobei zugleich der Umfang des

Beines zunahm. Das rechte Bein hatte schließlich eine außerordentliche Dicke aufzuweisen. Dieser Vorgang war für die Veränderungs- und Zersetzungsfähigkeit der Fremdstoffe recht bemerkenswert.

Schwer war die Krisis, die so über den Patienten hereingebrochen, aber seine Lebenskraft kam ihm dabei sehr zugute. Wiewohl er sich nicht viel bewegen konnte, so schwitzte er doch nach meinen Bädern gehörig an den wassersüchtigen Stellen, ein Beweis für die günstige Reaktionskraft seines Körpers. In vier Wochen war alles Wasser aus seinem Körper ausgeschieden. Von nun an ging der Heilungsprozeß außerordentlich schnell vor sich. Täglich fühlte er sich jünger und frischer und nach viermonatiger, mit einigen Heilkrisen begleiteter Kur hatte er sich auch in seinem Äußern dergestalt verändert, daß man ihn kaum wiedererkannte. Seine Lebensmüdigkeit hatte einer heiteren Stimmung, einem frohen Lebensmute Platz gemacht.

Diesen glücklichen Kurerfolg hielt man in Batavia für unmöglich. Man schrieb, daß man den Patienten nur dann wieder nach Java lassen würde, wenn derselbe wirklich frei befunden worden sei von Leprabazillen. Aus diesem Grund ließ sich Herr R. in Hamburg bei dem dort weilenden berühmten Lepraspezialisten, der ihn auch früher schon untersucht und behandelt hatte, auf Leprabazillen untersuchen und die fast vier Wochen während Untersuchung brachte das freudige Ergebnis, daß er jetzt völlig frei von Leprabazillen sei. Noch 1914 befand sich Herr R., der 1892 nach Java zurückkehrte, in bester Gesundheit. Keines seiner Leiden ist jemals wiedergekehrt.

So bietet auch dieser Fall wieder einen trefflichen Beleg für die Schwäche der schulmedizinischen Wissenschaft, ihrer Diagnose und ihrer Behandlung. Wurde doch wieder ein von den einschlägigen Autoritäten aufgegebener Patient durch mein Verfahren noch gerettet, zu seinem Wohle, dem seiner Familie und seiner Freunde!

Rückenmarksleiden, Rückenmarks-Schwindsucht, Hämorrhoidalleiden.

Ein langes Siechtum muß erst vorangegangen sein, ehe das entsetzliche Rückenmarksleiden zum Ausbruch kommt. Jahrelang vorher kann allerdings die Gesichtsausdruckskunde das Endergebnis bestimmen, kann sie die Anlage zu dieser Krankheit erkennen und auf die Ursachen hindeuten, welche eine krankhafte Belastung der Nerven herbeiführen. Nach letzterer Richtung hin sind es namentlich Pollutionen, die sich vielfach einstellen, gleichviel ob die Patienten verheiratet sind oder nicht. Pollutionen deuten aber stets auf einen chronischen Entzündungszustand der Nerven, namentlich des Rückenmarks und des Nervus sympathicus, hin, hervorgerufen durch starke Belastung des Rückens mit Fremdstoffen. Dieser Entzündungszustand, stets fortschreitend, macht die Nerven immer weniger leistungsfähig, bis schließlich der Patient nicht mehr Herr über seine Glieder ist. Gewöhnlich werden zuerst die Beine schwach. Neben den Pollutionserscheinungen gehen nicht selten noch andere krankhafte Beschwerden einher. Es entsteht bei vielen um den Leib ein abschnürendes, ganz eigenartiges Gefühl, dessen Auftreten, je nach der Belastung, ein sehr verschiedenes ist, sich sehr verschieden äußert. Ein leichtes Frostgefühl an diesem inneren Panzer oder Gürtel ist hierbei häufig die Begleiterscheinung. Im vorgerückten Stadium der Rückenmarksleiden treten dann oft blitzartige oder länger andauernde Schmerzen (Nervenschmerzen) und auch sogenannte Hexenschuß-Erscheinungen auf, die oft recht lästig und schmerzhaft zu sein pflegen.

Die Rückenmarksleiden sind sehr verschiedenartig in der Form ihres Auftretens. Bei gleichmäßiger Belastung, wie dies bei den Rückenmarksleiden der Fall ist, entstehen auch manche andere Krankheiten, beispielsweise der sogenannte Veitstanz.

Im vorgerückten, sogenannten Endstadium ist eine Heilung der Rückenmarksleiden kaum mehr möglich. In solchen Fällen ist die größte Besserung erreicht, wenn dem Patienten wenigstens alle Schmerzen genommen werden. Das wird meist in kurzer Zeit eintreten, wenn eine bessere Verdauung erzielt ist und damit innere Ruhe, Schlaf und Appetit geschaffen wurden.

Meine neue Untersuchungsart, die Gesichtsausdruckskunde, setzt uns, wie schon angedeutet, glücklicherweise in den Stand, das Endstadium der Rückenmarksleiden nicht erst abwarten zu müssen, sondern bereits lange vorher mit der sicheren Abwehr zu beginnen, ein Vorzug, der gar nicht hoch genug angeschlagen werden kann. So sind die Rückenmarksleiden in ihren Anfangsstadien ebenso leicht heilbar, wie viele andere unscheinbare Krankheiten. Hat man es dagegen mit vorgeschrittenen, namentlich vorher mit Medikamenten behandelten Rückenmarksleiden zu tun, so ist ihre Heilung viel schwerer möglich. Ein in hellen Flammen stehendes Haus vermag man auch nicht mehr zu retten, sobald der Brand zu weit vorgeschritten ist.

Zahlreiche Rückenmarksleidende sind in meiner Behandlung gewesen, aber nicht alle haben Heilung erzielen können. Viele mußten sich mit einer Besserung begnügen, mit einer Linderung ihres so beklagenswerten Zustandes. Es handelte sich in letzteren Fällen ausschließlich um solche, die durch jahrelangen Gebrauch von Medikamenten die Heilkraft ihres Körpers dermaßen gelähmt hatten, daß selbst die sorgfältigste Kur dieselbe nur wenig zu heben vermochte. Zur Erläuterung des Gesagten seien wieder einige Kurberichte aus meiner Anstalt hinzugefügt.

Der erste Fall betrifft einen jungen Mann, der schwer rückenmarksleidend und auf beiden Beinen vollständig gelähmt war. Über ein Jahr lang hatte er alle Spezialisten konsultiert, ohne irgend eine Besserung zu erzielen. Er vermochte nicht, die leiseste Bewegung mit den Beinen auszuführen und konnte nicht mehr stehen, trotz seines jugendlichen Alters von 24 Jahren. Hilflos lag er beständig im Bett oder er saß in seinem Fahrstuhl. Seine Verdauung war die denkbar schlechteste. Stuhl war auf natürlichem Wege überhaupt nicht zu erreichen, der Urin ging willenlos ab, ohne daß der Patient es fühlte. Wurde er in seinen Fahrstuhl gesetzt, so mußten ihm seine Beine zurecht gelegt werden.

In meine Behandlung tretend, hatte er zunächst täglich vier ableitende Bäder zu nehmen. Er durfte nur trockene, naturgemäße Kost genießen. War auch im ersten Monat der Kurerfolg ein kaum merkbarer, weil sich die schlechte Verdauung so schwer heben ließ, so trat doch bereits im zweiten Monat ein wesentlicher Fortschritt ein. Nach zwei weiteren Monaten konnte der Patient das Wasser wieder halten und seine Beine waren soweit gebessert, daß er sie wieder etwas zu bewegen vermochte, wie er auch mit Hilfe seines Wärters etwas stehen konnte. Nach neunmonatiger Anwendung meines Verfahrens war er soweit gekommen, daß er mit Hilfe seiner Bedienung wieder etwas im Zimmer herumgehen konnte. Nach weiterer zweimonatiger Kur war er sogar wieder vollständig Herr über seine Beine geworden. Sein Rückenmarksleiden, das diese Schwäche infolge der großen inneren, durch Ansammlung von Fremdstoffen hervorgerufenen Hitze erzeugt hatte, war beseitigt und zwar ganz auf demselben Wege, der schon so viele Heilerfolge aufzuweisen hat.

Dieser Fall zeigt aber auch recht deutlich, wie schwierig es ist, bei einer so weit vorgeschrittenen Rückenbelastung eine Heilung zu erzielen. Glaubte ich doch zu Beginn der Kur selbst nicht, daß der Patient eine Besserung, geschweige denn eine Heilung, erreichen könne, weil seine Verdauung gar so sehr darniederlag und sich anfangs nicht bessern wollte. Nur seiner außerordentlichen Ausdauer war der schließliche Erfolg zu verdanken. Wäre dieser Patient früher in meine Behandlung getreten, so wäre niemals eine solche absolute Schwäche der Beine eingetreten und die Heilung wäre eine bei weitem schnellere gewesen.

Sehr lehrreich ist auch der zweite Fall, den ich hier folgen lasse. Ein Herr von 47 Jahren litt seit Jahren an Rückenmarks-Schwindsucht und hatte nirgends Besserung oder Heilung gefunden. Seine Belastung war bereits weit vorgeschritten. Nur mit Mühe konnte er gehen. Häufig wurde er vom Hexenschuß und andern blitzartig auftretenden Schmerzen befallen. Der Schlaf war ungenügend und fehlte oft tagelang ganz, die Verdauung war anormal, das Allgemeinbefinden schlecht. In den ersten Monaten der Kur hatte dieser Patient bereits guten Erfolg, indem die qualvolle Schlaflosigkeit wich und außerdem alle seine Schmerzen vollständig verschwanden. Auch seine Verdauung war gebessert, doch wollte sich die Schwäche der Beine noch nicht verlieren. Er glaubte deshalb fast, noch gar keinen Erfolg erzielt zu haben. Hatte er doch jene früheren Schmerzen und seine Schlaflosigkeit immer nur für besondere Leiden gehalten. Er war noch immer der Meinung, daß diese in keinem Zusammenhang mit seinem Rückenmarksleiden ständen. Da es diesem Patienten äußerst schwer wurde, meine diätetischen Vorschriften zu befolgen, so hörte er nach zehnmonatigem Gebrauch mit meiner Kur auf. Freilich wurde dann sein Zustand sehr bald wieder schlechter und ein geradezu hoffnungsloser.

Dieser Patient hätte es als einen großen Erfolg ansehen müssen, daß sein Leiden während der Kur nicht nur nicht schlechter wurde, sondern auch alle lästigen Begleiterscheinungen seines Zustandes schon in kurzer Zeit beseitigt waren. Bei größerer Ausdauer wären auch die anderen Krankheitserscheinungen allmählich gewichen.

Hämorrhoidalleiden

Mit dem Rückenmarksleiden und der damit verbundenen starken Belastung des Rückens gehen meist die Hämorrhoidalleiden einher. Sie deuten auf einen schwer chronischen Krankheitszustand hin, der auf gleicher Grundlage wie alle anderen beruhend, einen sehr großen Entzündungs- und Fieberherd im Unterleib voraussetzt. Selbstverständlich muß bei solchen Patienten auch die Verdauung eine unregelmäßige sein.

Die Bildung von Knoten im Unterleib, die eben einen schweren Belastungszustand voraussetzt, ist ein Beweis, daß die Heil- und Lebenskraft des betreffenden Patienten eine recht geringe sein muß.

Auch hier möge aus meiner Praxis ein Beispiel zur näheren Erläuterung dieser Vorgänge angeführt werden:

Ein 17jähriger junger Mann, der schon in frühester Jugend an Verdauungsbeschwerden gelitten hatte, kam in meine Sprechstunde.

Wie er mir erzählte, waren schon in seinem 11. Lebensjahr Hämorrhoidalknoten und Hämorrhoidalbeschwerden und damit verbundene Blutungen aus dem Darm aufgetreten, die ihn ungemein quälten. 15 Jahre alt, habe er nach und nach alle Hämorrhoidalknoten und Beschwerden verloren. Dafür waren aber, so erzählte er weiter, bei ihm die fürchterlichsten Kopfschmerzen aufgetreten, gegen die sich alle Mittel wirkungslos zeigten. Schließlich traten auch äußerlich am Hinterkopf fühlbare und sichtbare harte Knoten von Haselnußgröße hervor, wie auch der ganze Kopf seine Form veränderte und umfangreicher wurde. Man sah deutlich, daß das Verhältnis des Kopfes zum übrigen Körper ein anderes geworden war als früher. Jeder, der den Knaben sah, hatte die Empfindung, daß jetzt in seinem Kopfe etwas stecken müsse, was nicht hineingehöre und was auch früher nicht darin gewesen sein könne. Niemand ahnte, daß die früher im Leibe befindlichen Hämorrhoidalknoten jetzt in weit härterer und zusammengedrängterer Form im Kopfe auftraten. Dabei legten jene schrecklichen Kopfschmerzen allein beredtes Zeugnis für das Vorhandensein einer tieferen Ursache ab. Leider erkannte man sie nicht. So sah die besorgte Mutter bei ihrem Sohne schon in diesem jugendlichen Alter jenes Leiden mit unerbittlicher Strenge auftreten, an welchem der Vater des Patienten bereits im 39. Lebensjahre gestorben war. Keine der angewandten Heilweisen verfügte über ein erfolgreiches Mittel gegen das Leiden. Immer mehr nahm es demgemäß überhand, bis der junge Mann schließlich infolge der Kopfschmerzen arbeitsunfähig und häufig ohnmächtig wurde. In diesem jämmerlichen Zustande brachte ihn die Mutter in meine Behandlung. Da Rückenbelastung vorlag, war täglich der Ausbruch einer Gehirnentzündung zu gewärtigen. Meine Verordnungen, bestehend aus strenger Diät, ableitenden Bädern und fleißiger Bewegung, wurden streng befolgt, und zwar mit folgendem Ergebnis: In der ersten Woche hörten bereits die Kopfschmerzen auf. Nur noch bei Auflösung von Tuberkelknoten im Kopfe stellten sie sich vorübergehend ein. Verdauung und Appetit hatten ebenfalls eine erfreuliche Besserung erfahren. Eine Abnahme der äußerlich am Kopfe fühlbaren Knoten war bereits gegen Ende des zweiten Monats der Kur bemerkbar. Damit ging eine Abnahme der im

Innern des Kopfes befindlichen Knoten Hand in Hand, auch war der Kopf gegen früher verhältnismäßig kleiner geworden. Weitere zwei Monate erzielten eine weitere Abnahme jener Knoten, und in einem halben Jahre war von denselben überhaupt nichts mehr zu spüren.

Plötzlich trat eine Wendung, eine scheinbare Verschlechterung in dem Zustande des Patienten ein. Wie die Mutter mir nämlich mitteilte, fühle sich ihr Sohn seit einem Tage wieder unwohl. Habe sich doch das schon seit Jahren beseitigte Hämorrhoidalleiden wieder in seinem ganzen Umfange eingestellt. Ich erklärte der besorgten Mutter, daß diese Erscheinung unvermeidlich sei. Die vorher im Kopfe befindlichen Knoten seien von dort abgeleitet worden, um sich jetzt wieder in ihrer früheren Form als Hämorrhoidalknoten, aus welchen jene Kopfknoten erst enstanden seien, zu zeigen. Von der Gehirntuberkulose sei ihr Sohn jetzt durch diese Heilkrise befreit, und so mache es sich nur noch nötig, auch das Hämorrhoidalleiden zu beseitigen. Diese Erklärung leuchtete der Frau ein, die Kur wurde mit dem erfreulichsten Resultate fortgesetzt. Nach Jahresfrist war auch das Hämorrhoidalleiden vollständig beseitigt und der junge Mann gesund geworden.

Epileptische Krämpfe.

Jenes rasch eintretende, das menschliche Individuum heimtückisch überfallende Leiden, jene Krankheitsanfälle, welche, gemeinhin als Epilepsie bezeichnet, den Körper heimsuchen, sie sind nur der Schlußstein einer Reihe vorangegangener, aber unterdrückter Krankheitserscheinungen oder der Ausfluß eines ererbten Leidens, welches häufig genug auf die väterlichen Jugendsünden zurückzuführen ist. In letzterem Falle liegt die Sache so, daß die Behandlungsweise von Geschlechtskrankheiten durch Medikamente ein Zurückdrängen, ein Ablagern der Fremdstoffe im Körper der Eltern zur Folge hatte. Die Übertragung derselben auf ein neues Individuum legte in diesem den Grund für das Leiden, welches wir Krämpfe nennen.

In meiner Praxis ist Epilepsie in vielen Fällen mit großem und schnellem Erfolge behandelt worden. Wie oft habe ich beobachtet, daß die plötzlich eintretenden epileptischen Anfälle nichts weiter sind, als rasch sich bildende, aus dem Unterleibe zuerst sich entwickelnde Gärungsaufwallungen der Fremdstoffe. Bei manchen von Epilepsie Befallenen geht diese Gärungsaufwallung zuerst nach unten, nach den Beinen, und erst dann drängt sie nach oben. Der eine wird durch den Ausbruch mehrere Male herumgedreht, ehe er hinfällt, der andere wieder verliert, sobald der Gärungsprozeß nach oben, nach dem Kopfe drängt, sofort das Bewußtsein und sinkt hin.

Am besten könnte man diese Vorgänge im Körper mit dem Ausbruch eines Vulkanes vergleichen, bei dem die im Innern der Erde angesammelten, sich spannenden Gase und Massen zum Durchbruch kommen. Hat bei diesem der Ausbruch stattgefunden, so ist wieder eine Zeitlang Ruhe, bis durch den inneren Verbrennungs-, Zersetzungs- und Umbildungsprozeß des Erdkernes eine neue Spannung entsteht. Ganz so verhält es sich auch mit den epileptischen Anfällen. Es bildet sich hierbei im Unterleib eine besondere Belastung mit Fremdstoffen, die fortwährend langsame Gärungsvorgänge und damit verbundene Gasentwicklungen und Spannungen herbeiführt. Weil nun der Belastungsherd hier in sich durch die Fremdstoffe abgeschlossen ist, erfolgt, unterstützt durch eine fortdauernde Gärung, eine stetig zunehmende Spannung und endlich ein Ausbruch, der Krämpfe hervorruft und durch seinen Druck auf das Gehirn das Funktionsvermögen desselben aufhebt. Sobald der Gärungsvorgang und damit der Druck allmählich nachläßt, tritt auch das Bewußtsein wieder ein, wiewohl sich der ganze Körper infolge dieses heftigen Vorgangs noch mehr oder weniger angegriffen fühlen wird.

Je nach dem Belastungszustande des Patienten verlaufen die Heilungen der Epilepsie sehr verschieden. Bei dem einen hören die Anfälle schon sehr bald nach Beginn der Kur auf, bei dem anderen sind sie anfangs etwas häufiger. Bei den im Körper stattfindenden Umwälzungen kommen solche vorübergehenden Erscheinungen nicht selten vor, doch lassen sie, je nachdem die Belastung schwindet, allmählich oder auch plötzlich nach. Sie werden immer schwächer, bis es schließlich nur noch Schwindelanfälle, Ohnmachten oder Übelkeitsanfälle sind, die bei Fortsetzung der Kur völlig verschwinden. Es empfiehlt sich daher, solche Patienten schon von vornherein auf den etwaigen Kurverlauf aufmerksam zu machen.

Ganz von selbst kommen wir zu dem Ergebnis, daß die Heilbarkeit der Epilepsie ganz allein von dem Belastungsgrad des Patienten abhängt. Fast in allen Fällen ist Heilung durch meine Methode möglich gewesen. Nur da ging sie sehr langsam vor sich oder war gar nicht erreichbar, wo der Zustand des Patienten bereits zu chronisch und der Körper, namentlich die Verdauung, durch die üblichen Medikamente, wie Brom, bereits zu schwer geschädigt worden war. In solchen Fällen sind durch die Krankheit gewaltsamerweise Zerstörungen in den Nervenverbindungen und im Gehirn herbeigeführt worden, die sich nicht mehr rückgängig machen lassen. In meiner Anstalt kamen mir hartnäckige Fälle vor, die jahrelanges Fortsetzen und genaues Durchführen meiner Kur beanspruchten, ehe die Krämpfe aufhörten. Man glaube aber nicht, daß mit dem etwaigen Verschwinden der Krämpfe immer die Belastung des Patienten völlig behoben sein müsse. Nicht selten fordert diese völlige Beseitigung der Belastung noch längere Zeit.

Nach dem Jahresbericht des Landesmedizinalkollegiums von 1889 betrug die Zahl der epileptischen Schulkinder Ende des Berichtsjahres 793 oder auf 10 000 Schüler 13,6. Es kann daher im Interesse der armen, leidenden Menschheit nichts sehnlicher gewünscht werden, als daß, um dem Übel zu steuern, endlich einmal die segenbringenden Wirkungen der neuen, arzneilosen und operationslosen Heilkunst auch in einflußreichen, maßgebenden Kreisen anerkannt werden.

Ich kann nicht umhin, hier noch einen Kurbericht zur besseren Erläuterung der Behandlung folgen zu lassen:

Die Person, um die es sich in diesem Berichte handelt, ist ein 19 Jahre altes Mädchen, das, seit sechs Jahren schwer an Epilepsie leidend, jede Woche wenigstens zwei Anfälle hatte. War ihre Verdauung schon die denkbar schlechteste, so war außerdem ihre Menstruation völlig in Unordnung. Nicht ein einziges Mal seit dem Eintritt ihrer Pubertät trat dieselbe in der normalen Weise und richtigen Zeitdauer auf, sei es, daß sie Monate lang ganz fortgeblieben, sei es, daß sie zu oft eingetreten war.

Hochgradige Bleichsucht und Anlage zu Lungenleiden, durch meine Gesichtsausdruckskunde erkennbar, waren auch bei ihr vorhanden. Dabei hatte sie einen zu großen Kopf. Im übrigen lag ihre Belastung noch günstig, so daß ich ihr einen guten Erfolg in Aussicht stellen konnte. Daß bei ihr möglicherweise die Anfälle in den ersten 14 Tagen etwas vermehrt auftreten und dann, allmählich immer schwächer werdend, ganz aufhören würden, darauf hatte ich die Patientin schon bei der Beratung aufmerksam gemacht, damit sie das nicht etwa als einen Mißerfolg ansehe. Meine natürlichen Heilmittel haben mich auch in diesem Falle nicht im Stich gelassen. Dampfbäder mußten, wie in den meisten Fällen von Epilepsie, so auch bei diesem Mädchen gemieden werden. Innerhalb drei Wochen war die Patientin von allen Anfällen befreit.

Genau so, wie ich es in Aussicht gestellt hatte, war der Verlauf der Kur eingetreten. In den ersten Tagen waren täglich zwei, auch drei und noch mehr Anfälle zu beobachten. Nach 16 Tagen gingen dieselben allmählich in Ohnmachten, Schwächeanfälle und Übelkeiten über. Schließlich hörten sie ganz auf. Indessen war dieser rasche Erfolg nur deshalb möglich, weil die Verdauung der Patientin sich erfreulicherweise schnell besserte und auch die Menstruation sich bald wieder normal einstellte. Man glaube aber nicht, daß in allen Fällen eine so rasche Heilung möglich ist. Nur dem sehr günstigen Belastungszustand dieser Patientin war sie zu verdanken. Andere von mir geheilte Epileptische brauchten die doppelte, dreifache und noch längere Zeit.

Blutarmut und Bleichsucht.

Aus allen Gesellschaftsschichten ertönte die Klage über Blutarmut und Bleichsucht. Weder arm noch reich, weder jung noch alt wird von diesem Leiden verschont, obwohl zur Abwehr derselben eine Reihe von Gegenmitteln ins Feld geführt wird. Die wohlhabenderen und reicheren Klassen sind es, die in erster Linie neben ausreichender ärztlicher Hilfe diese Mittel in umfassendster Weise in Gebrauch zu nehmen wissen, vor allem in Form der sogenannten kräftigen Ernährung, wie sie Eierspeisen, Fleisch und Bouillon, Wein und Bier usw. bieten sollen.

Unsere moderne medizinische Wissenschaft rühmt sich ihrer gewaltigen Fortschritte, unsere Chemie macht in Verbindung mit der Physiologie Anspruch auf genaue Erkenntnis des Nährwertes aller Nahrungsmittel und ihrer Wirkung auf den menschlichen Organismus, und doch hemmt alles dieses wissenschaftliche Können und Wollen das Übel nicht in seinem Vorwärtsschreiten. Immer weiter greifen Blutarmut und Bleichsucht um sich. Sie erzeugen Kraftlosigkeit, Schwäche und Nervosität, führen einen anormalen Geschlechtstrieb herbei, schaffen Appetitmangel im Wochenbett, kurz, sie machen den Menschen körperlich und geistig ganz leistungsunfähig, schlaff im Denken und Handeln. Dabei tritt eine gesteigerte Empfindlichkeit ein. Daneben zeigen die von diesen Übeln Befallenen eine gewisse Ermüdung, klagen über Schwere in den Füssen, über Schmerzen in den Muskeln. Der Appetit vermindert sich, die Darmtätigkeit ist eine geschwächte.

Wie verhält sich nun die Schulmedizin von heute diesem Leiden gegenüber? Gestützt auf die vorhandenen chemischen Analysen empfiehlt sie den Genuß von Extrakten, in denen alle zum Aufbau und zur Erhaltung des menschlichen Körpers erforderlichen Bestandteile enthalten sein sollen. Sie rät häufiges und gutes Essen an, sie verordnet Pillen und Pulver, insbesondere Eisen als Arznei in verschiedenartigster Form. Und was ist der Erfolg dieser schulmedizinischen Behandlungsweise? Meist das Gegenteil von dem, was man erwarten sollte. Das zeigt sich in einer immer größeren Blutarmut und Bleichsucht oder in dem Hervortreten anderer Leiden, deren Entstehung allein auf eine naturwidrige Krankenbehandlung zurückzuführen ist. Es tritt in der Gegenwart sogar die überraschende Erscheinung auf, daß bereits neugeborene Kinder blutarm sind.

Aus allen diesen Beobachtungen müssen wir die schwerwiegende Schlußfolgerung ziehen, daß die bisher geübte Ernährungs- und Behandlungsweise nicht die richtige gewesen sein kann. Ebenso muß zugegeben werden, daß die Leistungen der Chemie doch nicht ausreichen, um Irrtümern und Täuschungen über Vorgänge im lebenden Körper vollständig vorzubeugen. Nach unseren Erfahrungen sind alle künstlichen Extrakte, alle künstlichen, zur „Auffütterung" des Kranken bestimmten Präparate am allerschwersten, oder aber gar nicht verdaulich. Alle Nahrungsmittel in ihrer natürlichen Form, unverändert durch Kochen und Würzen weisen dagegen die leichteste Verdaulichkeit auf.

Meine neue Heilwissenschaft lehrt nun eine dem schulmedizinischen Verfahren geradezu entgegengesetzte Behandlung dieser Leiden. Die äußeren Merkmale der Blutarmut und der Bleichsucht bieten uns keineswegs einen sicheren Anhalt für die Erkenntnis ihres Wesens. Wir wissen, daß eine normale Haut nie die bleiche Farbe der Bleichsüchtigen hat, auch niemals zu rot, gelb oder braun sein darf, sich vielmehr feuchtwarm anfühlen muß. Gesundes Blut ist hellrot und dünnflüssig auch in den Venen, mit Krankheitsstoffen belastetes dagegen zeigt sich dunkler, fast schwarz, dick, halb geronnen. Außerdem sind die Blutgefäße bei stärkerer Belastung mit Fremdstoffen teilweise ausgeweitet, es bilden sich zur Aufnahme der dicksten Blutmassen förmliche Säcke. Die Ausweitungen treten infolge der fortwährenden Spannung und des inneren Druckes, welchen der Belastungszustand mit sich bringt, allmählich ein. Wir beobachten daher bei allen Bleichsüchtigen und Blutarmen neben der bleichen Hautfarbe besonders ins Auge fallende dunklere Adern. Normale, mit leichtflüssigem, gesundem Blute angefüllte Adern sind kaum durch die Haut schimmernd zu sehen, weisen wenigstens nie die blaue Färbung und Ausdehnung wie bei Bleichsüchtigen auf. Weiter zeigt sich bei letzteren eine bleiche, welke, untätige Haut, oft wachsartig durchscheinend, gelblich blaßgrün. Oft ist aber auch bei Blutarmen das Gesicht gerötet und die Farbe eine blühende; zu der anscheinend frischen Gesichtsfarbe, zu dem blühenden Äußeren steht jedoch die völlige Leistungsunfähigkeit, die Kraft- und Saftlosigkeit des Individuums in grellem Gegensatz. Dieser anscheinend auf Gesundheit deutende Zustand wird von der modernen Schule oft genug als „eingebildete Krankheit" bezeichnet.

Bei Blutarmut und Bleichsucht wird stets eine zu große innere Hitze bei äußerlichem Kältegefühl auftreten. Damit ist die Erklärung für die Krankheiten selbst gegeben, welche, wie alle chronischen Krankheiten, auf die gleichmäßig auftretenden Erscheinungen eines inneren, latenten Fieberzustandes hinweisen.

Ungenügende Verdauung in Verbindung mit falscher Auswahl der Nahrung und mit ungenügender Haut- und Lungentätigkeit, also mangelhafte Nahrungs- und Luftzufuhr, – das sind die alleinigen Ursachen zu diesen Leiden. Die infolge der ungenügenden Verdauung im Körper sich anhäufenden Fremd- oder Krankheitsstoffe rufen im ungesunden Körper eine Spannung und eine vermehrte Hitze hervor. Sie lagern sich dabei vorzugsweise in den äußeren Teilen, also unmittelbar unter oder in der Haut ab. Es tritt allmählich eine Verstopfung der feinsten Blutgefäße der Haut ein, das Blut vermag nicht mehr bis zu diesen vorzudringen, und damit geht das normale Wärmegefühl einer gesunden Haut verloren. Das äußere Aussehen der Haut wird bleich und welk.

Also eine mangelhafte Verdauung und eine ungesunde Diät trägt die Hauptschuld an Blutarmut und Bleichsucht. Dazu tritt noch mit ihren weiteren schädlichen Folgen eine mangelhafte Lungentätigkeit. Sie ist im Fehlen frischer, gesunder Luft zum Einatmen zu suchen. Leider hält die von den Ärzten großgezogene Furcht vor Erkältungen noch immer viele Kreise von einer gründlichen Lüftung der Wohn- und Schlafzimmer zurück und läßt damit die schädlichen Einflüsse einer verdorbenen Luft um so wirksamer werden. Ganz genau weiß es die moderne Schule, daß gerade die Lungen es sind, welche durch Einatmen frischer Luft den Bluterneuerungsprozeß vollziehen, und doch begeht sie bei Behandlung von Erkrankungen häufig genug den Fehler, ängstlich das Verbleiben der Patienten in den Zimmern und die Vermeidung jeder frischen Atemluft zu empfehlen. Aber auch diese, die Unvollkommenheit der Schulmedizin klar kennzeichnende Tatsache läßt sich leicht erklären.

Nach der Anschauung der Allopathie, welche die wahre Krankheitsursache nicht kennt, handelt es sich nicht um das Herausschaffen der Krankheitsstoffe aus dem Körper, sondern nur um eine Unterdrückung der einzelnen Krankheitserscheinungen. Sie verwandelt jede Krankheit in einen latenten, dem Uneingeweihten verborgenen Zustand und nennt dies Heilung. Diese ist aber, wie wir sehen werden, nur eine scheinbare.

Wer nun naturwidrige Mittel, wie Medikamente, gegen Blutarmut und Bleichsucht anwendet, führt unter Verschlimmerung des Zustandes dem Magen nur noch mehr unverdauliche Stoffe zu. Nur durch Herausschaffen der Fremdstoffe aus dem Körper können diese Krankheiten geheilt werden, niemals durch Medikamente. Durch Medikamente, einschließlich des für Blutarmut so beliebten Eisens usw. wird der Magen in nicht allzu langer Zeit derartig geschwächt, daß der Patient sehr bald in jenen Zustand gerät, in welchem er nur noch Appetit auf scharf gewürzte, pikante Speisen haben wird. Diese sind aber nach unserer Überzeugung so gut wie unverdaulich und wirken nur reizend auf den Körper. Schließlich hört jedes normale Hungergefühl auf. Die Mediziner empfehlen nun erst recht „nahrhafte" Speisen und „kräftigende" Weine, Fleisch, Eierspeisen und reichen dabei immer schärfere Medikamente. Jetzt ist der Patient, bei seinen bisherigen Beratern keine Hilfe mehr findend, in jener verzweifelten Lage, in welcher leider meist erst mein Rat in Anspruch genommen wird. So öffneten solche Mißerfolge der Schulmedizin den Patienten oft schon nach der ersten Woche meiner Kur die Augen und machten sie am Ende auf Grund sichtlicher Erfolge zu begeisterten Anhängern und Verbreitern meiner Heilmethode.

Sind jene Krankheitsstoffe, welche die Haut verstopfen und die Blutzirkulation hemmen, entfernt, dann gelangt auch das Blut wieder bis an die äußersten Teile der Haut, macht diese warm und gibt ihr die normale Färbung, die normale feuchtwarme Beschaffenheit wieder.

Die von mir verordneten, leicht verdaulichen und reizlosen Speisen erweisen sich gerade für Blutarme und Bleichsüchtige als ganz vortreffliche Hilfs- und Heilmittel. Ich wiederhole: die frische, natürliche Luft, wie wir sie außerhalb unserer Wohnräume und in diesen nur bei geöffneten Fenstern finden, hat ebenso wie das Wasser die Kraft, die von der Natur im Körper angebahnten Heilkrisen zu unterstützen und im Sinne der Natur zu fördern. Bedauerlicherweise läßt die Schulmedizin, Gefahr durch Erkältung vorschützend, in so vielen Krankheitsfällen gerade diese beiden wichtigen Faktoren, frische Luft und kaltes Wasser, ausdrücklich meiden, ein Beweis, wie wenig ihr das Wesen der Erkältung bekannt ist. Sie vermag nicht, ohne eine tiefe Schädigung des Organismus herbeizuführen, dieser Erscheinung der Erkältung wirksam zu begegnen, darum sorgt sie vor allen Dingen dafür, daß solche Erkältungen nicht vorkommen und benutzt für diesen Zweck die zur Unterdrückung der Reaktionskraft des Körpers geeignetsten Mittel.

Für den Kenner meiner Krankheitslehre ist eine Erkältung eine ganz harmlose Erscheinung, er wird sie geradezu als etwas Vorteilhaftes ansehen. Bei einem Gesunden kann es zu einem Erkältungsfieber nicht kommen, weil sich keine Fremdstoffe in seinem Körper befinden. Wer dagegen belastet ist, aber naturgemäß lebt, der weiß, daß er durch geeignete Anwendung kalten Wassers und frischer Luft neben reizloser Diät in den Stand gesetzt wird, sich in seiner Gesundheit wieder vorwärts zu bringen. Er wird dadurch eine Festigkeit, Abhärtung des Körpers und eine innere Reinheit gewinnen, die er vordem noch nicht besaß. Vor allen Dingen weiß er, daß jene Erkältungen, die namentlich bei raschen Temperaturwechseln auftreten, nur dadurch zustande gekommen sein können, daß durch die frische Luft die Lebenskraft im Körper eine Stärkung erhielt, die gleichzeitig in einer Erkältungskrise, in einem Schnupfen ihren Ausdruck fand. Durch diese Heilkrisis wird der Körper befähigt, sich eines Teiles seiner Fremdstoffe zu entledigen. Es dient also ganz im Sinne der Natur die Erkältungskrisis nur zur Vervollkommnung der Individuen, nicht aber zu ihrem Schaden.

Die Behandlung Bleichsüchtiger und Blutarmer muß, je nach dem körperlichen Zustande individualisiert, eine mildere oder energischere sein. Genaue Vorschriften lassen sich also nur im allgemeinen geben. Ich lasse hier einen Kurbericht folgen, aus dem diese Hauptkurvorschriften zu ersehen sind.

Ein 19jähriges Mädchen stand wegen Bleichsucht seit ihrem 15. Lebensjahre in allopathischer Behandlung. Ihr Arzt hatte ihr zunächst Eisen in Pillen und dann in flüssigem Zustande mit Pepsin und anderen Medikamenten verordnet. Außerdem hatte er angeraten, sie solle sich doch nur ja recht „kräftig" nähren, hauptsächlich alle Tage Fleisch und Bouillon, Eier und Schinken genießen, dazu auch alle Tage ein bis zwei Glas „stärkenden" Ungarwein und an Stelle des Kaffees abgekochte, gute Kuhmilch trinken, – dann würde es schon besser werden. Statt des Wassers, das viele schlechte Unreinigkeiten enthalten könne, solle sie lieber etwas „stärkendes" Bier zu sich nehmen. Die Verordnungen wurden genau befolgt, Monate, Jahre lang ohne Erfolg. War der Zustand des Mädchens schon vor dieser Behandlung traurig genug, so wurde er durch dieselbe noch trauriger. Ihre Verdauung wurde eine noch bei weitem schlechtere, das Mädchen verhungerte buchstäblich, trotz der „kräftigen" Diät. Wurde sie doch immer schwächer, immer bleicher und immer unzufriedener in ihrem Gemüte. Sie fühlte deutlich, daß die Verordnungen ihres Arztes nichts halfen, gab aber nicht diesem, sondern immer und abermals nur ihrem Körper die Schuld, von dem sie glaubte, daß er überhaupt nicht wieder gesund werden könne. Die sogenannte kräftige Nahrung ging wohl, trotz ihrer Hartleibigkeit, durch ihren Körper hindurch, ernährte aber dennoch denselben nicht, weil eben die Verdauung völlig darnieder lag. Die Menstruation war seit ihrem Beginne noch nie normal, sondern stets unregelmäßig verlaufen. So war nach vierjähriger allopathischer Behandlung der Zustand des Mädchens ein geradezu trostloser. Traurig und lebensmüde, welk und mißtrauisch, geplagt von Selbstmordgedanken, nervös bis zum Äußersten, andern und sich selbst lästig, so kam dieses arme mißhandelte Mädchen in meine Behandlung. Sofort änderte ich ihre Diät, indem ich sie auf leicht verdauliche Pflanzenkost setzte, als Getränk nur unverfälschtes Wasser verordnete und nebenbei viel Bewegung und Aufenthalt im Freien empfahl. Schlafen bei offenen Fenstern, täglich drei ableitende Bäder, und wöchentlich zwei Dampfbäder waren die weiteren Vorschriften. Nach achttägiger Kur war die Stimmung der Patientin bereits eine vollständig umgewandelte. Lust und Freude am Dasein hatten ihrer krankhaft pessimistischen Laune Platz gemacht. Nach vier Monaten waren Verdauung und Menstruation wieder ziemlich normal, das Mädchen war wie neugeboren. Die Haut, die früher nie zum Schwitzen zu bringen war, fühlte sich jetzt wieder normal feuchtwarm an. In weiteren sechs Monaten entwickelte sich das Mädchen in ganz erstaunlicher Weise und ein Jahr nach Beginn meiner Kur war es völlig geheilt.

Augen- und Ohrenleiden.

Sowohl das Auge als auch das Ohr, diese so wichtigen Sinnesorgane, sind tiefen Leiden unterworfen. Meist, ja fast immer, pflegen diese Erkrankungen gewissen, unmittelbar auf die beiden Organe wirkenden Einflüssen zugeschrieben zu werden, ohne daß nach einer tieferen Begründung gefragt wird. Meine Heilmethode und die bei ihrer Anwendung für mich daraus entsprungenen Erfahrungen lassen gar keinen Zweifel darüber, daß alle Augen- und Ohrenleiden, mögen sie nun Namen haben, welche sie wollen, durchweg aus inneren, chronischen Leiden entspringen. Sie sind entweder auf jene Fälle zurückzuführen, wo unterdrückte Krankheiten, wie Diphtherie, Masern und Scharlach neue Krankheitserreger zurückgelassen haben, oder auch auf die Impfung. Meine Gesichtsausdruckskunde bestätigt diese Behauptung auf das untrüglichste. Sie stellt jeder Augen- und Ohrenbelastung jedesmal auch eine entsprechende allgemeine Körperbelastung zur Seite, sie weist also das Vorhandensein von Fremdstoffen im Körper nach und erklärt damit den unmittelbaren Zusammenhang derselben mit den am Auge oder am Ohr zutage tretenden Krankheitserscheinungen.

Es ist ganz ausgeschlossen, daß ein Körper, bei dem sich Augen- und Ohrenleiden zeigen, in seinen anderen Teilen völlig gesund sein kann. Immer müssen erst Fremdstoffe ihren Weg nach den in Mitleidenschaft gezogenen Körperteilen genommen haben, ehe in diesen eine Erkrankung vor sich geht. Es sei nun zunächst der krankhaften Zustände des Ohres gedacht.

Wenn die Fremdstoffe ihren Weg nach den Ohren genommen haben, dann werden zunächst die feinen Gehörgänge derselben verstopft. Das Trommelfell zerplatzt vielfach dabei oder wird schlaff und vibrationsunfähig, ist also außerstande, in normaler Weise durch die Schallwellen in Schwingungen zu geraten. Durch diese Vorgänge entsteht auch der Mittelohrkatarrh, welcher eine einfache Ablagerung der Fremdstoffe im Mittelohr darstellt. Bei solchen Ablagerungen pflegt man nicht selten zu beobachten, daß sich, wenn der Druck von unten stark ist, akute Zustände einstellen. Es bilden sich dann gar oft eiternde Stellen im inneren Ohr, welche, beständig gärende Stoffe nach außen entleerend, schließlich den bekannten Ohrenfluß oder das Ohrenlaufen erzeugen. Wird dieser akute Zustand nicht rechtzeitig auf natürliche Weise geheilt, so treten stärkere Belastungszustände und vielfach auch direkte Zerstörungen des Gehörorgans ein, die in dem Maße schlimmer werden, als man die akuten Krankheitserscheinungen gewaltsam durch Medikamente nach dem Körper zurückdrängt.

Wer meinen früheren Darlegungen gefolgt ist, dem wird es auch klar werden, daß Ohrenlaufen, Schnupfen und andere katarrhalische Erkrankungen eine gemeinsame Ursache haben müssen. Ich behaupte, daß diese verschiedenartigen Krankheitserscheinungen von nichts anderem herrühren als von latent im Körper abgelagerten Fremdstoffen, die in einen akuten Gärungszustand, in einen eitrigen oder wässerigen Schleim übergehen. Es wird dabei durch den Gärungszustand stets eine Entzündung der entsprechenden Schleimhäute herbeigeführt. Diese Entzündung kann, den schlimmsten Fall angenommen, sogar in eitrigen, offenen Wunden oder in kleineren Geschwüren ihren Ausdruck finden. Diese Entzündungszustände, die meist an inneren, nicht mit der Außenluft direkt in Verbindung stehenden Körperteilen beobachtet werden, sind uns insofern ganz besonders wichtig, als sie uns den sichersten Beweis von einer starken innerlichen Belastung des Körpers erbringen, und uns anzeigen, daß die Lebenskraft des Körpers noch stark genug ist, um durch akute Heilkrisen die Fremdstoffe abzustoßen.

Ganz ähnlich wie bei den Krankheitserscheinungen im Ohr verhält es sich bei denen im Auge. Hier erfüllen die Fremdstoffe die kristallklare Flüssigkeit im Innern des Auges, trüben sie und schwächen dadurch die Sehkraft. So wird die Entstehung der Kurzsichtigkeit erklärlich. In anderen Fällen erfüllen die Fremdstoffe besonders die inneren Augäpfelhäute, wobei es nicht selten geschieht, daß der gelbe Fleck im Auge und dessen Nerven verschoben oder bedeckt werden *(schwarzer Star)*.

Auf gleiche Weise entsteht der graue Star. Bei diesem bildet sich in der Kristallinse eine Trübung, die weiter nichts darstellt als Fremdstoffe, welche sich in dieser Form in das Auge und in die Kristallinse drängen. Es sind dies alles Zustände, die meist eine sehr langwierige Belastung voraussetzen und daher namentlich erst bei älteren Leuten vorkommen.

Grüne Star

Der grüne Star setzt eine hochgradige Spannung des Augapfels voraus, durch nichts anderes verursacht, als durch eine im Auge stattfindende Gärung der Fremdstoffe. Wenn die Vertreter der modernen Schule zur Heilung dieser Krankheit ein Stück der Regenbogenhaut herausschneiden, so lenken sie dadurch nur die Lebenskraft des Körpers von dem neuen, notwendig gewordenen Heilungsgeschäft ab, verstümmeln das Auge und lassen die ursprünglichen Zustände bestehen. Immerhin kann durch diese Manipulation eine Änderung in dem Zustande des Auges herbeigeführt werden.

Wenn wir alles dies berücksichtigen, wird uns auch die Bedeutungslosigkeit der Augenoperationen klar werden, durch welche stets nur die äußerste Form der Krankheit gefaßt, niemals jedoch die Krankheitsursache selbst herausgeschafft wird. Ändert sich nach der Operation nichts in der Belastung des Auges, so wird auch, solange dieser Zustand anhält, zunächst die Operation als eine gelungene betrachtet. Sobald sich aber, und das wird kaum ausbleiben, wiederum Bewegungen und Veränderungen in den Fremdstoffen bemerkbar machen, dann stellen sich sofort wieder die alten oder neue Krankheitssymptome ein, und damit sind die Beweise von der Erfolglosigkeit der anscheinend geglückten Operation gegeben.

Ägyptische Augenentzündung

Diese, namentlich bei Kindern im Orient oft auftretende Krankheitserscheinung ist wieder nichts anders als eine Gärung von Krankheitsstoffen, die meist schon durch erbliche Belastung in den Körper gelangt sind, durch irgendeine Gelegenheitsursache aber in größere Wallung gerieten und die Entzündung hervorriefen. Infolgedessen ist auch deren Heilung nur sehr langsam möglich und viel Geduld dazu erforderlich. Ich habe auch darin schon eine größere Anzahl Heilerfolge erzielt und greife zur Begründung des Gesagten folgenden, interessanten Kurbericht heraus:

Der achtjährige Sohn der Frau W. erkrankte an ägyptischer Augenentzündung und war vier Jahre lang in den verschiedensten Kliniken und Privatheilanstalten mit Atropineinträufelungen, auch operativ ohne jeden Erfolg behandelt worden. Die Ärzte erklärten schließlich, der Knabe habe außerdem einen Wasserkopf und dagegen sei nichts mehr zu machen. So brachte die Frau ihren Sohn in meine Behandlung. Durch meine Gesichtsausdruckskunde stellte ich zunächst fest, daß der viel zu große Kopf und die Augenentzündung des Knaben erst die Nachwehen früherer, ungeheilter Leiden waren. Ich erklärte der Mutter weiter, daß in diesem Falle erst nach längerer Zeit ein Heilerfolg erzielt werden könne, weil hier besonders auch eine Rückenbelastung vorliege. Es kamen täglich drei bis vier ableitende Bäder neben reizloser Diät in Anwendung. Schon nach acht Tagen war die Entzündung in den Augen bedeutend gebessert. Letztere konnten wieder etwas geöffnet werden, was vorher ganz unmöglich erschien. Auch die Verdauung war fast normal geworden, wie sich auch starke Ausleerungen eingestellt hatten. Nach zwei Wochen war die Empfindlichkeit der Augen gegen das Licht beseitigt, und in der vierten Woche bekam das Kind seinen früheren Scharlach wieder. Der Körper hatte jetzt wieder soviel Kraft gewonnen, um die im vierten Jahre begonnene, dann aber unterdrückte Scharlachkrise weiter fortzuführen. Nach Beendigung dieser Heilkrisis waren Augenleiden und Wasserkopf geheilt.

Das Doppelsehen

ist darauf zurückzuführen, daß sich Fremdstoffe zwischen Linse und gelben Fleck oder direkt an und in der Linse oder Pupille ablagern. Bei der Heilung durch meine Methode ist nicht selten infolge Rückwärtsbewegung der Fremdstoffe und der dadurch entstehenden, vorübergehenden Umwälzungen im Körper nicht nur häufig ein Doppelsehen, sondern auch zeitweiliges Klarsehen neben zeitweilig völligem oder teilweisem Trübsehen zu beobachten.

Das Schielen

entsteht durch die Belastung der Drehmuskeln des Augapfels. Die Fremdstoffe treffen oder stauen sich dabei auf ihrem Wege ganz besonders in einem dieser Muskeln und machen ihn dadurch fester, gespannter, dicker und oft völlig funktionsunfähig. Er ist damit seiner Elastizität beraubt und wird durch die hervorgerufene Spannung kürzer, als die gleichfalls im Kreise um den Augapfel herumgelagerten anderen Muskeln, welche das Drehen des Augapfels bewirken. Auf diese Weise wird das ganze Auge von dem belasteten Muskel ganz allmählich fester angezogen und verliert dadurch seine natürliche Stellung. Die Schulmedizin schneidet bei derartigen Krankheitszuständen diesen kleinen Muskel durch, ein Umstand, der wieder beredtes Zeugnis dafür ablegt, wie sehr ihr in diesen Krankheitsfällen das eigentliche Wesen der Krankheit unbekannt ist. Kann doch nur durch Herausschaffen der Fremdstoffe aus dem Augenmuskel das Schielen in der richtigen, naturgemäßen Weise gebessert und geheilt werden.

Wie bekannt, laufen die Sehnerven in einem Knoten zusammen und kreuzen sich im Innern des Kopfes, so daß der linke Sehnerv nach der rechten Kopfseite herübergeht und umgekehrt. Aus diesem Grunde ist auch die Möglichkeit nicht ausgeschlossen, daß bei linksseitiger Belastung das rechte Auge krank sein kann, weil sein Nerv von der linksseitigen Belastung in Mitleidenschaft gezogen wurde. Ebenso kann der umgekehrte Fall eintreten.

Auf die verschiedenen Augenkrankheiten, welche das Spezialistentum der modernen Schule sich zurecht gemacht hat, näher einzugehen, sei mir erspart. Haben sie doch alle eine gemeinsame Ursache, nämlich die größere oder geringere Belastung der in Frage kommenden Teile. Nur auf eines hinzuweisen, halte ich für angezeigt. Bei der Verschiedenheit der Belastungszustände des Auges muß fast jeder Fall von Augenleiden immer etwas anders erscheinen und bei der stets allmählich zunehmenden Belastung des Menschengeschlechts mit Fremdstoffen müssen und werden immer neue Krankheitsformen in Erscheinung treten. Das ist auch der Grund, weshalb die jetzige Schulmedizin niemals fertig werden kann. Es entstehen für sie immer neue Krankheiten, welche natürlich mit neuen Namen belegt und in der Regel auch mit neuen Heilmitteln behandelt werden.

Für uns ist die Verschiedenheit der Krankheitserscheinungen in den Augen und Ohren gleichgültig, da zur Heilung aller dieser Zustände doch immer und immer wieder nur das eine Mittel führen kann, welches die Ursache dieser Krankheiten, nämlich die Belastung mit Fremdstoffen, aufhebt. Und dieses schon so vielfach bewährte Verfahren ist: Alle Fremdstoffe müssen auf den von ihnen eingeschlagenen Wegen zurückgeführt und auf den natürlichen Ausscheidungswegen aus dem Körper herausgeschafft werden. Zu diesem Zweck kommen meine ableitenden Bäder neben reizloser Kost und naturgemäßer Lebensweise in Anwendung. Zuweilen finden auch hier meine lokalen Dampfbäder mit Erfolg Verwendung.

Was nun die Heilbarkeit der verschiedenen Augen- und Ohrenleiden durch meine Behandlungsweise betrifft, so sei bemerkt, daß alle akuten Zustände, bei welchen Entzündungen mit im Spiel sind, außerordentlich rasch, oft bereits in wenigen Tagen heilen, wenn noch keine Zerstörungen in den Organen stattgefunden haben. Wenigstens verschwindet in dieser Zeit der Schmerz und zugleich die Gefahr dauernder Zerstörungen, so daß völlige Heilung gewöhnlich in einigen Tagen oder Wochen eintritt. Sind indessen bereits teilweise Zerstörungen der Seh- oder Gehörorgane zu verzeichnen, so findet nur noch eine Besserung statt, wodurch diese, wenn auch schadhaften Organe, doch noch fürs ganze Leben teilweise brauchbar erhalten bleiben können.

Die chronischen Augen- und Ohrenleiden dagegen erfordern, weil meist mit schweren anderen Krankheitszuständen zusammenhängend, längere Zeit und oft sehr viel Ausdauer bei der Kur. Gewöhnlich sind es unterdrückte Kinderkrankheiten, die solche schwere Zustände heraufbeschworen haben. Je nach der Verschiedenheit der Belastung sind zur Heilung solcher chronischen Fälle Monate, ja Jahre erforderlich. So ist es auch erklärlich, weshalb der eine, – zwei scheinbar ganz gleiche Fälle angenommen –, bei derselben Kur so schnell Erfolg erzielt, während die Kur des anderen oft die doppelte oder die dreifache Zeit beansprucht. Der Grund dieser Erscheinung liegt eben in der Verschiedenartigkeit der Belastung.

Ich lasse hier wiederum einige Fälle aus meiner Anstalt folgen.

Augenleiden

Der erste Fall betrifft den Sohn eines hiesigen Kaufmanns, der in seinem neunten Jahre syphilitisch erkrankt war. Ganz besonders wurde dabei das linke Auge in Mitleidenschaft gezogen. Eine starke Entzündung drohte dasselbe zu vernichten. Der Knabe war stark mit Fremdstoffen belastet, worauf schon sein viel zu großer Kopf hindeutete. Diese starke Belastung war die Ursache, daß es zur Krankheit kommen konnte, in deren Gefolgschaft das akute Augenleiden sich einstellte. Im Krankenhaus hatten die Jünger der Schulmedizin in sein krankes Auge tüchtig Atropin (ein sehr giftiges Mittel aus dem Saft des giftigen Stechapfels und der ebenso giftigen Tollkirsche) getröpfelt, ein Mittel, vor dessen Anwendung ich jeden auf das Eindringlichste warne. Das Auge wurde durch dieses Gift immer schlimmer. Wurden doch dadurch auch von außen her noch Fremdstoffe in dasselbe gebracht, die allein schon genügt hätten, das Auge zu schwächen. Was war der Erfolg dieser Behandlung? Nach sechswöchentlicher Atropinbehandlung war das Auge vollständig erblindet. Dieser Mißerfolg veranlaßte den Vater, mit dem

Knaben zu mir zu kommen. Jede lokale Behandlung am Auge selber wurde bei mir unterlassen. Es wurden nur die Ausscheidungsorgane des Unterleibs durch ableitende Bäder angeregt. Selbstverständlich war auch eine reizlose Diät notwendig. Nach acht Tagen war bereits eine sehr wesentliche Besserung eingetreten und nach sechs Wochen war nicht nur die Syphilis beseitigt, sondern auch das Augenleiden vollständig geheilt. Niemand vermochte mehr dem Knaben anzusehen, auf welchem Auge er blind gewesen war. Die Sehkraft hatte er vollständig wieder erlangt. Sein Allgemeinbefinden war besser denn je zuvor.

Grauer Star

Wegen grauen Stars auf dem linken Auge war eine Dame von 60 Jahren bereits operiert worden. Doch war sie seit der – selbstverständlich recht „glücklich" verlaufenen – Operation auf diesem Auge völlig erblindet. Auch für das rechte Auge hatte man ihr die gleiche Operation in Aussicht gestellt, so bald der Star auf diesem Auge zur Operation reif sein würde. Für die Unvollkommenheit der Schulmedizin, ihre Irrlehren und falsche Diagnose ist auch dieser Fall wieder ein bemerkenswertes Beispiel, besonders charakteristisch ist das Abwarten mit der zweiten Operation, bis der Star reif geworden sei. Also immer erst warten, bis das Haus in hellen Flammen steht. Den Brand auslöschen, solange er klein ist und sich leicht beseitigen läßt, – diese einfache Sache hat die Schulmedizin noch nicht gelernt. So hatte denn auch die hier in Frage stehende Patientin bereits nach der ersten Operation alles Vertrauen zur herrschenden Heilweise verloren und wandte sich schließlich meinem Verfahren zu. War doch ihr Augenlicht so weit erloschen, daß sie nur noch einen Schatten sah und auch bei dicht vor ihr stehenden Personen nicht zu unterscheiden vermochte, ob sie einen Mann oder eine Frau vor sich habe. Ihre Belastung war eine sehr schwere und auf ungeheilte, nur unterdrückte Bräune aus ihrer Kindheit zurückzuführen. Seit dieser Zeit war bei ihr eine beständige Kurzsichtigkeit vorhanden, die dann allmählich im Star endigte. Nachdem sie vier Wochen lang meine Kur angewendet hatte, war ihr Leiden schon so weit gebessert, daß sie großgedruckte Schrift lesen konnte. Nebenbei hatte sich ihr Allgemeinbefinden ganz außerordentlich gehoben. Ihre trübe, gedrückte Stimmung war gewichen, Heiterkeit und Lebenslust hatten sich wieder eingefunden. Sie fühlte sich sozusagen wie neugeboren. Ihre Verdauung hatte sich gleich in den ersten Tagen wesentlich gebessert. Dabei wurde bei fortgesetzter Kur das Auge von Woche zu Woche klarer, heller und leistungsfähiger, bis endlich nach einem halben Jahr völlige Heilung eingetreten war.

Nur dadurch ist dieser überraschend schnelle Erfolg möglich geworden, daß die Belastung der Patientin eine vordere, der Rücken aber ziemlich frei geblieben war. Hätte eine Rückenbelastung vorgelegen, so wären zu gleichem Erfolge voraussichtlich so viel Jahre als hier Monate erforderlich gewesen. Daß das operierte Auge, durch das Messer des Operateurs zerstört, blind bleiben mußte, bedarf wohl keiner Erwähnung.

Linksseitige Taubheit, Ohrenfluß, Ohrensausen

Es handelt sich hier um einen 35jährigen Herrn, welcher, seit Jahren an sehr lästigem Ohrenfluß leidend, bereits ein halbes Jahr auf dem linken Ohre taub war. Kein Medikament hatte das Leiden zu bessern vermocht, weshalb er in meine Behandlung kam. Ich konstatierte durch meine Gesichtsausdruckskunde, daß dies Leiden nur die Folge schlechter Verdauung sein konnte. Verordnet wurden diesem Patienten täglich zwei bis drei ableitende Rumpf- und Reibesitzbäder neben naturgemäßer Diät, außerdem war Schweißerzeugung durch Gehen oder durch gehörige Bedeckung im Bette, sowie Schlafen bei geöffnetem Fenster geboten. Das Ergebnis war folgendes. Nach 17 Tagen waren Ohrenfluß und linksseitige Taubheit verschwunden, nachdem sich bereits am ersten Tage der Kur die Verdauung wesentlich gebessert hatte. Weitere 14 Tage gehörten dazu, um jede Spur des Ohrensausens zu beseitigen. So war dies Leiden in 31 Tagen geheilt.

Allgemeine Schwerhörigkeit

Ein 24jähriger Herr hatte in seinen Kinderjahren an Masern gelitten, die infolge medizinischer Behandlung nicht geheilt wurden. Die Krankheitsstoffe gingen somit nach innen zurück und erzeugten mit zunehmendem Alter nach und nach jene chronischen Krankheitszustände, wie Rheumatismus, allgemeine Schwäche etc. Schließlich entstand, da mittlerweile ein großer Druck nach dem Kopfe eingetreten war, auch Schwerhörigkeit. Alle möglichen Mittel wurden von dem Patienten angewandt, aber allesamt vergeblich.

Auf vielfache Empfehlung hin begann er endlich mit meinem Verfahren. Reizlose Diät, Rumpf- und Reibesitzbäder und die anderen üblichen Heilfaktoren, auch öftere lokale Dampfbäder waren auch hier die Mittel, die den gewünschten Erfolg unerwartet rasch brachten. Dieser war um so beachtenswerter, als die vielen vorausgegangenen falschen Anwendungen die Heilkraft des Körpers schon bedeutend lahmgelegt hatten. Indessen fiel hier andererseits wieder sein jugendliches Alter und die günstige Jahreszeit, in welcher er die Kur gebrauchte, ins Gewicht. So ist, wie mir der Patient schrieb, nicht nur sein Gehör wieder normal geworden, sondern seine Haare, die bedenklich abgenommen hatten, sind wieder voller geworden; die Erkältungen, welche ihm früher jeder Witterungswechsel brachte, kennt er nicht mehr. Konnte er auch nicht immer die erforderliche Diät genau einhalten, und war er auch etwas mager geworden, so fühlte er sich doch körperlich und geistig wieder vollständig frisch und leistungsfähig, wie auch seine Schlaflosigkeit gewichen war.

Und das alles wurde wieder, weil auf gleicher Ursache beruhend nur auf ein und demselben einheitlichen Wege erreicht, ohne Medikamente, ohne Operationen oder andere medizinische Eingriffe.

Zahnleiden, Schnupfen, Influenza (Grippe), Halsleiden, Kropf.

Zahnleiden

Schon mehrfach sind die Ursachen in Erwägung gezogen worden, welche bei Entstehung und zur Entwicklung aller dieser einzelnen Leiden in Betracht kommen. So sind auch hohle Zähne, Zahnschmerzen und Zahnleiden anderer Art sichere Anzeichen einer bedeutenden Belastung durch Fremdstoffe infolge falscher Ernährung. Entstehen sie doch nur durch Wanderung der Fremdstoffe nach dem Kopfe und auch meist nur bei einer ganz bestimmten Belastung. Weder Zahnschmelz, noch Knochen sind hart genug, um dem Angriff dieser Fremdstoffe auf die Dauer Widerstand leisten zu können. Sie werden allmählich mürbe und verstocken gerade so wie ein morscher Ast. Die dabei auftretenden Schmerzen werden durch nichts anderes, als durch die zu große Hitze während dieses Gärungsprozesses hervorgerufen. Während meiner Kur können sich sogar vorübergehend Zahnschmerzen einstellen. Zuweilen geschieht es, daß auch solche Personen, die früher niemals Zahnschmerzen gehabt, derartige Schmerzen bei der Kur vorübergehend bekommen, weil bei der Bewegung der Fremdstoffe auch mitunter die Zähne in Mitleidenschaft gezogen werden können. Dieselbe Erscheinung finden wir beim Rheumatismus. Meine Methode läßt uns auch bei den Zahnleiden nicht im Stich, wie eine hinreichende Zahl von Heilungen bewiesen hat. Neben den ableitenden Bädern sind es namentlich auch lokale Kopfdampfbäder (s. S. 89) mit nachfolgendem Rumpffreibebad, die sich als recht heilsam erweisen. Nach denselben muß zwecks Wiedererwärmung noch ein längerer Spaziergang im Freien, am besten in der Sonne folgen. In den meisten Fällen wird ein solches lokales Dampfbad mit nachfolgenden Ableitungsbädern genügen, den Schmerz zu beseitigen, wenn nicht, dann wiederhole man das Verfahren. Wer meine Kur längere Zeit fortsetzt, hat dann nur so lange mit Zahnschmerzen zu tun, bis die Fremdstoffe, welche ihren Weg über die Zähne nehmen, aus dem Kopfe nach unten geschafft sind, um dort ausgeschieden zu werden.

Eines Umstandes sei hier noch gedacht, der zu wichtig ist, als daß er nicht Erwähnung finden sollte. Ich meine damit das vielfache Zähneputzen. An den Zähnen setzt sich fortwährend ein weißlich, geblicher Schleim an, der sogar in feste Steinform (Zahnstein) übergeht. Die Notwendigkeit des Zähnereinigens tritt indessen, das behaupte ich, nur bei kranken oder belasteten Menschen auf. Gesunde Menschen haben dasselbe ebensowenig nötig wie gesunde Tiere. Wir werden bei diesen finden, daß sie blendend weiße, gesunde Zähne haben, an die sich auch nicht eine Kleinigkeit jenes Schleimes oder Zahnsteines ansetzt. Wessen Körper dagegen belastet, oder mit anderen Worten gesagt, wessen Verdauung nicht mehr völlig normal ist, der wird auch sofort an Zahnschleim und Zahnstein zu leiden beginnen, den Erzeugnissen einer anormalen Verdauung. Es sind also Fremdstoffe, welche aus dem Unterleibe nach oben heraufgestiegen sind und sich an den Zähnen abgelagert haben.

Die Beseitigung aller Zahnleiden kann daher nur dann bewirkt werden, wenn die Bildung der Fremdstoffe im Körper überhaupt aufhört. Sind die Zähne bereits hohl und verstockt, also zerstört, so lassen sie sich selbstredend nicht wieder herstellen. Lockere, und zum Teil zerstörte Zähne, besonders, wenn sie beim Kauen hinderlich sind, lasse man sich herausnehmen und wenn irgend angängig, durch künstliche ersetzen. Wenn nun von allen Knochen des Körpers gerade die Zähne am ehesten stocken, faulen und leiden, so ist gerade dieser Umstand ein augenfälliger Beweis für die Richtigkeit meiner Theorie. Die Zähne sind die einzigen Knochen, die aus dem Körper herausragend, nicht mit Muskelfleisch umgeben sind. Bei dem eigentümlichen Prozeß der Fremdstoffe ist es ganz selbstverständlich, daß gerade diese vorgeschobenen Knochenteile ganz besonders heimgesucht werden, weil wie bei jeder Gärung gerade die äußersten Teile stets diejenigen sind, an denen der Prozeß am energischsten seine Zersetzungsarbeit beginnt. Die Zähne bilden eine solche Endstation. Wären sie mit Fleisch umgeben, so würden die Fremdstoffe ihren Einfluß zunächst auf dieses ausüben.

Schnupfen

Der Schnupfen, eine leichte Entzündung der Luftwege, wird meist auf Erkältung zurückgeführt. Schon früher habe ich ausgeführt, was ich über Erkältung denke. Erkältung kann nur bei belasteten Personen eine Krankheit verursachen, niemals bei gesunden. Schnupfen deutet somit genau wie die Zahnschmerzen auf eine vorhandene Belastung der entsprechenden Organe hin, meist herbeigeführt durch eine vorherige Belastung der Lungen. Er stellt gewissermaßen einen Reinigungsprozeß der Atemwege dar.

Bei Anwendung meines Verfahrens, verbunden mit vielem Aufenthalt in frischer Luft und Schlafen bei offenem Fenster, verliert der Schnupfen bald seine unangenehmen Eigenschaften. Er fließt noch einige Zeit leicht, um dann gänzlich zu verschwinden.

Grippe

Dasselbe gilt auch von der Grippe. Die große Influenza-Epidemie im Jahre 1890 dürfte manchen Lesern noch in Erinnerung sein. Mit gutem Gewissen kann ich behaupten, daß die in meine Behandlung gekommenen zahlreichen Influenza-Kranken die besten Heilerfolge aufzuweisen hatten in schweren und leichten Fällen. Rumpfreibe-, Reibesitz-, Volldampf- und Teildampfbäder haben auch hier wieder ihre hervorragende Wirksamkeit bewiesen. Selbstverständlich mußte auch eine entsprechende reizlose Kost eingehalten werden. Schlechte Verdauung war der regelmäßige Begleiter auch dieser Krankheitserscheinung. Sie war auch hier die Krankheitsursache und wurde hervorgerufen durch Ansammlung von Krankheitsstoffen im Unterleibe. So erklärt sich auch das Fieber, welches die Influenza begleitet. Nach den ableitenden Bädern trat sofort eine überraschend schnelle Besserung und Ableitung der durch starke Witterungswechsel begünstigten Gärung der Fremdstoffe ein. Ebenso überraschend schnell waren die Heilungen, die oft schon nach Tagesfrist eintraten, ohne irgend welche gefürchteten Nachkrankheiten zu hinterlassen.

Halsleiden

Wie sehr die Halsleiden in den letzten Jahren überhand genommen haben, merke ich recht deutlich an der großen Zahl Halskranker, die bei mir Hilfe suchen. Die Schulmedizin behandelt Halsleiden fast immer örtlich. Dadurch werden sie aber chronisch, weil ein Zurückdrängen der Krankheitsstoffe niemals eine dauernde Hilfe bieten kann.

Die Halskrankheiten deuten auf eine innere Belastung hin, und so sind es namentlich die Lungenleiden, die mit ihnen in ursächlichem Zusammenhange stehen. Oft liegt den Halsleiden auch eine erbliche Belastung zu Grunde.

Da der Hals, gewissermaßen ein Engpaß zwischen Rumpf und Kopf ist, so muß bei den Kopfleiden in erster Linie auch der Hals in Mitleidenschaft gezogen sein. Deshalb ist auch die Beschaffenheit des Halses gerade für die Gesichtsausdruckskunde von hoher Bedeutung geworden.

Die Heilbarkeit der Halsleiden, gleichviel ob sie Heiserkeit, Hals-Entzündung, Kehlkopf-Entzündung, Rachenkatarrh oder sonstwie heißen mögen, hängt ganz von der Art der Belastung ab, und der Heilprozeß dauert in chronischen ererbten Fällen oft monate- oder jahrelang. Doch hat mein Verfahren zahlreiche Heilerfolge zu verzeichnen.

Kropf

Es ist eine feststehende Tatsache, daß Kropfbildungen am häufigsten in Gebirgsgegenden und zwar meist wieder in ganz bestimmten Distrikten zu beobachten sind. Die Ursache dieser auffallenden Erscheinung hat man im allgemeinen aus einer ungewöhnlich starken Gewichtsbelastung, wie sie bei Bergbewohnern nichts

Ungewöhnliches ist, herleiten wollen. Es ist ja richtig, daß eine äußere Beschwerung des Körpers, ein häufig wiederkehrender Druck durch schwere Gegenstände als Gelegenheitsursache zu kropfähnlichen Erscheinungen Anlaß geben kann; diese Verunstaltung hat aber doch noch ganz andere Ursachen.*

Wenn nun der Kropf nach außen sich wendet, wenn er den sogenannten „dicken Hals" mit der schmerzlosen, wenig belästigenden Anschwellung der Vorder- und Seitenteile des Halses bildet, dann besitzt er eine geringe Gefährlichkeit. Sobald aber die Geschwulstbildung nach innen drückt und die Atmungsorgane in ihren Funktionen stört, dann ist Gefahr vorhanden.

Das Wasser spielt also für die Kropfbildung eine erhebliche Rolle. Dabei ist es ein Irrtum anzunehmen, daß eisig kaltes Wasser der Gesundheit des Menschen zuträglich sei. Es kommt dabei auf die mineralischen Bestandteile an, so darauf, ob es sich um „hartes" Wasser handelt. Die Beobachtung hat gezeigt, daß das von der Sonne beschienene, fließende Wasser das brauchbarste und dem Menschen am meisten zusagende ist.

Überdies ist der Mensch von Natur aus nicht auf das Trinken angewiesen. Eine einfache, naturgemäße Lebensweise wird nie Durst erwecken. Wo sich aber ein solcher einstellt, da werden vorzugsweise saftige Früchte die Stelle eines Getränks zu vertreten haben.

Als Ergänzung des Vorhergesagten möchte ich hier noch einen von mir behandelten Fall mitteilen:

Jahrzehnte war eine Frau magenleidend. Schließlich begann sich bei ihr eine Kropfbildung einzustellen, die nach und nach eine beängstigende Atemnot im Gefolge hatte. Bei der Anwendung meines Heilverfahrens, besonders der Reibesitzbäder, ließen die Atembeschwerden nach, und nach 8 Tagen der Kur machte sich eine Rückbildung bemerkbar. Die Geschwulst war schon etwas zurückgegangen. Nach einigen weiteren Wochen zeigte sich keine Spur von Kropf mehr.

---

* So ist heute bekannt, daß ein Mangel an Jod im Wasser wie in den Bodenerzeugnissen eine Vergrößerung der Schilddrüse, die für den Jodstoffwechsel im Organismus zuständig ist, also eine Kropfbildung hervorrufen kann.

Kopfschmerzen, Migräne, Gehirntuberkulose, Gehirnentzündung.

Es mag auf den ersten Blick absurd erscheinen, wenn man eine Reihe allgemein bekannter, durch die Schulmedizin scharf voneinander gesonderter Leiden gleichsam in einen Topf zu werfen sich anmaßt.

Bereits an anderer Stelle erwähnte ich, daß man den Herd der Krankheit immer nur da zu suchen pflegt, wo sich Schmerzen fühlbar machen. Das ist aber gerade bei allen Kopfleiden ein arger Irrtum. Haben doch diese stets ihren Ursprung im Unterleibe. Sie wurden erst im Kopfe fühlbar, nachdem die Grundlage dazu schon jahrelang im Unterleibe vorhanden war. Wie die Erfahrung zur Genüge gelehrt hat, entsteht Migräne bei rechts- oder linksseitiger Belastung des Körpers mit Fremdstoffen, wenn diese, das Gehirn bedrängend, bis in den Kopf hineingetragen werden. Die bei weitem schwersten Kopfleiden, welche in Gehirnentzündung und Gehirntuberkulose ihren naturgemäßen Ausdruck finden, gehen aber aus einer Rückenbelastung hervor. Bei allen Kopfleiden beobachten wir, nicht selten schon jahrelang vorher, eine anormale Verdauung, welche sich meist in Verstopfung und Hartleibigkeit äußert. Besonders häufig treten dabei auch Hämorrhoidalleiden und Hämorrhoidal-Knotenbildungen, überhaupt Knotenbildung im Unterleib auf. Sind doch heutzutage sogar schon bei Kindern solche Zustände wahrzunehmen. Zuweilen verschwinden jene Knoten im Unterleib plötzlich und die Betreffenden werden dann auf einmal kopfleidend. Freilich darf man aus dem Gesagten nicht folgern, daß auch in jedem Falle Hämorrhoidalknoten die Disposition zu Kopfleiden liefern, oder daß jedes Hämorrhoidalleiden unbedingt Kopfschmerz nach sich ziehen müsse. Sind mir doch zuweilen auch Hämorrhoidalleidende vorgekommen, die ihr Leben lang nicht über den Kopf klagten, ein Umstand, der lediglich auf die Verschiedenartigkeit der Belastung zurückzuführen ist.

Bei Vorder- und Seitenbelastungen gelangen jene Knoten nicht so leicht nach dem Kopfe. Tritt dies dennoch ein, so kommen sie meist als Drüsen und Knoten am Halse oder in den Lungen zur Ablagerung. Solche Fälle sind dann gewöhnlich leichter und schneller heilbar als die, wo bei Rückenbelastung Knotenbildungen auftreten.

Findet nun durch irgend eine Gelegenheitsursache eine plötzliche Umwandlung (Gärung) oder Auflösung der Fremdstoffe in den Knoten statt, so wird in ihrer Umgebung, hier also im Kopfe, ein hochgradiger Fieberzustand die Folge sein. In diesem Fall konstatiert die Schulmedizin Gehirnentzündung, vor der sie mit allen ihren Mitteln hilflos dasteht. So wird den verehrten Lesern auch der Zusammenhang klar geworden sein, den gerade die Kopfleiden mit den Unterleibsleiden haben. Ich behaupte somit, daß nicht nur Gehirntuberkulose und Gehirnentzündung ihre Entstehungsursache im Unterleibe haben, sondern auch all die kleineren Kopfleiden bis zum geringsten Kopfschmerz herab. Nur liegen beim letzteren weniger schwere Unterleibsleiden, wie geringere Verdauungsstörungen zu Grunde. Solcher Kopfschmerz ist dann auch nur ein vorübergehender.

Gerade bei Kopfleiden, Migräne, Kopfschmerzen, Gehirntuberkulose und Gehirnentzündung treten die Erfolge meines Verfahrens auf das Handgreiflichste zu Tage. Alle diese Leiden haben also eine gemeinsame, dem Unterleibe entspringende Grundursache. Könnten sie doch sonst nicht sofort zu schwinden beginnen, wenn man sie, jede lokale Behandlung ausschließend, durch meine ableitenden Bäder und durch meine diätischen Vorschriften behandelt. Einzig und allein der Tatsache, daß mein Verfahren das Übel stets an der Wurzel faßt, sind jene erfolgreichen Kuren zu verdanken, die gerade auch bei Kopfleiden erzielt worden sind.

Wie oft habe ich die Beobachtung gemacht, daß Kopfschmerzen und Migräneanfälle durch ein einziges ableitendes Bad für längere Zeit zu beseitigen waren. Manche Frau mit günstiger Belastung, der ich dieses Resultat voraussagte, hat mich dafür verständnislos ausgelacht. Erst nach dem Bade hatte sie begriffen, was für sie vorher unverständlich war.

Alte Kopfleiden, welche jahrelang bestehen und durch eine schwere Belastung hervorgerufen wurden, lassen sich indessen nicht so schnell beseitigen. Es müssen sich doch die Fremdstoffe wieder zurückbewegen, wobei allerdings dem Patienten auch mancher wiederkehrende Kopfschmerz nicht erspart bleibt. Ja derselbe kommt dann sogar nicht selten gerade infolge der Bäder wieder, da die Stoffe beim Rückwege die Kopfnerven drücken können.

Im Anschluß an das Vorstehende möchte ich auch hier einen Kurbericht zur Begründung des Gesagten einflechten.

Ein Mann war nach ärztlichem Ausspruch an Gehirntuberkulose erkrankt. Er hatte bereits die verschiedensten Kuren gemacht, sein Zustand war aber nirgends besser geworden, im Gegenteil er hatte sich eher verschlechtert.

Vorher hatte er an heftigen Kopfschmerzen gelitten, die durch Medikamente unterdrückt worden waren, bis schließlich sein Zustand schier unerträglich wurde und sich das Leiden allmählich zu Gehirntuberkulose ausbildete.

In solchem trostlosen Zustand trat er in meine Behandlung. Selbstverständlich lag bei ihm die Verdauung in hohem Maße darnieder, doch wurde dieselbe sehr bald durch mein Verfahren gebessert. Er mußte täglich einige Bäder gebrauchen, die übliche Diät einhalten und natürlichen Schweiß anstreben. Vorübergehende Heilkrisen waren bei seinem Zustand nicht zu umgehen und traten bei ihm des öfteren auf, namentlich, wenn sich Knoten auflösten. Nach diesen Krisen fühlte sich der Patient stets außerordentlich wohl, und er hat schließlich nach zweimonatlichem Gebrauch der Kur eine vollständige Heilung seines schweren Leidens erreicht.

Typhus, Ruhr, Cholera, Durchfall.

Typhus

Das Nervenfieber oder der Typhus sucht meist Personen im besten Lebensalter heim und befällt namentlich kräftige Menschen. Diese Krankheit ist eine der heftigsten Fiebererscheinungen und somit eine der stärksten Heilkrisen. Sie ist sehr gefürchtet, und bei gewöhnlicher Behandlung sterben auch auffallend viele Menschen an ihr. Die neue Heilwissenschaft nimmt dem Typhus seinen Schrekken. Nur dann, wenn die Belastung eine zu schwere ist, ist es unsicher, ob der Körper den Heilungsprozeß übersteht. Gelingt es aber auf Grund meiner Methode, die Kranken nach den ableitenden Bädern auf naturgemäße Weise zum Schwitzen zu bringen, so ist der Patient aller Gefahr enthoben. Es ist mir bei der Behandlung schwerer Typhusfälle mehrfach vorgekommen, daß die Patienten, bei denen ein medizinisches Verfahren Wochen und Monate gedauert haben würde, bereits nach den ersten Tagen meiner Kur beständig im Freien herumzugehen vermochten.

Erfahrungsgemäß erweisen sich meine Dampfbäder bei allen derartigen akuten Krankheiten, wie Typhus, Grippe etc. als hervorragend wirksam. Sie dürfen indessen, ganz dem Kräftezustand des Kranken entsprechend, nicht zu oft und anfangs nicht zu lange gebraucht werden. Selbstverständlich müssen auch gleichzeitig meine ableitenden Rumpfreibe- und Reibesitzbäder zur Anwendung kommen. Auf gleicher Grundlage beruhend, erfährt also auch der Typhus im allgemeinen die gleiche einheitliche Behandlung wie alle anderen Krankheiten, natürlich mit entsprechender Individualisierung.

Eine alte Anhängerin meines Verfahrens schrieb mir einst, sie habe zwei schwer an Typhus und an den schwarzen Blattern erkrankte Leute durch ein Dampfbad und drei längere Rumpfreibe-

und Reibesitzbäder soweit gebracht, daß die Patienten wieder aufstehen und im Freien umhergehen konnten und daß bei ihnen schon innerhalb von 6 Tagen die Krankheit, ohne auch nur eine einzige Narbe zu hinterlassen, verschwunden sei.

Einen gleich günstigen Verlauf nahm auch die Kur des von mir behandelten Typhuskranken. War die Heilkraft des Körpers durch Einnahme von Medikamenten geschwächt, so ging die Heilung wesentlich langsamer.

Cholera, Ruhr

Dieselben Erfolge sind auch bei Ruhr und Cholera zu verzeichnen gewesen, Krankheiten, die unter sehr bedeutenden inneren Fieberzuständen gewaltige Störungen in der Verdauung hervorrufen. Wie ich oft beobachtet habe, ist bei Cholera dieses Fieber so groß, daß der Leib innerlich völlig schwarz brennt, eine Erscheinung, die auch an Lippen, Nase und Augen solcher Verstorbener durch deren dunkle Färbung deutlich ihren Widerhall findet.

Die Cholera und Ruhr, das behaupte ich, werden nur denjenigen befallen, der eine starke Belastung des Körpers aufzuweisen hat. Es ist also nicht Zufall, wenn dieser die Cholera bekommt und nicht jener. Ich habe eine längere Abhandlung über die Cholera und verwandte Krankheitserscheinungen veröffentlicht, die vergriffen ist.

Wie die Erfahrung zur Genüge bestätigt, litten alle, welche an Cholera erkrankten, schon lange vorher an anormaler Verdauung, meist an Hartleibigkeit und Verstopfung.

Es pflegt sich deshalb auch bei den von Ruhr und Cholera Befallenen vor Ausbruch der Krankheit, noch ehe beide bemerkbar werden, ein gewisses Unbehagen, ein Gefühl der Schwere im Körper einzustellen, alles Anzeichen für beginnende starke Gärungen der Krankheitsstoffe im Leibe. Nach meinem Dafürhalten ist die Cholera die stärkst mögliche Reinigungskrisis. Die Fremdstoffe drängen mit zwingender Gewalt durch äußere Ursachen, Witterungswechsel, Erkältung, Schreck, Aufregungen usw. in Gärung versetzt, ihrem einstigen Ausgangspunkt, dem Unterleib zu, zumal die Haut gewöhnlich untätig ist. Ist die Lebenskraft des Körpers noch groß genug, so wird diese die schwere Krisis bewältigen und der Erkrankte wird hinterher der gesündeste Mensch sein. Ist dagegen jene Heilkraft des Körpers durch viele, früher oder später eingenommene Medikamente geschwächt worden, so vermag der Körper die Heilkrisis wahrscheinlich nicht auszuhalten. Während des hitzigen Gärungsvorganges bei der unheimlichen Cholera und der im allgemeinen nicht so gefährlichen Ruhr finden eigenartige Vorgänge statt, wie wir sie in dieser Form sonst nicht wahrnehmen. Konzentriert sich doch die innere Fieberhitze hier meist auf die Verdauungsorgane, so daß dann im Innern sehr deutlich eine verzehrende Hitze neben äußerlichem Kältegefühl bemerkbar ist.

Zur Heilung dieser Krankheitserscheinungen ist nun in erster Linie gerade die Beseitigung dieser inneren großen Hitze erforderlich. Ferner muß auf natürlichem Wege für Schwitzen gesorgt werden. Besitzt der Körper noch genügend Lebenskraft, jene brandige, lebensgefährliche innere Hitze schnell genug nach außen abzuleiten, so wird auch der Erfolg ein verhältnismäßig schneller sein. Viele verspüren oftmals wegen des zu großen inneren Fiebers die äußere Kälte kaum. Diese Patienten sind am meisten gefährdet. In den Jahren 1849 und 1866, als die Cholera in Leipzig wütete, habe ich mehrere Cholerafälle genau beobachtet. Ich erinnere mich der Vorgänge noch bis ins einzelne und besitze heute auch die Erklärung dafür. Diejenigen Kranken, bei welchen der Körper das Fieber nach außen brachte, überstanden die Cholera, während alle diejenigen, bei denen äußerlich kaum Fieberhitze zur Erscheinung kam, starben. So habe ich eine Frau mit ihrem Kinde vormittags um 11 Uhr noch ruhig auf dem Hofe auf- und abgehen sehen, und um 2 Uhr nachmittags schaffte man sie bereits als Leiche aus dem Hause. Bei ihr waren Reaktionsbestrebungen des Körpers gegen die Choleragärung fast gar nicht eingetreten. Die Frau war natürlich schwer belastet. Zeigte doch schon die schwarze Färbung von Lippen, Augen und Nasenspitze auf das Augenscheinlichste, daß hier ein erheblicher brandiger Zustand im Unterleibe bestanden haben mußte.

Meine Reibesitzbäder sind besser als irgend ein anderes Mittel geeignet, solche schweren Zustände recht schnell, was hier die Hauptsache ist, zu beseitigen. Gleichzeitig wird durch sie die Lebenskraft in hohem Maße angefacht. Auch die Dampfbäder auf den Unterleib erweisen sich sehr oft als hervorragend wirksam, hinterher muß dann wieder ein ableitendes Reibesitzbad oder Rumpfreibebad folgen. Wenn irgend möglich, kann alsdann noch ein Sonnenbad zur schnellen Wiedererwärmung bis zum Schweißausbruch genommen werden, sonst muß letzterer im Bett durch gutes Zudecken angestrebt werden. Meist werden einige ableitende Bäder genügen, um jede Lebensgefahr zu beseitigen. Daß auch eine vollständig reizlose Diät eingehalten werden muß, versteht sich von selbst.

Auch bei Ruhr leisten meine Bäder, mit anderen Heilfaktoren verbunden, ganz Vortreffliches. Oft genügen schon mehrere Reibesitzbäder oder Rumpfreibebäder und ein Dampfbad, um den Durchfall zu beseitigen.

Gelingt das aber auf diese Weise nicht, so schlage man folgendes Verfahren ein, das bei heftiger Erkrankung am besten auch sofort angewandt wird. Man mache einen Ziegelstein heiß und lege ihn, umhüllt mit einem wollenen Tuche, dem Kranken an den After. Es ist erstaunlich, wie rasch auf diese Weise die Stuhlgänge unterdrückt werden. Nach einigen Stunden wird ein Reibesitzbad genommen, worauf abermals ein heißer Stein angelegt wird.

Mit Hilfe dieses Verfahrens dürfte es noch möglich sein, manchen Kranken zu retten, der sonst verloren wäre.

Wer solche heftigen Heilkrisen glücklich überstanden hat, fühlt sich hinterher ganz besonders wohl. In der Tat ist diese Wahrnehmung allenthalben gemacht worden; alle von der Cholera Genesenen hatten sich über die Abnahme einer sie drückenden Last zu freuen; war doch das ganze vorher sie belästigende Gewicht der Fremdstoffe entfernt. Die Gesichtsausdruckskunde zeigt uns auch die auffallende Abnahme der Belastung; es ist oft geradezu wunderbar, wie der Körperzustand in so wenigen Tagen sich so gänzlich verändern kann.

Da aber die Cholera immerhin eine gefahrdrohende Heilkrisis ist, so wolle man das Hauptaugenmerk auf die Verhütung der Krankheit richten.

Aus Indien und Hinter-Indien sind in den letzten Jahren recht günstige Berichte über Erfolge bei der Cholera unter Anwendung meines Verfahrens eingegangen. Neben meinen Bädern ist zur Verhütung solcher Erscheinungen in den Tropenländern gerade auch die reizlose, nicht neue Hitze erzeugende Diät von hoher Bedeutung gewesen, die ja allen akuten Fieberkrankheiten, wie Cholera, Ruhr usw. wirksam entgegenarbeitet. Die Bewohner jener Länder brauchen sich daher in keiner Weise zu fürchten, eine solche Diät, soweit sie nicht schon überhaupt bei ihnen besteht, einzuführen. Mag jeder nur einmal einen Versuch damit machen.

Der Brechdurchfall der Kinder ist eigentlich auch nichts anderes als eine Art Cholera. Er sucht fast nur die Kinder heim, welche künstlich ernährt und infolgedessen mit Fremdstoffen überladen wurden. Die Behandlung des Brechdurchfalls ist dieselbe wie die der Cholera. Nur wird man die Kinder leichter dadurch zum Schwitzen bringen, daß Vater oder Mutter sie mit sich ins Bett nehmen.

Auch die gewöhnlichen

Durchfallkrisen

sind genau die gleichen Erscheinungen wie Ruhr und Cholera, nur im kleineren Maßstab. Ich habe nun bereits seit Jahren die Beobachtungen gemacht, daß lebenskräftige Menschen vielfach an periodisch wiederkehrenden Durchfallkrisen leiden.

Jeder Durchfall, auch im geringsten Maßstab, deutet eigentlich auf nichts anderes hin als auf ein erhöhtes Heilbestreben des Körpers und ist immer ein günstiges Zeichen. Eine derartige Erscheinung muß immer mit Freuden begrüßt werden, nur soll sie nicht zu lange anhalten. Wesentlich unterstützt werden diese Krisen wahrscheinlich durch die erst neuerdings erkannten Kräfte der elektrischen Luftspannung. Jeder, der solche Krisen durchmachte, fühlt sich hinterher förmlich verjüngt. So sehen wir also, wie der Körper sich allein durch solche Krisen von seiner Belastung periodisch zu befreien sucht.

Erscheinen auch Durchfall und Verstopfung scheinbar als Gegensätze, so darf sich niemand darüber wundern, wenn ich beide als einfache Verdauungsstörungen bezeichne, die durch zu große innere Hitze, hervorgerufen durch Überernährung, entstanden sind. Wie dieselbe Ursache den einen dick und korpulent, den anderen mager und dürr macht, so erzeugt dieselbe Ursache hier Durchfall, dort Verstopfung.

Klima- und Tropenfieber, Malaria, Gallenfieber, Gelbfieber und Wechselfieber.

Wechselfieber

So verschiedenartig auch die Fiebererscheinungen auftreten und welchen Namen sie führen mögen, einen Ausgangspunkt haben sie alle, ein und dieselbe Ursache liegt ihrem Ausbruch und ihrer Entwicklung zugrunde: die Gärung der Fremdstoffe. Wer die klimatischen Verhältnisse der Tropen ins Auge faßt und die enormen Temperaturdifferenzen zwischen Tag und Nacht berücksichtigt, findet sofort die Erklärung für die Heftigkeit des Auftretens der Tropenfieber, deren Intensität sich mit den rascher und kräftiger sich äußernden Gärungsvorgängen steigert. Gerade in den heißen Klimaten liegen die allergünstigsten Bedingungen zur Erzeugung heftiger Fieber vor, selbst in Fällen, wo den Körper verhältnismäßig noch wenig Fremdstoffe belasten. Gemäßigtere Zonen weisen niemals solche auffallende Erscheinungen auf. Natürlich treten auch die Tropenfieber in verschiedener Form auf. Am gefürchtetsten ist das gelbe Fieber, das seinen Namen davon hat, daß die Kranken im Laufe desselben eine gelbe Hautfarbe erhalten. Seine ersten Anzeichen sind: Müdigkeit, Kopfweh, Leibschmerzen, Durstgefühl, verbunden mit Trockenheit der Haut. Später werden die Ausleerungen schwarz und es werden schwarze Massen erbrochen, das Weiße in den Augen wird gelb und dann die Haut. Letzteres geschieht oft erst nach dem Tode.

Das erste Gebot zur Abwehr des Fiebers heißt: die Krankheit verhüten. Hierzu hat man immer die Mittel an der Hand. Zunächst gilt es, eine sehr mäßige, reizlose Diät (Pflanzenkost), zu der die Erzeugnisse der betreffenden Länder die Mittel bieten, einzuhalten, dann eine völlig naturgemäße Gesundheitspflege unter

Anwendung meiner ableitenden Bäder zu beobachten. Vermag man auch in den Tropen das Wasser zu diesen Bädern nicht so kalt zu bekommen, wie in den gemäßigten Zonen, so wird doch das Verhältnis der Wassertemperatur zur Luftwärme ziemlich das gleiche sein. Außerdem begünstigt dieselbe Hitze, welche das Zustandekommen der Gärungs-(Krankheits-)Erscheinungen hervorrief, auch wieder den Heilungsprozeß, weil in jenen Ländern eine Wiedererwärmung nach den Bädern und das Schwitzen leichter erfolgt als in den gemäßigten Zonen. Niemals wird die Schulmedizin durch Chinin, Antipyrin und andere die Nerven lähmende Mittel irgend ein Fieber dauernd beseitigen können. Immer wieder werden diese Fiebermittel, wenn die schwache Dosis ihre Wirkung getan hat, in einer stärkeren Dosis gegeben werden müssen. Schließlich entstehen durch diese fortgesetzten Lähmungen die schwersten Krankheitszustände, die bedenklichsten Nervenkrankheiten, die zu beseitigen dann um so schwerer fällt.

Auf Grund meines Lehrbuchs sind in allen Tropenländern Versuche mit meinem Heilverfahren gegen diese Fieberkrankheiten gemacht worden und zwar mit den überraschendsten Erfolgen. Herr R. aus Batavia schreibt mir aus Genua unter anderem: „Soeben erfahre ich noch, daß auch meine Frau und mein Buchhalter in Batavia (Niederländisch-Ostindien), denen ich Ihr Buch zugeschickt hatte, Ihr Verfahren mit außerordentlichem Erfolg bei dem dort grassierenden Klimafieber angewandt haben."

Herr Pastor W. in P. L. (Brasilien) schreibt mir unter dem 16. Dezember 1890 neben anderen Mitteilungen folgendes: „Was mich betrifft, so kann ich Ihnen die dankbare Mitteilung machen, daß durch den Gebrauch Ihrer vorgeschriebenen Bäder sich Klimafieber und meine Verdauung in sehr kurzer Zeit bedeutend gebessert haben. Die Diät macht uns hier einige Schwierigkeiten im Lande des Kaffees, wo statt Schrotbrot unser Maisbrot, statt deutscher Gemüsearten unsere Bohnen und Reis, Mandioka und andere, statt Birnen, Äpfel und Pflaumen unsere Bananen, Bataten, Melonen, Orangen, Feigen, Datteln, Maronen und andere genossen werden müssen."

Aus B., Accra, Goldküste (Westafrika), schrieb mir Herr Missionar J. S., einer meiner zahlreichen Anhänger an der Goldküste und in Kamerun, im Jahre 1891 unter anderem folgendes: „Soweit es uns möglich war, auf Grund der uns zugesandten Schriften über Ihr Verfahren dasselbe in Fieberkrankheiten (besonders Gallenfieber) hier in Anwendung zu bringen, haben wir dies versucht. Zu unserer Freude können wir berichten, daß Ihre Methode in den so häufig vorkommenden Fieberanfällen viel Erleichterung schafft."

Herr M. H. schrieb mir u. a. folgendes: „Stann Creek bei Belize, Britisch-Honduras, Zentralamerika, 3. Juli 1890. Im Besitze Ihres Lehrbuches ‚Die neue Heilwissenschaft' danke ich Ihnen höflichst für Ihre gütigen brieflichen Ratschläge, die ich, den Verhältnissen angemessen, möglichst genau ausführte. Ich hatte jedes Jahr mit unserem Tropenfieber, Wechselfieber und anderen Leiden zu kämpfen, – dieses Jahr bin ich bei Anwendung Ihrer Kurmethode von allen diesen Übeln befreit geblieben."

Aus Otjimbingue (Hereroland), Südwestafrika, teilt mir Herr Fr. M. in einem längeren Schreiben an mich, nachdem er den schweren, für unheilbar geltenden Krankheitszustand seiner Frau beschrieben hatte, folgendes mit: „Alle Mittel, die ich seit 30 Jahren versuchte, konnten dem Leiden keinen Einhalt gebieten. Auch die Verdauung lag vollständig darnieder. Da traf Ihr Brief ein und belehrte mich eines Besseren. Jetzt nimmt meine Frau Reibebäder. Das in letzter Zeit hinzugetretene Malariafieber ist bereits verschwunden, die Füße schwellen ab, und die Finger werden wieder dünner und gelenkiger."

Herr Missionar G. in Dar-es-Salaam (Ostafrika), der mein Heilverfahren auf Grund meines Lehrbuches an sich selbst mit bestem Erfolg angewendet hat, berichtet in den „Nachrichten aus den Ostafrikanischen Missionen", Berlin, September 1890, über die gute Wirkung meiner Kur bei seinem Neffen folgendes:

Sonntag, den 22. Juni 1890. „Vergangene Woche war mein Neffe Daniel E. fünf Tage krank an heftigem Malariafieber; kein Chinin, kein Antipyrin, noch Antifebrin, weder Pfefferminztee noch Wickelungen nach der Vorschrift der Naturheilmethode wollten helfen, das Fieber behielt denselben Stand oder stieg sogar noch immer zu um einige Striche. Gestern Mittag standen wir dann nach allen diesen Erfahrungen ganz ratlos da. Nur eines konnte noch zur Rettung dienen, Orts- und Luftveränderung, aber wie das anfangen? Hiebei kam uns die neueste Naturheilmethode von Louis Kuhne in Leipzig in den Sinn, dessen Buch ‚Die neue Heilwissenschaft' ich mir eben hatte kommen lassen. Wir steckten den von Fieberhitze glühenden Kranken, der nicht in Schweiß kommen konnte, ins Wasser, d. h. gaben ihm ein drei Minuten langes Rumpfreibebad. Sobald das Thermometer über 39° zeigte, wurde das Bad wiederholt und wir wurden gewahr, daß das Fieber zu sinken begann. Über Nacht trat Besserung ein und am Morgen kam Schweiß ganz von selbst. So ist ihm durch dieses einfache Verfahren in wenigen Stunden geholfen worden."

Hätten die Beteiligten bei diesem Kranken die Rumpfreibebäder statt drei Minuten 20 Minuten lang ausgedehnt, die Besserung wäre noch schneller und sicherer eingetroffen. Je länger und je öfter in solchen Fällen die Bäder gebraucht werden, desto besser und vorteilhafter ist dies für den Kranken.

Von sich selbst berichtet Herr Missionar G. in Dar-es-Salaam am 22. Dezember 1890 unter anderem folgendes an mich: „Um nicht zu wiederholen, was ich Ihnen schon einmal schrieb über meine Heilung von verschiedenartigen klimatischen Fieberleiden durch Ihre Methode, erwähne ich nur noch kurz, daß Ihre Wasserkuren im höchsten Grade Erfolge bei mir haben. Ich wende sie nun auch bei den Eingeborenen an, und die Erfolge sind stets gute gewesen.

Ich habe nun seit Juni bei mir und den Meinen keinerlei Medikamente mehr gebraucht, als nur Wasser nach Ihrer vorgeschriebenen Methode. Wir finden uns so wohl, als es nur irgend sich denken läßt für so als ungesund bekannte tropische Gegenden. Sollte diese Ihre Wasserkur-Heilmethode nicht auch fürs ‚gelbe Fieber' in Westafrika gute Wirkungen haben?"

Herr G. hat anscheinend noch nicht vollkommen den Einheitsgedanken, den einheitlichen Zusammenhang aller Krankheiten erfaßt, sonst hätte er diese Frage kaum stellen können.

Herr Missionar A. aus Kwala Rongan auf Borneo schreibt mir unter dem 20. Januar 1892:

Sehr geehrter Herr Kuhne!

„Im Besitze zweier Ihrer Lehrbücher ‚Die neue Heilwissenschaft' kann ich es nicht unterlassen, auch Ihnen meinen Dank abzustatten für die guten Erfolge der neuen Heilkunst, welche ich hier auf der Insel Borneo an mir und auch an anderen Kranken erfahren habe. Es wird nun bald ein Jahr, daß ich hier auf Borneo die neue Heilwissenschaft kennen lernte. Als ich darauf eines Tages bei einem Freunde von dem indischen Fieber so gewaltig ergriffen wurde, daß ich es fast nicht mehr aushalten konnte, da versuchte ich es mit Ihrer neuen Heilmethode. Zuerst nahm ich ein Dampfbad auf einem Rohrstuhl und darauf ein Rumpffreibad nach Vorschrift des Lehrbuches. Die Wirkung war so kolossal, daß ich nach dem Bade sogar das Bett verlassen konnte, was mir vorher unmöglich gewesen wäre. Auch mein Freund und seine Frau verwunderten sich sehr über den so raschen Erfolg. Seit der Zeit bin ich ein Anhänger der neuen Heilmethode. Auch hier an den Dajaken habe ich schon die besten Erfolge der neuen Heilkunst beobachtet. Die Dajaken, welche keine Ärzte haben, wenden von uralten Zeiten her die Dampfbäder an, nur die ableitenden Bäder kennen sie nicht. Wollte ich Ihnen, geehrter Herr Kuhne, erzählen von allen meinen Patienten, welche ich durch die neue Heilwissenschaft geheilt, so würde mich dieses zu weit führen. Ihr Buch ist so recht ein Buch für Missionare in der Wildnis, welches einen nie im Stich läßt; die anderen Doktor-Bücher, welche ich besitze, weisen einen immer zum Arzt. Aber wer kann hier in der Wildnis einen Arzt erreichen? Deshalb freue ich mich so sehr, daß ich Ihr Lehrbuch besitze. Vor etwa drei Wochen wurde ich zu einer Frau gerufen, welcher nachts im Reisfeld ihre Hütte abgebrannt war, in der sie solange geschlafen, bis ihr das Feuer an den Leib gekommen war. Die Frau sah sehr entstellt aus, besonders im Gesicht und auf den Armen. Am Abend verband ich sie dann nach Vorschrift Ihres Lehrbuchs. Auch in den nächsten Tagen bekam die Frau diese Verbände und bereits nach acht Tagen war sie wiederhergestellt. Ich glaube, mit einer Schmierkur hätte es wochen- oder monatelang gedauert.

Vor mehreren Wochen bekam ich einen Ausschlag an der linken Hand. Man nennt ihn hierzulande Kibis. Er ist ein sehr hartnäckiger

Ausschlag und entwickelt sich kreisförmig auf dem Leibe. Früher habe ich diesen Feind allezeit mit Schmieren vertrieben, er kam aber nach einiger Zeit immer wieder. Bald erscheint er an den Füßen, bald auf dem Gesicht, bald auf dem Rücken, bald auf den Händen. Als sich nun dieser Ausschlag vor einigen Wochen wieder an den Händen zeigte, dachte ich, jetzt will ich dich aber einmal mit der neuen Heilmethode vertreiben. Ich nahm daher zuerst ein Dampfbad und darauf ein Rumpfreibebad, die folgenden Tage nur zwei Reibesitzbäder, und schon am dritten Tag der Kur wurde der Ausschlag runzlig, so daß ich sah, daß er am Entweichen war. Auch habe ich die Hand allein gedampft und darauf allemal ein Reibesitzbad genommen. Jetzt haben sich auf der linken Hand an der kranken Stelle zwei kleine Geschwüre gebildet, so daß ich glaube, daß sich hier die Fremdstoffe zusammenziehen. Sind die Geschwüre heil, dann ist auch der juckende Ausschlag fort.

Auf diese Weise vertreibt man den sehr gefürchteten Kibis. Ich werde allezeit die neue Heilmethode bei mir anwenden, denn bis heute habe ich nichts Besseres kennengelernt. Auch versuche ich, alle meine Freunde auf die neue Heilwissenschaft aufmerksam zu machen."

Auch aus Westafrika, Australien, Vorderindien, Kapland, Westindien usw. liegen zahlreiche Nachrichten über gute Erfolge mit meinem Verfahren vor, viele mit Worten der Dankbarkeit und Anerkennung begleitet.

Orientalischer Aussatz, Lepraseuche, Leprose.

Lepra, von der sich in unserem gemäßigten Klima nur wenige eine Vorstellung machen können, ist eine furchtbare Plage der Tropen. Bis jetzt waren die von ihr Befallenen fast immer unmittelbar dem Tode geweiht, da sich bisher kein Mittel zu ihrer Heilung gefunden hatte. Von dem Umgang mit Gesunden ausgeschlossen, in entlegenen Orten, meist auf Inseln, in abgeschlossenen Hospitälern untergebracht, sahen sie ihrem qualvollen Ende entgegen. Aus Furcht vor Ansteckung werden die Aussätzigen allerorten aus ihren Familien, ja aus ihrer Heimat verbannt und an abgelegene Orte gebracht, wo sie fast ganz sich selbst überlassen sind. Man bringt ihnen höchstens von Zeit zu Zeit Nahrung, meidet aber auch dabei jede weitere Berührung mit ihnen.

In dem gemäßigten Klima kommt die Lepra selten vor. Dieselben Ursachen, welche in den Tropen die Lepra hervorrufen, führen in den gemäßigten Zonen hauptsächlich Wassersucht und Gicht herbei. So gut wie die Dattelpalme nur in den Tropen gedeiht und Eichen nur im gemäßigten Klima wachsen, trotzdem ihnen dieselbe Sonne, dasselbe Wasser, derselbe Boden zur Verfügung steht, so gut ist auch die Lepra ein Produkt des heißen Klimas.

Man unterscheidet nasse und trockene Lepra. Bei ersterer verwest der Körper unter großen Qualen in einem oft jahrelangen, ununterbrochenen Stadium, bis schließlich, wenn die Krankheit zu weit vorgeschritten ist, der erlösende Tod eintritt.

Die Erscheinungen der trockenen Lepra sind dergestalt, daß sich genau wie bei der nassen, unter zunehmend schlechter werdender Verdauung an den äußersten Körperteilen, vor allem an Händen und Füßen, allmählich dunkle (brandige) Flecke bilden, sichere Anzeichen eines inneren, sehr starken Fieberzustandes. Sodann schwindet zuerst zwischen den Gelenken der Finger und dann auch an den übrigen Körperteilen alles Fleisch, bis schließlich nur die kahlen Knochen und die Gelenke übrig bleiben. Der Körper vertrocknet genau so wie ein Baum, er wird mumienartig. Die Knochen und Gelenke erscheinen dann meist etwas aufgetrieben. Dieser Fleischschwund schreitet immer weiter fort, bis jene Unglücklichen nur noch reinen Gerippen ähneln und völlig kraftlos sterben. Der Lepra liegt natürlich die gleiche Ursache zugrunde wie den anderen Krankheiten, nämlich die Belastung der Patienten mit Fremdstoffen. Sie kann sowohl ererbt, als auch durch eine naturwidrige Lebensweise erworben worden sein. Der eigentliche Herd der Seuche liegt im Unterleib oder in den Verdauungsorganen, welche anormal arbeiten. Bei der größeren Hitze, welche alle Gärungsvorgänge begünstigt, muß natürlich auch die Zersetzung der Fremdstoffe im Körper eine ganz besonders intensive sein. Mit großer Kraft werden die Fremdstoffe nach den äußersten Körperteilen gedrängt, wo sie sich vermöge des inneren Druckes ganz besonders dicht und fest abzulagern pflegen. Durch diese Häufung von Ablagerungen werden die nach diesen Gliedmaßen führenden Nerven, die Träger des Lebens, völlig erdrückt, so daß sie ihre Funktionsfähigkeit verlieren. Dadurch ist die bei Leprakranken vorhandene Gefühllosigkeit dieser Gliedmaßen zu erklären. Im Innern dieser Kranken herrscht eine hochgradige Fieberhitze, äußerlich dagegen Frostgefühl. Bei der trockenen Lepra vertrocknen die Gliedmaßen durch diese zu große innere Hitze buchstäblich, da bei der ungenügenden Funktion der Verdauungsorgane trotz der gebräuchlichen, sogenannten kräftigen Kost eine wirkliche Ernährung des Patienten unmöglich ist. Die Speisen gehen wohl noch durch den Körper hindurch, aber der Kranke verhungert trotz allen Essens. Auch diese Erscheinungen liefern wieder einen trefflichen Beweis dafür, daß nicht dasjenige den Körper ernährt und erhält, was man genießt und was nach moderner Anschauung alle die Stoffe enthalten soll, aus welchen der Körper nach chemischer Analyse besteht, sondern nur die Nahrung, welche der Körper auch wirklich noch zu verdauen vermag. Bei der nassen Lepra entsteht ein Zersetzungsprozeß, ähnlich wie bei der Wassersucht, denn auch bei dieser gehen, wie ich oft in Erfahrung bringen mußte, der Bildung von Wasser stets erst innere brandige Zustände, die oft jahrelang dauern, voraus, so daß der Zersetzungsprozeß selbst erst gewissermaßen das Endstadium dieser Vorgänge im lebenden Körper bildet. Außerdem findet eine wässerige Zersetzung statt, wenn auch in anderer Form wie bei der Wassersucht. Sehr lehrreich ist daher der von mir vorgeführte Krankheitsverlauf des zugleich an Herzleiden, Wassersucht und Lepra erkrankten Herrn aus Batavia, der uns alle diese Vorgänge so recht klar vor Augen führt. Wenn sich auch bei uns die Lepra nicht in der in den Tropen auftretenden Form zeigt, so beobachten wir doch mitunter ähnliche Fälle. In erster Linie ist es zweifellos die Schwindsucht, welche ein ganz ähnliches Gepräge hat, nur daß bei dieser die Fremdstoffe nicht immer, besonders bei einem Aufenthalt in kälteren Gegenden, mit solcher Intensität nach den äußersten Gliedmaßen drängen können, wie im heißen Klima bei der Lepra. Diese Fremdstoffe verrichten bereits im Innern des Körpers durch Zersetzungen der Lunge oder anderer Organe ihr Zerstörungswerk.

Was nun die Heilung der Lepra anlangt, so gesteht die medizinische Wissenschaft ohne weiteres zu, daß sie kein Mittel kennt, das Erfolg verspricht. Sie kennt eben das Wesen des Fiebers nicht und betrachtet die Lepra nicht als Fieberkrankheit. Eine wirkliche Heilung der Lepra kann nur dadurch herbeigeführt werden, daß das Fieber reguliert wird und die Fremdstoffe aus dem Körper herausgeschafft werden. Ist dies nicht mehr möglich, so ist auch keine volle Genesung denkbar, es ist höchstens noch Besserung zu erzielen.

Mit Medikamenten aber wird nur noch größerer Schaden angerichtet, als ihn die Krankheit selbst schon herbeiführte. Einen schlagenderen Beweis für die Richtigkeit des Gesagten als der erwähnte Kurbericht des Herrn R. aus Batavia kann es wohl kaum geben. Nur zu deutlich ist daraus ersichtlich, wie die in diesem Patienten schlummernden Leprabazillen, deren Vorhandensein von einem Spezialarzt unzweifelhaft festgestellt wurde, auf keine Weise durch die Verordnungen desselben, also weder durch giftige Medikamente, noch durch andere Anwendungen aus dem Körper herausgeschafft werden konnten.

Wie heilend wirkten aber hier in ganz eklatanter Weise meine ableitenden Bäder! Wie gründlich beseitigten sie, wie von demselben Arzt nachher bestätigt wurde, alle Leprabazillen! Nur reizlose Diät und meine ableitenden Bäder können hier erfolgreich wirken. Freilich ist nur derjenige Kranke noch zu retten, bei dem sich gute Verdauung und Hauttätigkeit wieder herstellen lassen und dessen Lebenskraft dazu noch ausreicht.

Auch hat es sich bei meiner Behandlungsweise deutlich gezeigt, daß jede Gefahr, durch Lepra angesteckt zu werden, ausgeschlossen ist. Von außerordentlicher Wichtigkeit ist dies besonders für alle die, welche sich vor der Ansteckung fürchten. Diese dürfen nur eine naturgemäße Lebensweise und meine ableitende, auf den ganzen Körper in jeder Weise stärkende und erfrischende Heilmethode anwenden, also eine innere Reinigung von den Krankheitsstoffen herbeiführen und sie sind nicht nur gesichert gegen Ansteckungsgefahr, sondern sie werden auch ihr Allgemeinbefinden, ihre körperliche und geistige Leistungsfähigkeit dadurch in jeder Weise fördern.

Wie wenig die Schulmedizin den Wert der natürlichen Heilmittel gewürdigt hat, geht daraus hervor, daß sie die Kranken geflissentlich in Krankenstuben mit verschlossenen Fenstern hält und ängstlich darauf bedacht ist, jede frische Außenluft, besonders bei Nacht, von ihnen fernzuhalten. Selbstverständlich wird die Luft dann durch die üblen Ausdünstungen der Leprakranken und durch gärende Krankheitsstoffe so geschwängert und verpestet, daß es allerdings nicht Wunder nehmen kann, wenn die Lepra in solchen Fällen ansteckend wirkt.

Bevor ich auf die Berichte über Heilungen von Leprakranken eingehe, will ich hier noch kurz die Art und Weise erwähnen, in welcher sich jeder sicher vor Lepra und auch vor jeder anderen Krankheit, wie zum Beispiel Malaria und Klimafieber, schützen kann, wenigstens so, daß schlimmstenfalls die Krankheit völlig ungefährlich und wenig störend verläuft. Es wird stets nur derjenige von solchen Krankheiten befallen werden, welcher die Disposition dazu in seinem Körper trägt, der also stark mit Fremdstoffen belastet ist. Jeder störende Einfluß auf die starke Fremdstoffablagerung erzeugt eine erneute Gärung (Heilkrisis) und bringt den Körper in Gefahr. Die Disposition zu solchen Erscheinungen erkennen wir schon jahrelang vorher durch meine Gesichtsausdruckskunde. Aber auch alle diejenigen, welchen diese Untersuchungsart noch unbekannt ist, können diese Disposition einigermaßen empfinden. Die allsorgende Mutter Natur hat uns dafür ein recht deutliches Erkennungszeichen gegeben, welches die meisten leider nicht zu gebrauchen verstehen, nämlich den Instinkt. Der natürliche Instinkt flößt allen Belasteten, falls sie überhaupt noch mit der Natur in Zusammenhang stehen, eine unbewußte Furcht, ein geheimnisvolles Grauen vor der Ansteckung durch Krankheiten ein.

Nach diesen allgemeinen Besprechungen sei der Krankheitsverlauf bei drei leprakranken Knaben hier berichtet, welche von den medizinischen Autoritäten in Berlin und anderen Städten aufgegeben, in meine Behandlung traten.

An diesen drei Knaben (9, 13 und 15 Jahre alt) wurde mir Gelegenheit gegeben, die Überlegenheit meiner Methode zu erproben, zumal die Schulmedizin offen ihre Ohnmacht eingestanden hatte. Trostlos war der Zustand, in welchem ich die drei armen Patienten übernahm. An den Händen fehlten die äußersten und teilweise auch bereits die zweiten Fingerglieder, die abgefault waren. Die noch übriggebliebenen Fingerstumpfe waren dem Abfaulen nahe und stark geschwollen. Bei dem jüngsten Knaben war das Fingergelenk des rechten Zeigefingers gerade im Abfaulen. Die Füße der beiden älteren Knaben waren fast noch schrecklicher. Klumpig bis zur Unförmigkeit, hatten dieselben eine Fülle von Fremdstoffen aufgenommen. Sie waren bereits an mehreren Stellen zerfressen, und die Wunden, beständig Eiter entleerend, gingen bis auf die Knochen.

Hände und Füße, Arme und Beine besaßen bis über Ellbogen und Kniegelenk bereits kein Gefühl mehr. Die Gefühllosigkeit dieser Gliedmaßen erprobend, hatte man in Berlin dem Knaben eine lange Nadel durch die Hände aufwärts längs des Armes gestochen, und zwar soweit, bis sich Schmerzen einstellten. Das geschah erst am Ellbogen. Welche hervorragende Leistung! Der Zustand der Kinder war ein so entsetzlicher, daß eine Aufnahme nach der Natur erst nach dreiwöchentlicher Kur erfolgen konnte! Mittlerweile hatte ihr Leiden schon eine erhebliche Besserung erfahren. Den schlimmsten Zustand zu illustrieren, war in der Tat schier unmöglich. Täglich zwei bis drei Reibesitzbäder, öftere Rumpffreibebäder, naturgemäße Diät, viel Bewegung im Freien, Schweißerzeugung, dies alles erzielte auch hier eine vortreffliche Wirkung. Waren schon vor Beginn der

Kur die Ausdünstungen der Kinder unerträglich, so gaben sie während derselben einen förmlichen Verwesungsgeruch von sich. Kam doch der Unrat in ihrem Körper, um nach außen zu gelangen, in Bewegung.

Namentlich während des Bades trat jene Erscheinung auffällig hervor.

Die Mahlzeiten bestanden morgens aus trockenem Weizenschrotbrot und einigen Äpfeln, mittags aus Mehlspeise, Gemüsen und Hülsenfrüchten, nur in Wasser und mit wenig Butter und Salz gekocht. Fleisch und Boullion mußten selbstverständlich wegfallen. Die verabreichten Speisen wurden möglichst dick gekocht und stets mit Schrotbrot zusammen genossen. Als Getränk wurde im Durstfalle nur frisches Wasser verabreicht.

Bei meiner Kur hörten bereits in den ersten 14 Tagen die offenen Wunden an den Füßen, von innen heraus heilend, auf zu nässen. Die beiden älteren Knaben hatten allerdings noch je eine größere Wunde, die erst im Laufe der nächsten Monate zum Verheilen kam. Auch an den Händen machte sich der Erfolg der Kur sehr bald bemerkbar. In erster Linie waren es die Finger, welche bereits im zweiten Monat der Kur dünner wurden, was sich besonders deutlich an der Faltenbildung ihrer Haut erkennen ließ. Genau denselben Weg, den die Fremdstoffe vom Unterleibe nach diesen entfernten Körperteilen genommen hatten, gingen sie nun wieder zurück. Darauf deutete auch ein Ziehen hin, das die Patienten in Armen und Händen, Beinen und Füßen, namentlich in deren Gelenken verspürten.

Bereits nach vierwöchiger Kur konnte der älteste Knabe gewöhnliche Lederschuhe tragen, während er vorher nicht einmal die für ihn besonders angefertigten Schuhe anziehen konnte. Schließlich hatte sich in ihren vorher gefühllosen Gliedern auch das normale Gefühl wieder eingestellt. Selbstverständlich war dieser Erfolg nur möglich geworden durch Besserung der Verdauung.

Litten die Knaben, als sie in meine Behandlung traten, an vollständiger Appetitlosigkeit, so waren sie bereits nach achttägiger Kur kaum noch zu sättigen. Ihre Verdauung lebte gleichsam wieder auf.

So war denn bereits jetzt der Zustand dieser drei Knaben ein solcher, daß er gar nicht mehr mit ihrem früheren zu vergleichen war. Die einem sicheren Tode geweiht gewesenen, trübselig blickenden Kinder waren wieder lebensfrohe und muntere Menschen geworden.

Jedenfalls ist mit diesen Erfolgen erwiesen, daß der allgemein für unheilbar geltende Aussatz durch mein Verfahren noch heilbar ist, wovon auch die Heilung des Herrn R. in Batavia auf Java beredtes Zeugnis ablegt.

Ohne Scheu und mit voller Sicherheit darf ich auf Grund erzielter Erfolge erklären, daß auch das hier erwähnte Leiden auf derselben einheitlichen Grundlage beruht wie alle anderen. Es wird nur solchen Aussätzigen nicht mehr helfen, deren Leiden bereits zu weit vorgeschritten ist, d. h. bei denen wichtige Organe bereits zerstört sind. Diesen Unglücklichen kann dann mein Verfahren nur noch Linderung ihrer Qualen und ein sanftes, ruhiges Ende bringen.

Krätze, Würmer, Bandwurm, Parasiten, Eingeweidebrüche.

Bunt zusammengewürfelt werden hier wieder eine Anzahl Krankheitserscheinungen aufgeführt, die, so verschieden sie sich auch äußern mögen, dennoch der gleichen Ursache entspringen. Indem ich diese Behauptung hier ins Feld führe, stütze ich mich auf unwiderlegliche Beweise, nämlich die Kurerfolge, die in meiner langjährigen Praxis auch auf diesem Gebiete erzielt worden sind. Wenn wir Krätze und die ihr verwandten Schmarotzerkrankheiten zu bessern, zu heilen gedenken, müssen wir uns in erster Linie klar darüber sein, unter welchen Bedingungen die Krätzmilbe entsteht und was ihr eigentliches Wesen ist.

Es ist eine bekannte Tatsache, daß ein einziger warmer Tag des Frühlings, diejenige Jahreszeit, in welcher die Natur die größte Lebenskraft entwickelt, auf dem jungen Grün der Bäume Milliarden von Raupen erscheinen läßt und existenzfähig macht. Entrüstet darüber, daß das frische Grün so vor unseren Augen abgefressen wird, vermögen wir nicht zu helfen, weil wir keine Mittel dagegen kennen. Da kommt eine kalte Nacht und alle Schmarotzer sind spurlos verschwunden, so plötzlich wie sie gekommen. Nur durch Temperatur-Herabsetzung hat die Natur in einer einzigen Nacht vollbracht, was uns vorher unmöglich war. Den gleichen Naturgesetzen sind aber auch alle anderen Schmarotzer und Parasiten unterworfen.

Aus diesen Betrachtungen müssen wir die schwerwiegende Schlußfolgerung ziehen, daß Krätzmilben und Würmer, Filzläuse und andere Parasiten nur da bestehen können, wo sie den geeigneten Nährboden finden. Diesen Nährboden wird aber nur ein kranker Körper bieten, mithin ein solcher, der mit Fremdstoffen belastet ist. Dazu kommt, daß die Existenzfähigkeit jener Lebewesen auch von einer bestimmten höheren Temperatur abhängt, eine Erscheinung, welche man, wie uns die Erfahrung so vielfach bestätigt hat, nur bei belasteten Organismen zu beobachten pflegt. Gelingt es uns, jene anormalen Temperaturen wieder auf ihr ursprüngliches Niveau herabzusetzen und zugleich die schlechten Säfte aus dem Körper zu schaffen, so ist auch diesen Schmarotzern mit einem Schlage die Möglichkeit zum weiteren Gedeihen genommen. Schnell und sicher werden sie dann verschwinden.

Wer meinen Ausführungen mit Interesse und Aufmerksamkeit gefolgt ist, dem wird es jedenfalls klar sein, daß man diese Herabsetzung der inneren Temperatur durch nichts leichter herbeizuführen vermag, als durch meine ableitenden Bäder, durch eine reizlose Diät und durch die anderen bekannten Vorschriften meiner Kur. Allerdings müssen dieselben, je nach dem Belastungsgrade, mehr oder weniger individualisiert werden. So kommt also vom Standpunkte meiner neuen Heilwissenschaft diesen eigenartigen Krankheitserscheinungen, weil auf gleicher Ursache beruhend, auch dasselbe einheitliche Verfahren zu, das in anderen Krankheitsfällen uns nie im Stiche gelassen hat. Jede medizinische Behandlung bringt stets Nachteile für den betreffenden Organismus.

Auch hier sei mir erlaubt, den etwas trockenen Stoff der Abhandlung durch einige erläuternde Beispiele zu illustrieren:

Der erste Fall betrifft einen Herrn, der an Eingeweidewürmern aller Art litt. Nerven- und Verdauungsleiden gingen selbstverständlich damit einher, so daß er, am Rande des Grabes stehend, im Innern förmlich verbrannte. Seine Exkremente waren durch und durch mit kleinen Würmern durchsetzt. Mein Verfahren brachte ihm Hilfe. Bereits in einem Monat waren mit Hebung der Ursache alle Würmer beseitigt. Da der Patient die Kur noch weiter fortsetzte, wurde schließlich aus einem Todeskandidaten erster Klasse wieder ein lebens- und leistungsfähiger Mensch.

Nur durch die Temperaturherabsetzung im Innern und die dadurch herbeigeführte Beseitigung der Krankheitsstoffe war es möglich, diesen inneren Zersetzungsprozeß, der solche Folgeerscheinungen wie Würmer herbeigeführt hatte, aufzuheben. Die Reibesitz- und Rumpfreibebäder sowie Schweißerzeugung und reizlose ungekochte Nahrungsmittel vermochten dies am ehesten.

Noch ein anderer Kurbericht, Krätze betreffend, möge hier Erwähnung finden, welcher, charakteristisch für die Leistungen der Schulmedizin, allgemeines Interesse haben dürfte. Ein 17jähriger Patient war dieses Leidens wegen in den verschiedensten Kliniken und Krankenhäusern gewesen, ohne den geringsten Erfolg zu erzielen. Schließlich gab ihm ein hiesiger Professor in scherzhaft-höhnischer Weise den Rat, zu mir zu gehen, da er kein Mittel mehr wisse. In seiner Not befolgte der Patient diesen Rat, wohl auch einsehend, daß ihm mit Medikamenten nicht zu helfen sei. Seine Hände und Arme sahen schrecklich aus. Durch meine Gesichtsausdruckskunde stellte ich zunächst fest, daß dieser Patient schon seit Jahren an einem chronischen Unterleibsleiden, hervorgerufen durch mangelhafte Verdauung, litt. So war naturgemäß durch die Bildung schlechter Säfte und unreinen Blutes auch der Nährboden für die Krätze geschaffen worden. Könnte man doch die Krätzmilbe sehr wohl auch mit einem Bazillus vergleichen, der dort gedeiht, wo Verfall im Organismus eintritt. Ohne den geeigneten Nährboden kann sie also nicht existieren.

Rumpfreibe- und Reibesitzbäder, naturgemäße Diät und öftere Dampfbäder erwiesen sich auch hier als vortreffliche Heilmittel. Die Verdauung besserte sich rasch. In gleichem Verhältnis ging auch die Krätze zurück; wurde ihr doch nach und nach der Nährboden entzogen. Das Mikroskop zeigte deutlich an, daß die Milben zu kränkeln anfingen. Innerhalb dreier Wochen waren nur noch ganz vereinzelte Krätzmilben und in der vierten Woche keine Spur mehr von ihnen vorhanden, wie auch das Äußere des Patienten ein weit gesünderes geworden war. Wer ihn vorher gesehen, konnte ihn jetzt kaum wiedererkennen, so hatte er sich verändert. Die Natur des Kranken hatte selber das bewirkt, was alle Kunst der staatlich approbierten Medizin nicht vermocht hatte, und alles das immer wieder nur durch ein und dasselbe Verfahren, ohne Anwendung von Medikamenten und Operationen.

Eingeweidebrüche

Die Ursache der Eingeweidebrüche ist eine krankhafte innere Belastung des Unterleibes, mit der eine große Spannung verbunden ist. An denjenigen Stellen des Bauchfelles, die den geringsten Widerstand leisten, werden die Eingeweide infolge des starken inneren Drucks bei Nachgeben des Bauchfells heraustreten. Die Stelle des Bruches kann sonach verschieden sein; die Ursache ist aber bei allen Brüchen dieselbe. Man darf also nicht glauben, dieselbe in einem Stoß, einem Fall oder sonst einer Erschütterung suchen zu müssen. Diese mögen allerdings den Bruch plötzlich hervorbringen, nie sind sie aber die eigentliche Ursache. Unter Anwendung meines Verfahrens, das die Krankheitsstoffe aus dem Körper schafft, werden solche Brüche wieder beseitigt, so daß schließlich das Tragen eines Bruchbandes, ein unzureichendes Mittel zur Behebung solcher Leiden, überflüssig wird.

Mein Verfahren hat auch auf diesem Gebiete viele Heilerfolge zu verzeichnen, ein Beweis, daß uns auch hier meine Lehre von der einheitlichen Ursache der Krankheitserscheinungen nicht im Stiche läßt. Die Schnelligkeit des Erfolges hängt natürlich von dem allgemeinen Belastungsgrad des Patienten ab und davon, ob das Bruchleiden ein neues oder schon veraltetes ist. Außerdem wird der Erfolg bei einem älteren Patienten, bei dem die Heilkraft des Körpers schon eine schwächere ist, bei weitem nicht so groß sein, als bei einem jüngeren.

Krebsleiden, wildes Fleisch.

Nicht äußeren Einflüssen schädlicher Art und den dadurch hervorgerufenen, krankhaften Störungen ist die Entstehung des mit Recht so gefürchteten, unheilvollen Krebsleidens zuzuschreiben, vielmehr ganz anderen Vorgängen, die sich im Organismus selbst abspielen und dann die Ursache dieser verheerenden Krankheitserscheinung werden. Ebenso wie Wassersucht und Tuberkulose bildet der Krebs das letzte Glied in der Kette einer Reihe vorangegangener, unterdrückter und ungeheilter Krankheiten. Seinen Ausgangspunkt nimmt der Krebs immer von bereits vorhanden gewesenen Krankheiten. Ob solche direkt oder indirekt eingetreten sind, das spielt hierbei keine Rolle. Die Hauptsache bleibt das Vorhandensein von Fremdstoffen, die irgend einen Weg im Körper wählen, auf dem sie als Endbildung der Krankheit jene Wucherungen sowie brandigen Zersetzungszustände und Neubildungen herbeiführen, die den Schrecken der Menschheit bilden. Durch die Gesichtsausdruckskunde wird es leicht möglich, die Anlage zu Krebsleiden schon lange vorher, ehe der Ausbruch erfolgt, festzustellen. Es bilden sich nämlich Knoten und Anschwellungen am Halse, deren Vorhandensein wiederum auf dieselben zahlreichen Bildungen am ganzen Körper und nicht minder auf eine ganz bedeutende Hämorrhoidalknotenbildung im Unterleibe schließen läßt. Diese Hämorrhoidalknotenbildung kann einen derartigen Umfang annehmen, daß sie, die Verdauungskanäle verstopfend, die Entleerung der Exkremente auf natürlichem Wege verwehrt.

Nach meinen an verschiedenen Krebskranken vorgenommenen Beobachtungen war regelmäßig ein vollständiges Stocken der Verdauung wahrzunehmen. Ohne Abführmittel und Klistiere war bei diesen Patienten überhaupt kein Stuhlgang mehr zu erreichen. Ich habe aber ebenfalls bemerkt, daß bei längerem Gebrauch von Abführmitteln, besonders von Pillen, sich stets im Innern brandige

Zustände entwickeln, die auch den Nährboden für eine Tuberkulose und besonders für Krebs abgeben. Jahrelang erträgt wohl der Körper die Anwendung solcher Abführmittel und die durch dieselben auf die Verdauungs- und Unterleibsnerven ausgeübten Reize, aber allmählich zeigen sich die Nerven derartig überreizt, daß sie ohne eine größere Anregung nicht mehr zu funktionieren vermögen. Es kommt dann zu jenen furchtbaren Zuständen, zu denen auch das Krebsleiden gehört. Der Krebs wird ebenso wie die Tuberkulose, die Wassersucht und alle übrigen Endstadien vorangegangener anderer Krankheiten gewöhnlich durch eine unnatürliche Lebensweise, große Verzärtelung, Überfütterung und Überreizung der Nerven durch raffinierte Genußmittel, durch das Rauchen oder durch Medikamente hervorgerufen. Gegen ihn erweist sich die allopathische Schule gerade so machtlos wie gegen alle anderen Endstadien von Krankheiten. Geradezu einen traurigen Eindruck macht es aber, wenn man sieht, wie diese Schule bei der Behandlung von Krebs ausschließlich die dabei entstehenden Wucherungen und stinkenden Neubildungen durch Beizen, Ätzen und Schneiden lokal beseitig und dadurch das Leiden zu heilen glaubt. Sie vergißt eben ganz zu ergründen, woher diese wuchernden Neubildungen kommen. Es ist ihr auch das Wesen dieser Krankheiten bis jetzt ganz fremd geblieben, sonst würde sie bei deren Behandlung nicht nur den äußersten Ausläufer, gewissermaßen den brandigen Schaum der Fremdstoffe, nämlich die Neubildungen zum Gegenstand ihrer Behandlung machen. Sie hätten sich sagen müssen, daß die Neubildungen auch eine Entstehungsursache haben müssen, und daß auf die Beseitigung dieser Ursache das Hauptaugenmerk gerichtet werden muß.

Als Begleiterscheinungen bei brandigen Zuständen, also auch beim Krebs, stellen sich oft unerträgliche Schmerzen und höchst unangenehme Empfindungen ein. Zur Betäubung dieser für den Patienten qualvollen Leiden bedient sich die moderne Schule der Morphium-Einspritzung, welche allerdings vorübergehend den gewünschten Erfolg erzielt, in ihrer Nachwirkung jedoch eine Gesamtschädigung des Körpers und seines Nervensystems bedeutet. Die Medizin-Wissenschaft verfährt hier ähnlich wie der Bär, der, um eine Fliege auf der Nase seines Herrn zu töten, mit dem benutzten Steine nicht nur die Fliege, sondern zugleich den Herrn tötete.

Warum aber Gift benutzen, wenn es natürliche Mittel gibt, welche weit wirksamer als Morphium die Nervenschmerzen lindern und heben, dabei die Organe stählen und stärken: Meine ableitenden Bäder. Dann fällt von selbst die Morphiumsucht weg. Letztere verlangt allerdings, wie die Trunksucht, die auch aus Entzündungserscheinungen oder brandigen Zuständen im Körper hervorgeht, fortwährend neue Betäubung. Erst eine naturgemäße Behandlung vermag den fortwährend sich steigernden Reiz zu nehmen.

In dem im III. Teile befindlichen Abschnitt über Wundbehandlung, „Offene und fressende Wunden", wird ausführlich die Entstehungsursache und das Wesen der Krebskrankheit erörtert werden. Es mögen hier nur noch einige Worte über die Heilbarkeit derselben Platz finden. Zunächst ist es ganz gleichgültig, in welcher Form und an welcher Stelle des Körpers die Krankheit auftritt; es ist ganz nebensächlich, ob es sich um den sogenannten Zungenkrebs oder um den Brustkrebs handelt, um den Gebärmutterkrebs oder den Magenkrebs. Die Heilbarkeit wird durch die Verschiedenartigkeit des Auftretens des Krebsleidens nicht im geringsten beeinflußt, denn es entspringt trotz aller Variationen doch immer ein und derselben Quelle. Je nach der Belastung des davon Betroffenen tritt freilich eine Verschiebung der Fremdstoffe in ihrer Ablagerung ein, teilweise auch unterstützt durch den Gang der Gärung und die dadurch hervorgerufenen stärkeren oder schwächeren Druckverhältnisse.

Heilbar ist der Krebs bei Anwendung meiner Methode. Ein sicherer Erfolg kann jedoch nur bei solchen Personen erwartet werden, bei denen eine einigermaßen gute Verdauung zu erzielen ist und bei denen die Lebenskraft ausreicht, um den bei solchen Leiden unvermeidlichen heftigen Krisen genügend Widerstand zu bieten. Allerdings vermögen nur gründliche Kenner meines Verfahrens die Krebskrankheit zu heilen, da sie, gleich der Tuberkulose und der Wassersucht, eine schwere Krankheitserscheinung bildet.

Ein Herr, Ende der vierziger Jahre, litt an Nasenkrebs. Die berühmtesten Heilkünstler der Schulmedizin hatte er konsultiert.

Konnten sie ihm auch sagen, daß er Nasenkrebs habe, zu heilen vermochten sie sein Leiden nicht, zumal sie dessen Wesen und Ursache nicht kannten. Einmütig hatten die Vertreter dieser Schule scharfe und giftige Medikamente an der Nase angewendet, um so die lokalen Krebserscheinungen zu beseitigen. Aber gerade so wie ein Baum nicht nur da sein Absterben zeigt, wo ein Ast morsch geworden ist, so ist auch beim Krebs die äußere, brandige und faulige Neubildung nicht die Krankheit selber, sondern nur deren am weitesten vorgeschrittener und vorgeschobener Herd. Daß die Morschheit des Astes keine lokale Krankheit des Baumes ist, erkennt man sofort, wenn man ihn fällt. So stellt wohl auch der Arzt, wenn er es zu erkennen vermag, bei der Sektion fest, daß der ganze Körper des Krebskranken leidend war. Besser für den Kranken ist es freilich, wenn man das vorher schon sieht und weiß.

Bei jenem Patienten war schlechte Verdauung bereits seit Jahren im höchsten Grade vorhanden. Unbegreiflicherweise entging diese schwerwiegende Erscheinung den modernen Heilkünstlern vollständig; sie beschäftigten sich ausschließlich mit der Nase des Patienten. Hätten sie nur eine Ahnung von meiner Gesichtsausdruckskunde gehabt, ihnen würde die brandige Nase ganz untrügliche Aufschlüsse über gleiche innerliche Zustände im Unterleibe des Patienten gegeben haben. Allmählich sah der Patient, von Natur ein lebenslustiger Mann, zu seinem Glück die Aussichtslosigkeit jeder lokalen Behandlung ein, und er kam, von den besten Hoffnungen beseelt, zu mir. Nase und Oberlippe waren vollständig unterfressen, die Nasenkuppe im Begriff einzusinken, die Hautfarbe der Nase war brandig, die Verdauung stockte völlig, das Wasserlassen ging unregelmäßig vonstatten. Es war oft mit furchtbaren Schmerzen verbunden, die aber den guten Humor des Kranken glücklicherweise nur für kurze Zeit beeinträchtigten.

Da die Lebenskraft des Patienten noch stark war, so ging der Körper desselben sehr schnell auf meine Kur ein. Besonders die Verdauung besserte sich sehr rasch und damit der ganze Organismus. Von Woche zu Woche nahm die brandige Entzündung an der Nase ab, ohne daß an dieser etwas getan worden wäre. Sie machte zuerst einer flammenden Röte Platz, bis nach vier Monaten die Nase eine vollständig normale Hautfarbe bekam. Zu gleicher Zeit heilte sie selbst ebenso wie die zerfressene Oberlippe von innen heraus zu, ohne daß irgend welche Narben zurückblieben.

Angewandt wurden zur Erzielung dieses Heilerfolges neben völlig reizloser, trockener, dem Zustande und der Verdauung des Patienten besonders angepaßter Diät nur meine ableitenden Rumpfreibe- und Reibesitzbäder in geeigneter Aufeinanderfolge und wöchentlich ein bis zwei Voll- bzw. Kopf-Dampfbäder. Wurden die Schmerzen und die Entzündung unerträglich, dann war das Baden alle zwei Stunden unerläßlich. Während der Bäder ließen jedesmal die Schmerzen nach, so daß dem Patienten die Badezeiten immer die angenehmsten und erträglichsten waren. Bereits am zweiten Tage begann die Ableitung der inneren brandigen Entzündung nach unten, was man an dem Wundwerden der Reibestelle merkte. Dies flößte dem Patienten große Furcht ein, zumal dieser Zustand mit Schmerzen verbunden war. Ich erklärte ihm die Entstehungsursache dieser unvermeidlichen Erscheinung; er habe nur die Wahl, diesen Ableitungsprozeß ruhig durchzumachen und auszuhalten oder seinem sicheren Ende entgegenzugehen. Gleichzeitig machte ich ihn darauf aufmerksam, daß in demselben Maße, in welchem die Entzündung an der Reibestelle aufgetreten, sie an der Nase geschwunden sei, was er auch einsah, so daß er sich zur weiteren Fortführung meiner Verordnungen entschloß. Nur durch häufiges Baden konnte er sich von allen diesen lästigen Zuständen befreien, bis er schließlich an das Ziel seiner Wünsche gelangte.

Während der Kur kamen bei dem Patienten vorübergehend zuerst ein früheres Nierenleiden und dann ein Geschlechtsleiden, aber in weit milderer Form als ehedem, zum Vorschein. Beide waren früher bei ihrem ersten Auftreten nicht geheilt, wie man angenommen, sondern nur durch Medikamente in den Körper zurückgedrängt worden. Sie bildeten also das Vorstadium zum Nasenkrebs, aber erst die gegen sie angewandten Medikamente wurden Anlaß zur Entwicklung dieses Leidens. Die Ausscheidungen während der Behandlung des Nasenkrebses ließen darüber keinen Zweifel. Der ausgeschiedene Eiter roch zeitweilig genau so wie die früher angewandten Medikamente, und dieser Geruch war so penetrant, daß gar kein Zweifel über dessen Zusammenhang mit den einstigen Medikamenten obwalten konnte. Wie ich schon erwähnt habe, kommt dies daher, daß der Körper die für ihn giftigen Medikamente einschleimt und daß diese eingeschleimten Stoffe im Körper verbleiben, um dann unter Entwicklung ziemlich bedeutender innerer Hitze allmählich zu verknorpeln und völlig fest zusammenzutrocknen. Bei einer geeigneten Wasserkur lösen sich diese festen, knochenartig hart gewordenen Schleimmassen wieder auf und kommen bei fortgesetzter Hebung der Lebenskraft wieder zur Ausscheidung. Habe ich doch diese Tatsache in meiner Anstalt in Tausenden von Fällen feststellen können und auch beobachtet, wie der Gebrauch vieler Medikamente der wirklichen Heilung des Körpers durch meine Kur außerordentlich hinderlich ist und wie gerade die kritischen Ausscheidungen alter Medikamente aus dem Körper von allen die schmerzhaftesten sind! Auch mein Patient mußte an seinem eigenen Leibe diese Erfahrungen machen. Seine fortschreitende Besserung ließ ihn indessen nicht eher ruhen und mit meiner Kur erst dann aufhören, als er eine völlige Genesung von seinem schweren Leiden erlangt hatte.

Man darf nicht annehmen, daß jeder Patient durch das sanfte Waschen beim Reibesitzbade im kalten Wasser an der Reibestelle wund werden müsse. Das Wundwerden beim Reibesitzbade, das gerade bei chronischen Leiden, wie Krebs, oft beobachtet wird, tritt nur in ganz bestimmten Fällen und Formen auf. Ein Organismus, welcher keine inneren latenten Entzündungszustände aufweist oder bei dem die Fremdstoffe auf anderem Wege leicht ausscheiden, wird an der Reibestelle niemals wund werden. Ich habe Patienten behandelt, welche ein bis zwei Jahre lang täglich 1½ bis 2 Stunden badeten und doch nie wund geworden sind. Andere wurden nur zu Zeiten, nämlich während der Umwandlung ihrer chronisch latenten Krankheitszustände in akute, also während kritischer Erscheinungen, wund und zwar nur so lange, bis die dabei unvermeidlichen inneren akuten Entzündungen nach unten abgeleitet waren: Dann hörte während des Badens das Wundsein auch wieder auf. Bei manchen Patienten bilden sich dabei, nicht selten fern der Reibestelle, größere oder kleinere, offene Eiterstellen, die beständig Eiter (Fremdstoffe in akuter Form, in gärendem Zustande) entleeren.

Dieser Eiter entsteht nicht etwa, wie manche törichterweise glauben, durch Reibungsentzündung, sondern kommt einzig und allein aus dem Körper des Patienten und ist durch nichts anderes entstanden, als durch jene innere Entzündung, welche durch die Fremdstoffe in gärendem Zustande hervorgerufen wurde. Dieser Eiter ist also nichts anderes als die Ursache der Krisis. Es ist daher sehr verkehrt, wenn Patienten, die ohne meine Anleitung und Unterweisungen meine Kur gebrauchen, sich vor diesen Erscheinungen fürchten. Gerade dieses Eingehen des Körpers auf die Kur, das Abstoßen der belastenden Fremdstoffe aus demselben weisen mit zwingender Gewalt auf die mit Hilfe der ableitenden Bäder bewirkte Rückkehr zu der Gesundung hin. Selbstverständlich ist das Wundwerden der Reibestelle und die Bildung von Eiteransammlungen auch dann am heftigsten, wenn die innere Entzündung bereits einen brandigen Zustand, wie es beim Krebs der Fall ist, hervorgerufen hat. Hier muß der Patient während der Zeiten des Nichtbadens einen nassen Leinenlappen, mehrfach zusammengelegt und mehrere Male herumgeschlagen, an der Eiterstelle anbringen, und ihn möglichst naß erhalten.

Noch über einen anderen Fall von Krebs möge hier berichtet sein, zumal auch dieser allgemeines Interesse bieten dürfte. Eine Frau, Anfang der Fünfziger, litt an Brustkrebs. Die linke Brust war ihr in Berlin von berühmten Autoritäten operiert worden. Bald wurde auch die rechte Brust ebenfalls vom Krebs ergriffen. Die so „glücklich verlaufene" erste Operation hatte demnach gar keinen Erfolg gehabt, im Gegenteil war das Allgemeinbefinden nach derselben sogar entschieden schlechter. Als die Patientin sich darauf zum zweiten Male jenen Autoritäten vorstellte, um von ihnen Rat zu erbitten, für das abermals aufgetretene Krebsleiden, wurde ihr nach längerer Untersuchung bedeutet, daß, wenn sie geheilt sein wolle, auch die Operation der rechten Brust notwendig sei. Ihr Körper sei indessen bereits zu schwach dazu, und sie würde die Operation nicht überstehen. Auf andere Weise sei ihr jedoch nicht mehr zu helfen. In diesem jämmerlichen Zustande kam sie, aufgegeben von den „ersten Ärzten", in meine Behandlung. Die rechte Brust war brandig, daneben befanden sich bis unter die Achseln mehrere harte

Knoten von Haselnuß-, Walnuß- und Hühnereigröße, welche ebenfalls eine dunkle, brandige Hautfarbe aufwiesen. Der Leib war auch knotig durchsetzt, stark und hart, die Verdauung schlecht, jeden dritten oder vierten Tag wurde mittels Klistiere der Stuhl erzwungen. Schwarz gebrannte, feste Kotkugeln waren die ganze Entleerung. Das Wasserlassen ging ebenso ungenügend vonstatten. Der Kräftezustand gestaltete sich sehr besorgniserregend, zumal auch noch hochgradige Kopfschmerzen denselben täglich verschlechterten. Mit Energie und Ausdauer wendete diese Frau meine Kur an. Sehr bald ließen die Kopfschmerzen nach. Auch die Verdauung besserte sich von Woche zu Woche. Die Zahl der ableitenden Bäder mußte ganz dem Zustande und den Kräften der Patientin angepaßt werden. Die Kur war für sie in den ersten sechs Wochen ziemlich schmerzhaft. Sehr deutlich trat während des Kurverlaufes die Wirkung der seiner Zeit in Berlin so „glücklich" vollführten Operation der linken Brust zu Tage. An der Stelle der alten tiefen Narbe an der linken Brust bildete sich bereits während der ersten Woche der Kur eine offene, brandige Wunde, welche im Laufe der ersten vier Wochen an Größe und Tiefe beträchtlich zunahm und schließlich die Größe eines Fünfmarkscheines erreichte. Dann ging die Heilung dieser Wunde innerhalb sechs Monaten vor sich. Die Brandigkeit der rechten Brust nahm in demselben Maße ab, in welchem sie in der linken zunahm. War doch durch die Operation der linken Brust in keiner Weise die Ursache des Krebsleidens, sondern nur der äußerste Gärungsherd fortgeschafft worden! – Der Körper wurde dadurch genötigt, den Gang der Krebsgärung zu ändern, bis endlich die rechte Brust, nachdem sich vorher harte Knoten bis in die Achselhöhle hinein um die Brust gebildet hatten, diesen Gärungsprozeß aufnahm. Die Krankheit mußte somit bei meiner Kur wieder ihren Rückzug antreten, und so konnte es nicht wunder nehmen, wenn die Krankheitsstoffe zunächst wieder in der linken Brust in den akuten Zustand kamen, in welchem sie zur Zeit der Operation sich befunden hatten. Es ist in der Tat ein ganz überzeugender Beweis, daß sich die Natur einmal nicht vergewaltigen läßt, so gerne es auch die moderne Schulmedizin unternehmen möchte. Jede Operation spricht nur immer und immer wieder für die Unvollkommenheit der modernen medizinischen Schule, sowie für deren unendliche Armut an jedem wirklichen Hilfsmittel. Operieren ist noch unnatürlicher als die Anwendung von Medikamenten. Jetzt wird es den verehrten Leserinnen und Lesern auch einleuchten, weshalb ich meine Heilkunst nicht nur arzneilose, sondern auch operationslose nenne.

Doch zurück zu dem angeführten Fall. Die Schmerzen, welche die Patientin infolge der im Körper stattfindenden Veränderungen auszustehen hatte, gestalteten sich, durch die vielen ableitenden Bäder günstig beeinflußt, erträglich. Es währte auch nicht lange, so machten sich an der Reibestelle einige offene, eiternde Wunden bemerkbar, ein sicherer Beweis dafür, daß die große innere brandige Entzündung nach außen abgeleitet wurde. Bald erweichten sich auch jene Knoten unter der rechten Achsel und zerteilten sich nach und nach, bis sie sich endlich immer mehr nach dem Unterleibe hinzogen. Während der ersten zwei Monate hat die Patientin nur von Grahambrot und Obst gelebt. Mit Hilfe dieser strengen Diät war es möglich, durch eifriges Baden in drei Monaten eine bedeutende Besserung herbeizuführen, so daß die offene Wunde in der linken Brust so gut wie zugeheilt war und die Kranke nach Hause reisen konnte.

Es sind mir noch verschiedene Fälle von Krebs vorgekommen. So zeigte sich derselbe einmal an der Zunge, bei einem anderen am Halse, beides Erscheinungen, die namentlich in der Gegenwart häufig vorkommen. Auch bei diesen hat mich mein Verfahren nicht im Stiche gelassen.

Die harten Krebsknoten am Halse wurden bereits nach einigen Wochen weich, indem sie sich in Eiter auflösten. Der Patient wurde so wieder in den Stand gesetzt, die Speisen ohne Schmerzen zu verschlucken.

Bei Zungenkrebs löste sich nach den Reibebädern beständig ein bräunlicher Belag ab, und die Zungenknoten verschwanden weit eher, als die unteren Knoten, so daß die Zunge bald glatt und normal wurde.

Am gefährlichsten bei solchen Krebskranken sind immer die großen Hämorrhoidalknoten im Unterleibe. Vermögen die Patienten feste Nahrung nicht mehr zu genießen, so gelingt es wohl noch, die unerträglichen Schmerzen zu heben, die Morphiumsucht und das Verhungern zu verhindern, sowie die Knoten aufzulösen und die Schlaflosigkeit zu bannen, der Patient wird aber trotzdem keine wirkliche Hilfe finden, weil die Unterleibsknoten bei der beständig flüssigen Diät keine normalen Ausleerungen mehr gestatten.

Bei Erstickungsanfällen, wie sie bei solchen schweren Krankheiten nicht selten auftreten, war die Wirkung der Reibesitzbäder eine ganz außerordentliche. Gerade bei Patienten, die oft täglich mehrere Male derartige Anfälle hatten, war einige Minuten nach Beginn des Bades die Erstickungsgefahr sofort beseitigt. So oft sich im Innern des Halses ein Knoten auflöste und seinen Eiter in die Luftröhre ergoß oder allein schon dadurch, daß seine Vergrößerung beim Weichwerden den Hals zudrückte, traten jene Erstickungsanfälle ein. Durch die ableitenden Bäder gingen sie sofort zurück. Gerade diese Vorgänge, zu deren Beseitigung man bis jetzt nur den Luftröhrenschnitt kannte, sind von hervorragender Bedeutung. So leisten denn meine Bäder in diesen verzweifelten Krisen dieselben zuverlässigen Dienste, wie auch in den Erstickungsanfällen bei Diphtherie, für deren Hebung die herrschende Schule leider nur die Operationen kennt. Auch die Serumeinspritzungen haben nach Mitteilungen aus den Krankenhäusern die Operationen nicht vermindert, so daß damit die Wirkungslosigkeit des Einspritzens deutlich genug hervortritt.

Wildes Fleisch

Weit weniger gefährlich als der Krebs erweisen sich jene Wucherungen und Neubildungen an verletzten Körperteilen, die allgemein mit dem Namen „Wildes Fleisch" bezeichnet werden. Auch findet ihre Heilung weit schneller statt, indem in der Regel die Umwandlung des wilden Fleisches in Eiter rascher vor sich geht und damit die im Körper vorhandenen Fremdstoffe schneller entfernt werden. Hinreichende Erfahrungen aus meiner Praxis lehren dies, wie auch nachstehender Bericht beweist.

Derselbe betrifft eine 30jährige Frau, welche seit längerer Zeit einen schlimmen rechten Zeigefinger hatte. Die Spitze des letzteren war infolge einer Verletzung entzündet, die Entzündung nahm allmählich zu, und schließlich bildete sich an der verletzten Stelle eine große Wucherung von wildem Fleisch. Der Arzt, welcher die Frau bisher in Behandlung hatte, schnitt dieses fort, beizte nach beliebter Art mit Höllenstein und anderen scharfen Mitteln, aber ohne irgend einen Erfolg. Trotz wiederholten Operierens nahm das wilde Fleisch immer mehr überhand, und als der Finger eine brandige Färbung zeigte, erklärte der Arzt, der Knochen sei jetzt angegangen und eine Amputation des Fingers erachte er als dringend notwendig, wenn nicht das Übel weiter um sich greifen solle. Da sich indessen die Patientin zu der Amputation nicht entschließen konnte, kam sie zu mir. Ich erklärte ihr zunächst, daß ich eine Operation, wie sie der Arzt in Aussicht genommen, nicht nur für völlig überflüssig, sondern geradezu für gesundheitsschädlich halte. Der schlimme Finger sei vielmehr, so führte ich weiter aus, nur die Folge einer anderen Ursache, und nur nach Beseitigung dieser sei eine Heilung des Fingers möglich. Ich verordnete ihr täglich drei bis vier Reibesitzbäder von je 30 Minuten Dauer, reizlose, naturgemäße Kost und für die ersten drei bis vier Tage ein lokales Dampfbad des Fingers vor dem Reibesitzbade. Die Frau, die mittlerweile Wöchnerin geworden war, trug Bedenken, Reibesitzbäder zu nehmen, entschloß sich indessen rasch dazu, als ich ihr erklärte, ihr keinen besseren Rat erteilen zu können. Es blieb ihr doch auf der anderen Seite nur die Aussicht auf eine Amputation übrig. Der Erfolg trat sehr rasch ein. Bereits nach dem ersten Bade hatte jedes Weiterwuchern des wilden Fleisches aufgehört und am dritten Tag begann dieses sich in Eiter umzuwandeln, so daß die Besserung deutlich hervortrat. Der brandige Zustand desselben hatte aufgehört, und somit war auch für den Knochen und Finger jede Gefahr geschwunden. Innerhalb von 14 Tagen war der Finger, ohne irgend eine Narbe zu hinterlassen, vollständig geheilt.

Dritter Teil:

Behandlung und Heilung von Wunden ohne Medikamente und ohne Operation.

Nur schwer läßt sich das fest eingewurzelte Vorurteil überwinden, daß die Wundbehandlung einzig und allein nach den von der Chirurgie aufgestellten Grundsätzen zu erfolgen habe und daher bei Verletzungen, seien sie innerer oder äußerer Art, und bei Verwundungen auch nur die chirurgische und antiseptische Behandlung Aussicht auf Heilung gewähre. Wie falsch solche Ansichten sind, lehren die glänzenden Resultate meiner Heilmethode. Gerade hier bewährt sich die Wasserheilkunde, und nichts ist geeigneter, für die Behandlung der Wunden durch Wasser und auf naturgemäße Weise Propaganda zu machen, als mein Verfahren.*

Unter Anwendung desselben lassen sich, ganz abgesehen von seiner Schmerzlosigkeit, fast alle Verletzungen gedachter Art in kaum dem dritten Teil der Zeit heilen, als dies bei sogenannter antiseptischer Behandlung möglich ist. Ich kann diese Behauptung durch eine ganze Reihe von Erfolgen an Patienten stützen. Sie weisen nicht einen einzigen Fall des Mißerfolges auf und von besonderem Werte ist es, daß nicht nur die durch chirurgische Eingriffe entste-

---

* Die Kritik von Kuhne an der Wundbehandlung durch die Ärzte und Chirurgen ist heute nicht mehr berechtigt, da man über die antiseptische Behandlung mit Karbolsäure, Jodoform, Sublimat usw. hinausgekommen ist. Andererseits hat Kuhne die Bedeutung der Wundinfektion, die Frage der Blutstillung durch die Gerinnung des Blutes, die Granulationsbildung durch eingewanderte weiße Blutkörperchen und anderes nicht wissen können, die bei der heutigen Wundbehandlung eine große Rolle spielen. Wir haben auch im 3. Teil seines Buches aus Gründen der med.-historischen Darstellung die Ausführungen Kuhnes fast unverändert und ungekürzt übernommen.

henden Entstellungen und Narben wegfallen, sondern daß auch von den Verletzungen selbst so gut wie keine Narben zurückbleiben.

Wer eine Verletzung durch Schnitt oder Stich, durch eine Quetschung, durch Verbrennen oder durch Einfrieren usw. erhalten hat, wird sofort bemerken, daß der Körper diese Verletzung auszugleichen oder zu heilen bestrebt ist. An der betreffenden Stelle findet dann schon durch den erhöhten Reiz, der durch jene Verwundung auf die entsprechenden Nerven ausgeübt wird, eine vermehrte Zufuhr von Blut und anderen Ersatzstoffen statt. Schließlich entsteht eine erhöhte Wärme und Anschwellung an der betreffenden Stelle, bedingt durch die Reibung der Zufuhrstoffe aneinander, ein Vorgang, der namentlich bei Brandwunden und Quetschungen mit Schmerzen verbunden zu sein pflegt.

Kommt man dem Vorhaben des Körpers, diesen Schaden wieder gut zu machen, in der geeigneten Weise zu Hilfe, unterstützt man dasselbe in der richtigen Art, so wird dadurch eine außerordentlich rasche und zugleich schmerzlose Heilung herbeigeführt.

Jene obenerwähnten Schmerzen pflegen sich erst dann einzustellen, wenn der Körper das Heilgeschäft beginnt. Sie sind nichts anderes als ein lokales Wundfieber, ein lokaler Fieberzustand. Festhaltend an der Tatsache, daß wir es gleichwie bei anderen Krankheiten auch bei Wunden mit Fieberzuständen, wenn auch in anderer Form, zu tun haben, wird es uns ein leichtes sein, den Weg zu ihrer Heilung zu finden.

Wie wir schon früher gelernt haben, müssen wir zuerst das Fieber unter Kontrolle bringen, namentlich dann, wenn größere Verletzungen vorliegen, damit nämlich das lokale Fieber nicht in ein allgemeines übergeht.

Die Schmerzen werden sofort beseitigt, wenn wir das Fieber im Zaume zu halten vermögen. Gerade bei Wunden kann man deutlich beobachten, wie jedes Fieber nichts weiter als ein Heilbestreben, ein Ausgleichsbestreben des Körpers ist. Die Erscheinung, daß nicht selten der ganze Körper von dem Wundfieber in Mitleidenschaft gezogen wird und daß Wunden dabei verhältnismäßig langsam heilen, kommt leider gar zu oft vor. Dafür ist eine tiefere Ursache vorhanden. Bei Gesunden heilen alle Wunden sehr rasch und leicht, nicht aber bei Belasteten. Bei ihnen wird die Heilung gehemmt. Nach den verletzten Stellen schafft der Körper mehr Blut und infolgedessen geraten auch mehr Fremdstoffe dorthin. So entsteht leicht an solchem Orte ein Ablagerungsplatz oder auch eine Ausscheidungsstelle in Form einer offenen Wunde.

Ich habe oft beobachtet, daß bei Tieren, wenn sie sich völlig selbst überlassen waren, ohne Mithilfe irgend einer anderen Seite, Wunden oft in unglaublich kurzer Zeit heilen. Bei dem Studium dieser an sich ganz natürlichen und selbstverständlichen Erscheinungen ist mir immer der enorme Unterschied aufgefallen, der zwischen diesen Heilungen und jenen bei den Menschen obwaltete. Zuerst war ich auch der Ansicht, die armen Tiere hätten es in Verletzungsfällen weit schlimmer als wir Menschen, die wir über alle Heilmittel der Wissenschaft und über menschenfreundliche Pflege in ausgedehntem Maße verfügen. Wie die Erfahrung so oft gelehrt hat, tritt eine Heilung bei den Tieren stets viel schneller ein, als bei den in Kliniken liegenden Menschen. Alle diese Beobachtungen führten mich zu dem sicheren Schluß, daß bei jenen Erscheinungen kein Zufall obwalten könne. Sie sind auf feste Gesetze gegründet. An einigen Beispielen möge das Gesagte erläutert werden.

Eine Katze hatte sich in einem Fangeisen gefangen. Letzteres hatte dem Tier das rechte Hinterbein 3 cm über dem Sprunggelenk, gerade da, wo das dicke Fleisch anfing, zerschlagen. In dem Bemühen, aus der Falle zu kommen, hatte die Katze das Eisen mit herumgezerrt, das zerbrochene Hinterbein mit Staub und Spreu bedeckt und mehrere Male dabei herumgedreht. Als die Katze aus der Falle befreit wurde, suchte sie das Weite, das gebrochene Bein in die Luft über den Rücken haltend. Sie blieb die nächsten Tage verschwunden, und man glaubte schon, sie sei gestorben.

Es mochte eine Woche vergangen sein, als zufällig bekannt wurde, daß auf einem in der Nähe befindlichen Heuschuppen eine kranke Katze angetroffen worden sei. Wie sich herausstellte, war es genau dieselbe, die in dem Fangeisen das Bein gebrochen hatte. Zum nicht geringen Erstaunen war mittlerweile das Hinterbein völlig zusammengeheilt, wies aber an der Bruchstelle noch eine stärkere Anschwellung auf. Sichtlich hatte die Katze eine Woche lang nichts gefressen, war sie doch außerordentlich abgemagert. Es wurden ihr die ausgesuchtesten Bissen und Wasser angeboten, beides verweigerte sie aber hartnäckig. Das verwundete Bein hielt die Katze lang ausgestreckt, sorgsam bemüht, es stets in derselben Lage zu belassen, dabei beleckte sie die wunde Stelle von allen Seiten mit ganz besonderer Geschicklichkeit. Augenscheinlich linderte das Lecken, das sie mit unermüdlichem Eifer fortsetzte, wesentlich die Schmerzen. Aber auch das Fasten des Tieres hatte seinen tieferen Grund. Der Verdauungsprozeß im Körper ist bekanntlich ein Prozeß, undenkbar ohne Wärmeerzeugung. Da dem Tiere nun kein Wasser zur Verfügung stand, womit es hätte die für die Heilung der Verwundung unzweckmäßige Wärme ableiten können, so verzichtete dasselbe vollständig auf die ihm dargereichte Nahrung. Es wollte eben dem Körper keine neue Hitze zuführen. Sein Instinkt sagte ihm genau, was zuträglich sei.

Nach einigen weiteren Tagen zeigte sich das Tier wieder, abgemagert zum Skelett, genoß Milch und war bald voller Lebhaftigkeit. Am dreißigsten Tage war die Katze wieder in völlig normalem Zustande, wenn auch an der Bruchstelle eine harte Stelle verblieben war, die aber beim Gehen in keiner Weise hinderte.

Denken wir uns solch einen Prozeß auf den Menschen übertragen; wie wäre dann wohl bei antiseptischer Behandlung die Heilung verlaufen? Wahrscheinlich wäre es dann ohne Amputation nicht abgegangen, und die Sache hätte sich Monate hingezogen, bis schließlich eine Heilung soweit eingetreten wäre, daß der Patient als Krüppel sein Leben fristen konnte. Wäre vielleicht auch, den günstigsten Fall angenommen, eine Amputation vermieden worden, das Bein wäre aber wahrscheinlich steif geblieben.

Noch einen anderen Fall, auch dem Tierreich entnommen, möchte ich noch zur Begründung meiner Wundbehandlung zum besten geben. Ein Hund war mit Schrot angeschossen und dadurch schwer verwundet worden. Mehrere Schrotkörner hatten die Hinterbeine und Vorderbeine durchbohrt, andere den Hals von rechts nach links getroffen und waren in der Haut stecken geblieben. Luft- und Speiseröhre sowie die Hauptblutgefäße waren unverletzt. Als die

Wunden anfingen zu schmerzen, suchte der Hund einen feuchten, schattigen Platz auf und kühlte seinen Körper, insonderheit die schmerzhaften Stellen, an dem frischen Erdreich, das er sich immer wieder von neuem auskratzte, sobald es ihm zu warm geworden war. Unaufhörlich die Wunden leckend, verschmähte er jede dargebotene Nahrung. Er lief nur zweimal täglich an den nahen Teich, um Wasser zu saufen, das seine einzige Nahrung bildete. Der Heilprozeß währte auch in diesem Falle nicht lange. Bereits nach fünf Tagen konnte man die Verletzungen an den Beinen, welche der Hund beständig lecken konnte, als geheilt betrachten, wiewohl sie noch etwas geschwollen waren. Die Verletzungen des Halses dagegen, an welchen der Hund nicht zu lecken vermochte, waren in dieser Zeit noch nicht völlig geheilt, obgleich dieselben nicht so schwer waren, wie jene an den Beinen. Erst eine Woche nach dem Unfalle nahm der Hund wieder Nahrung zu sich, nachdem mittlerweile auch die Halsverletzungen ausgeglichen waren. Die Schrotkörner hatten sich zwischen Haut und Muskeln eingekapselt.

Noch ein dritter Fall dürfte den verehrten Lesern Interesse bieten. Er bezieht sich auf einen Neufundländer Hund, dessen rechte Pfote von einem Kohlenwagen überfahren und erheblich gequetscht worden war. Das Fell zeigte sich abgestreift, der Knochen zersplittert. Das Tier vermochte nicht zu gehen und mußte auf einem Wagen nach Hause geschafft werden. Dort angelangt, kroch es, seine Pfote beständig leckend, an einen schattigen Platz. Tagelang fraß der Hund nicht. Erst am vierten Tage nahm er wieder Nahrung zu sich. Mittlerweile war die Wunde soweit verheilt, daß er, das verwundete Bein in die Höhe hebend, wieder auf drei Beinen laufen konnte. Nach 20 Tagen war der Neufundländer wieder in normalem Zustande.

So bieten uns denn die hier angeführten Beispiele ohne Zweifel auch für die Behandlung von Verwundungen der Menschen einen sicheren Wegweiser. Kühlung durch Wasser und Meiden jeder oder mindestens erhitzender Nahrung sind auch hier die naturgemäßen Heilmittel.

Es muß demnach als recht verfehlt bezeichnet werden, wenn die chirurgische Methode, wie sie in den modernen Kliniken geübt zu werden pflegt, zur Hebung der Kräfte dem Kranken die „nahrhaftesten" Speisen, wie Fleisch, Bouillon, Eier, Milch, Wein verordnet. Das ist das Verkehrteste, was nur geschehen kann und widerspricht ganz und gar den natürlichen Gesetzen. Ich halte es für das beste, wenn man in der ersten Zeit der Wundbehandlung dem Körper außer dem Heilgeschäfte keinerlei weiteren Funktionen aufbürdet, da dies immer nur der Heilung hindernd in den Weg tritt. Gerade die antiseptische Art und Weise der Wundbehandlung mittels Karbolsäure, Jodoform, Sublimat, Cocain etc. beweist auf das schlagendste, wie wenig die medizinische Wissenschaft das Wesen und die Bedeutung der Vorgänge im Körper richtig erfaßt hat. Die Naturheilung ist den Chirurgen unbekannt.

Ich werde nach diesen einleitenden Erörterungen die verschiedenen Arten der Wunden besprechen und ihre Heilung an einigen Beispielen erläutern.

Schnitt-, Stich-, Quetsch- und Rißwunden

Ist eine Verletzung des Körpers durch Schnitt, Stich, Quetschung oder Riß eingetreten, so entleeren die dabei geöffneten Blutgefäße durch den inneren Druck so lange Blut nach außen, bis jener Druck durch einen äußeren Gegendruck aufgehoben wird. Dieser Vorgang spielt bei der Wundbehandlung eine bedeutende Rolle und möchte noch eine genauere Prüfung erfahren. Auf uns Menschen lastet bekanntlich ein hoher Luftdruck, welcher auf einen Quadratzentimeter etwa 1 kg beträgt. Unser Körper würde diesen Druck niemals aushalten können, wenn er nicht in seinem Inneren einen bedeutenden Gegendruck zur Verfügung hätte, durch den der äußere Luftdruck aufgehoben wird. Beim Besteigen von Bergen wird vielleicht schon manchem die Verschiedenartigkeit dieses Druckes aufgefallen sein. Auf hohen Bergen oder beim Fliegen wird der äußere Luftdruck so schwach, daß dem Menschen durch den großen inneren Druck das Blut aus Mund und Nase, Augen und Ohren gepreßt wird. Erst wenn der innere Druck dem äußeren wieder annähernd gleich gegenübersteht, hört das Bluten auf. Bei Verletzungen wird nun der

Körper an der verletzten Stelle seiner Wandungen beraubt, durch welche er den inneren Blutdruck auf die ihm bestimmten Wege beschränkt.

Als erste Folge der Verwundung durch Stich, Schnitt etc. tritt eine Blutung ein. Es handelt sich also zunächst um die Stillung dieser Blutung. Je nach der Größe und Tiefe der Verwundung, je nachdem größere oder kleinere Blutgefäße dadurch verletzt worden sind, wird der Blutdruck ein größerer oder schwächerer sein. Wenn es irgend möglich ist, vermeide man jedes Unterbinden von Blutgefäßen, weil durch das Abbinden der Adern ein Eingriff in den Organismus gemacht wird. Derselbe kann niemals im Sinne der Natur liegen und wird stets auf den normalen Blutkreislauf hemmend einwirken. Es gibt andere Mittel, welche wirksamer sind, um die Blutung zu stillen und die dabei ein Unterbinden völlig unnötig machen. Nur wenn durch Verletzung zu großer Blutgefäße in kurzer Zeit ein so großer Blutverlust zu erwarten steht, daß dadurch das Leben des Betreffenden Gefahr läuft und wenn man die notwendigen Umschläge nicht gleich bei der Hand hat, ist ein Unterbinden von Adern oder ein Abbinden von Gliedmaßen am Platze.

Mit der Blutung pflegen nun auch meist Schmerzen einherzugehen, die gleichzeitig mit derselben gestillt werden müssen.

Es gibt hierfür kein geeigneteres Mittel, als die Wunde mit mehrfach zusammengelegter nasser Leinwand gut und zwar so dick zu verbinden, daß dadurch der innere Blutdruck und mit ihm die Blutung aufgehoben wird. Wenn es irgend möglich ist, halte man darauf den verwundeten Körperteil so lange in kaltes Wasser, bis die Schmerzen gestillt sind. Das kann mehrere Stunden dauern. Ist dies Verfahren aber nicht möglich, so träufle man fortgesetzt kaltes Wasser auf den Umschlag, um den verletzten Körperteil gründlich zu kühlen.

Wie stark, d. h. wievielmal zusammengelegt die grobe Leinwand zu dem Umschlag sein muß, richtet sich nach der Art der Verwundung, d. h. nach dem größeren oder geringeren inneren Blutdruck. Bei kleineren Wunden genügt zwei- bis viermaliges Zusammenlegen des Umschlagtuches, bei größeren ein mehrfaches. Würde man auf eine größere Verletzung einen zu dünnen Umschlag legen, so würde das weder eine Blutung verhindern, noch eine schnelle Heilung herbeiführen. Umgekehrt darf man die Kompresse auch nicht zu dick nehmen. So heilen beispielsweise Fingerschnitte unter einer dicken Wasserkompresse langsamer und schwerer als unter einer dünnen.

Die Leinwand muß so zusammengelegt sein, daß sie die Wunde an allen Seiten nur um wenige Zentimeter überragt. Dadurch wird die Blutzirkulation, deren ungehinderter Gang bei der Heilung von größter Wichtigkeit ist, in den Nachbarteilen nicht behindert. Über den Wasserumschlag selber wird dann nur eine wollene Binde herumgeschlungen, wodurch derselbe festgehalten und der Druck reguliert werden kann. Es tritt damit gleichzeitig wieder die richtige Körperwärme ein. Vor dem Auflegen wird die Kompresse in reines, kaltes, wenn möglich weiches Wasser eingetaucht und leicht ausgerungen. Solange die Kühlung durch dieselbe andauert, werden auch keine erheblichen Schmerzen obwalten. Ist der Umschlag erwärmt, so muß er in frischem, kaltem Wasser erneuert werden. Der Schmerz gibt immer das Signal zu erneutem Handeln. Ein häufiger Wechsel wird namentlich anfangs erforderlich sein.

Gar zu häufige Wasserumschläge sind indessen in vielen Fällen nicht ratsam. Dann ist es besser, Umschläge von bolus alba (weißem Ton oder sterilem Lehm, Luvos Heilerde) auf die Wunden zu legen. Die Heilerde rührt man in einem Topf mit kaltem Wasser zu einem dicken Brei an, streicht sie nicht zu dünn auf ein Leinentuch und legt dasselbe auf die Wunde, so daß die Erde direkt auf die Wunde zu liegen kommt. Nach mehreren Stunden kann man den Umschlag erneuern. Dasselbe Verfahren wolle man auch bei Bildung von wildem Fleisch oder brandigen Geschwüren anwenden.

Ohne tiefere Kenntnis des Wesens der Wasserbehandlung haben die Vertreter der Schulmedizin, das sei hier eingefügt, seit einiger Zeit eine echt „medizinisch-chirurgische" Verbesserung gefunden, nämlich eine Gummilage zwischen Umschlag und Wolltuch. Eine solche Art von Wasserumschlägen empfiehlt sich nicht. Hindert doch erfahrungsgemäß das Gummi die Verdunstung des Wassers im Umschlag und die freie Ausdünstung des Körpers. Die Wasserbehandlung wird damit ganz illusorisch, denn nie und nimmer kann ein solcher Umschlag den gewünschten Erfolg herbeiführen. Wer aus

Furcht, das Bett naß zu machen, zu einer Gummilage seine Zuflucht nehmen möchte, möge sich warnen lassen vor einer Anwendung dieses ganz zu verwerfenden Mittels.

Wie wir schon oben gesehen haben, übt eine reizlose Diät einen hervorragend günstigen Einfluß auf die Heilung von Wunden aus. Je weniger und reizlosere Nahrung gereicht wird, um so günstiger wird sich der Erfolg gestalten. Grahambrot, Obst und Wasser ohne weitere Zutaten ist die geeignetste. In erste Linie sind alle warmen und reizenden Speisen zu meiden. Die leicht und am schnellsten verdaulichen sind aber die besten, weil sie die wenigste Wärme im Körper erzeugen. Gerade dieser Umstand fällt bei der Wundbehandlung nicht unerheblich ins Gewicht.

Noch ein weiteres, den Heilprozeß unterstützendes und förderndes Mittel, soweit es anwendbar ist, sei aber hier besonders hervorgehoben, nämlich meine ableitenden Rumpffreibe- und Reibesitzbäder. Durch deren Gebrauch wird jedem Wundfieber in der denkbar sichersten Weise vorgebeugt oder eine Ableitung der bereits vorhandenen, örtlichen Fieberhitze bewirkt. Gleichzeitig wird aber auch die Lebenskraft des gesamten Organismus dadurch derartig angefacht, daß sie das Heilungsgeschäft in der günstigsten Weise zu beschleunigen vermag. Besonders notwendig sind diese Bäder für alle die, welche an starker Belastung mit Fremdstoffen leiden. Einige Beispiele mögen auch hier das Gesagte bestätigen.

In einer Fabrik war ein 45jähriger Mann mit der linken Hand in die Kreissäge gekommen, welche ihm den Ballen zwischen Zeigefinger und Daumen aufriß, daß das Fleisch an der Kreissäge herumspritzte. Der Knochen war glücklicherweise unverletzt geblieben. Einige Minuten nach dem Vorfall fiel der Verwundete in Ohnmacht, aus der er erst nach einer halben Stunde wieder erwachte. Mittlerweile hatte man ein leinenes Hemd mehrfach zusammen gelegt, fest um die verwundete Hand geschlungen und so fest zusammen gebunden, daß das Bluten so gut wie ganz aufhörte. In dieser Weise wurde die Hand in eine Schüssel kaltes Wasser gehalten. Dabei ließen die Schmerzen schon in einer Stunde erheblich nach, und im Laufe eines Tages waren sie völlig gewichen. War es nötig, das Kühlen in den ersten Tagen Tag und Nacht vorzunehmen, so konnte man bereits am vierten Tage daran gehen, den großen Umschlag zu verkleinern, so daß nicht mehr die ganze Hand umschlungen werden mußte. Durch das wollene Tuch kam die übrige Hand schnell zur Erwärmung, wodurch wieder eine gehörige Blutzirkulation stattfinden konnte. Anfangs mußte der Umschlag halbstündlich, später in immer länger werdenden Zwischenräumen mit kaltem Wasser begossen werden, bis in ungefähr vierzehn Tagen die Wunde derart verheilt war, daß eine direkte Behandlung derselben überflüssig wurde. Nach vier Wochen konnte der Mann die Hand wieder zur Arbeit gebrauchen. Dabei sei erwähnt, daß bereits vom zweiten Tage der Heilung an der Patient auch täglich zwei Rumpffreibebäder nahm, was den Heilungsprozeß wesentlich begünstigte. Der Gesundheitszustand des Patienten war im übrigen durchaus kein guter. Bei einer antiseptischen Behandlung würde höchst wahrscheinlich eine sehr langwierige und schmerzhafte Heilung zustande gekommen sein. Der Arzt dürfte in diesem vorerwähnten Falle jedenfalls die Wunde zusammengenäht haben. Steifbleiben des Daumens, Gefühllosigkeit desselben wären dann zweifellos die Folge gewesen. Bei meinem Verfahren verheilte die Hand, ganz abgesehen von der Schnelligkeit, dergestalt, daß auch nicht das geringste von einer Narbe zu sehen war. Klaffte auch anfangs die Wunde oben ganz bedeutend auseinander, so heilte der Körper doch von innen heraus die Wunde zu; die Wundränder fielen in nicht allzu langer Zeit von selber ab. Da nun mehrere wichtige Nervenleitungen durch die Verwundung zerstört wurden, war die Hälfte des Daumens zunächst noch völlig gefühllos geblieben, so daß der Patient noch monatelang keine Gegenstände mit dem Daumen zu fassen und zu halten vermochte. Nachdem er aber längere Zeit meine ableitenden Bäder fortgesetzt hatte, trat im Finger wieder das normale Gefühl ein, die Nervenleitung war also wieder in Ordnung.

Quetschungen und innere Verletzungen

Auch für die Quetschungen ist das gleiche Verfahren angezeigt, wie für die äußeren Verletzungen. Nicht selten geschieht es, daß sich bei Quetschungen sowie bei inneren Verletzungen im Körper Blutblasen und Blutansammlungen bilden, welche störend auf den ganzen Organismus einwirken. Kann man von außen in keiner Weise ankommen, so bringen meine ableitenden Bäder, indem sie eine innere Abkühlung des Körpers herbeiführen und gleichzeitig alle Nerven des Körpers in ungeahnter Weise stärken, eine wunderbare Heilung zustande. Wenn in einzelnen Fällen durch meine ableitenden Bäder innerlich angesammelte, geronnene Blutmassen oder andere Zersetzungsprodukte schwer oder nicht schnell genug zur Auflösung und Ausscheidung gelangen, dann wendet man mit hervorragendem Erfolge lokale Dampfbäder mit nachfolgender Ableitung durch die Reibebäder an. Durch die Dampfbäder werden jene für den Körper schwer transportfähigen Ausscheidungsprodukte ausscheidungsfähiger gemacht.

In meine Sprechstunde kam ein Mädchen, welchem der Zeigefinger der rechten Hand in einer Strickmaschine zerquetscht und mehrere Male zerstochen worden war. Das Mädchen stand in den ersten Wochen in Behandlung des Kassenarztes, welcher, die ganze Antisepsis aufbietend, die Wunde nicht zu heilen vermochte. Er hatte Jodoform, Karbol und Salicyl angewendet und nicht unterlassen, das Mädchen auf die möglicherweise notwendig werdende Amputation des Fingers oder der Hand aufmerksam zu machen. Sie hatte furchtbare Schmerzen auszustehen, und dabei schwoll der Finger immer dicker an und wurde schließlich völlig blaurot. In der dritten Woche war auch die ganze Hand derartig geschwollen, daß sie ebenfalls blaurot aussah. Schließlich fragte der Arzt die Patientin, ob sie den Mut habe, sich die Hand abnehmen zu lassen. Diese Erklärung flößte ihr großen Schrecken ein, und so kam sie zu mir. Es wurden sofort kalte Wasserumschläge und täglich zwei lokale Dampfbäder mit nachfolgender Ableitung durch Reibesitzbäder gebraucht. Schon nach zweistündiger Behandlung waren die Schmerzen fast verschwunden. Sie sind während der ganzen Behandlung auch nicht wiedergekehrt. Die übermäßige Anschwellung der Hand und des Fingers ging stündlich zurück, so daß diese bereits nach zwei Tagen ihre natürliche Form und Farbe wieder erlangt hatten. Nach 3 bis 4 Wochen war das Mädchen wieder arbeitsfähig, wiewohl es die Hand noch nicht frei zu benutzen vermochte. So wurde verhütet, daß das Mädchen zum Krüppel wurde.

In einem anderen Falle trieb die eiserne Notwendigkeit einen Zimmermann zu mir. Derselbe hatte sich seine linke Hand sowohl auf der inneren als auf der oberen Hautfläche schwer gequetscht. Zur antiseptischen Behandlung hatte der Mann infolge früher gemachter schlechter Erfahrungen kein Vertrauen. Sein ganzer Arm war bis zur Schulter bereits sehr angeschwollen und völlig unbeweglich. In kaum drei Stunden hatte er durch mein Verfahren die Schmerzen gestillt, und schon nach 48 Stunden war die Geschwulst völlig beseitigt. Nach 14 Tagen war die Hand wieder vollständig arbeitsfähig.

Daß die antiseptische Behandlung eigentlich keine wirkliche Heilung, sondern nur ein Interimsstadium erzielt, das mögen zwei interessante Kurberichte beweisen, die ich hier folgen lasse.

Zwei Mädchen wurden an ein und derselben Maschine am Zeigefinger in gleicher Weise verletzt. Der Knochen des äußersten Gliedes zeigte sich mehrere Male zersplittert und zerbrochen, wogegen die anderen Gelenke unversehrt geblieben waren. Alter und Konstitution der Mädchen waren ebenfalls gleichmäßig. Das erste ging zum Arzt und ließ sich antiseptisch behandeln, während das zweite mein Verfahren gebrauchte. Der Arzt entfernte bei ersterem sofort die einzelnen Knochensplitter und sparte nicht mit Jodoform. Das Mädchen mußte sehr viele Schmerzen ausstehen, bis schließlich nach acht Wochen der Finger soweit zugeheilt war, daß es zur Not wieder arbeiten konnte. Leider war aber das äußerste Gelenk durch Herausnahme der Knochensplitter verkrüppelt, und der ganze Finger hatte dadurch eine entstellte Form bekommen. Bei jedem größeren Witterungswechsel empfand das Mädchen außerdem noch jahrelang recht bedeutendes Reißen in der alten Wunde, durch nichts anderes hervorgerufen, als durch die bei der falschen Behandlungsweise direkt eingeführten Fremdstoffe (Jodoform). Auch blieb der Finger ohne Gefühl.

Die andere Patientin, die meine Methode gebrauchte, erzielte bei weitem bessere Resultate. Mein erstes Bestreben war, die auftretenden Schmerzen zu beseitigen. Das gelang mir bereits im Laufe des ersten Tages. Dabei wurde genau das früher beschriebene Verfahren (nasse Leinwand-Umschläge und ableitende Bäder) angewendet, letztere deshalb, weil das Mädchen auch sonst nicht unerheblich belastet war. Ohne irgendwelches Zutun war jeher Knochensplitter nach zwei Tagen abgeflossen, ohne der Patientin besondere Schmerzen zu verursachen. Am sechsten Tage folgte das zweite größere Stück. Nach vier Wochen war das Mädchen imstande, seine Arbeit wieder aufzunehmen. Nach sechs Wochen war der Finger völlig ausgeheilt, ohne irgend welche Gefühllosigkeit, Verkrüppelung oder Narbe zu hinterlassen. Auch haben sich bis heute keinerlei Schmerzen bei Witterungswechsel eingestellt. Wer war also hier der Heilkünstler, die Natur oder die Antisepsis?

Ein anderer nicht weniger interessanter Heilbericht betrifft einen Mann, welchem im Jahre 1879 am linken Fußgelenk mehrere Sehnen- und Muskelbänder zerrissen worden waren. Der Patient mußte acht Wochen liegend zubringen. Man behandelte ihn mit Salbe. Nachdem der Fuß geheilt war, blieb eine Anschwellung und eine Schwäche in demselben zurück. Diese machte sich dadurch bemerkbar, daß der Fuß beim Gehen öfters nach außen umklappte und damit ein schmerzhaftes Gefühl für den Laufenden erzeugte. Da dieser Patient auch im allgemeinen innerlich erkrankt war, so wandte er meine Kur im März 1889 an und setzte dieselbe, weil sie ihm gut bekam, längere Zeit fort. Anfang Februar 1890 entzündete sich jene Stelle am Fuße wieder, derentwegen er vor Jahren acht Wochen liegen mußte. Gleichzeitig traten Schmerzen ein, die drei Tage anhielten. Da er meine Kur gebrauchte, so waren schon am vierten Tage Entzündung und Schmerzen beseitigt, zu gleicher Zeit aber auch die frühere allgemeine Körperschwäche und das lästige Umklappen des Fußes. Aus diesem Falle geht recht deutlich hervor, wie die vor 11 Jahren erhaltene Verletzung, damals nicht richtig geheilt, durch naturgemäßes Verfahren zu wirklicher Heilung gelangte.

Brandwunden

Auch bei Brandwunden bietet kaltes Wasser ein hervorragendes Mittel zur Beseitigung der empfindlichen Schmerzen, wie sie hier stets aufzutreten pflegen. Oft muß die Wunde zur Beseitigung der Schmerzen viele Stunden ins Wasser gehalten werden. Hält man sie nur kurze Zeit ins kalte Wasser, so werden die Schmerzen eher stärker; man muß vielmehr geduldig so lange ausharren, bis die Schmerzen verschwunden sind. Haben die brennenden Schmerzen nachgelassen, so verfährt man mit den Umschlägen wie bei den Verwundungen. Fluß- oder Regenwasser ist dem Brunnenwasser vorzuziehen, weil letzteres nicht selten Stoffe enthält, welche der Heilung nachteilig sein und den Schmerz vermehren können. Es ist erstaunlich, wie rasch selbst schwere Brandwunden bei diesem Verfahren heilen, und sicher hätte noch mancher Mensch, der infolge Verbrennung seinen Tod fand, durch dieses Verfahren gerettet werden können.

Geht die Heilung von Brandwunden bei dieser Behandlung langsam vor sich, so darf man ohne weiteres behaupten, daß der betreffende Körper nicht unwesentlich mit Fremdstoffen belastet ist, also schon vorher chronisch krank war. In solchen Fällen empfiehlt sich zugleich eine Allgemeinbehandlung des ganzen Körpers durch meine ableitenden Bäder in Verbindung mit einer reizlosen Diät. Aber auch da, wo die Heilung ihren gewohnten Gang geht, unterstützen jene Bäder, sobald man sie auszuführen vermag, das Heilungsgeschäft in erheblicher Weise.

Ein Mann hatte sich drei bedeutende Brandwunden zugezogen. Zwei davon, am Halse befindlich, hatten Fünfmarkstückgröße, die dritte, größte und tiefste war am Fuße. Der Patient befand sich zuerst in antiseptischer Behandlung, hielt dieselbe jedoch wegen zu großer Schmerzen kaum einen Tag aus. Hierauf begann er auf eigene Hand mit dem Verfahren der Naturheilmethode. Da ihm dieses Verfahren auch nicht genügend Linderung brachte und er in acht Tagen noch keine Besserung empfand, holte er meinen Rat ein. Das erste Augenmerk mußte natürlich auf Beseitigung der Schmerzen gelenkt werden, was durch naßkalte Umschläge innerhalb einiger Stunden möglich war, nachdem ich vorher die Wunden von Öl und Eiter gründlich gereinigt hatte. Unter einer solchen Behandlung erhielten die Wunden bereits nach zwei Tagen ein völlig verändertes Aussehen. Die kleinste am Halse war bereits fast zugeheilt, und die anderen beiden befanden sich auf dem besten Wege zur Heilung. Die tiefste Wunde am Fuße zeigte sich bereits um die Hälfte flacher als vorher. Nach weiteren fünf Tagen vermochte der Patient seine Arbeit in der Fabrik wieder aufzunehmen. Die Wunden am Halse waren völlig verheilt und diejenige am Fuße zeigte sich soweit gebessert, daß sie wenigstens das Gehen wieder erlaubte.

Schußwunden

Die Behandlungsart der Schußwunden ist die gleiche wie diejenige der Stich- und Schnittwunden. Dennoch möchte ich sie, eingedenk ihrer Bedeutung bei einem Kriege, noch einer besonderen Besprechung unterziehen. Besonders für Soldaten ist es außerordentlich wertvoll zu wissen, was sie bei Verwundungen zu tun haben. Wenn Verwundete stundenlang liegen müssen, bis ihnen Hilfe geleistet werden kann, so darf es wahrlich nicht wunder nehmen, daß bei vielen Verwundeten, noch dazu, wenn sie später der antiseptischen Behandlung unterliegen, der Brand und mit ihm gewöhnlich die Notwendigkeit einer Amputation, wenn nicht der Tod hinzutritt. Bei der allgemeinen Hilflosigkeit und Unkenntnis über das Wesen des Lebens, über die Art und Weise, wie überhaupt Heilungen von Wunden durch den Organismus selbst bewirkt werden, kennt man dann eben keine anderen Hilfsmittel mehr als Amputationen. Durch Amputationen werden aber keine Wunden geheilt, sondern viel tiefere geschlagen und der Betreffende wird oft erst durch diese zum Krüppel für die ganze Lebenszeit.

Die landläufige Ansicht über Geschoßsplitter und Kugeln ist die, daß solche, sofern sie im Körper stecken geblieben, unbedingt aus demselben entfernt werden müssen, wenn nicht der letztere empfindlichen Schaden erleiden soll. Das ist ein ungeheurer Irrtum, der schon vielen Tausenden das Leben gekostet hat. Bei der Schwere der

Geschosse oder der Geschoßsplitter ist es oft ungemein schwierig, sie ohne eine noch größere Verwundung und Zerreißung von Körperbestandteilen aus dem Körper zu entfernen. Bekanntlich sind die inneren Teile des Körpers so schlüpfrig, daß sich die Geschosse leicht an ihnen vorbeidrängen und an den Stellen, die sie passieren, stets nur eine kleine Öffnung entstehen lassen, die gerade hinreicht, um der Kugel Durchlaß zu gewähren. Es kommt dies daher, daß durch den Druck, den das gegen den Körper dringende Geschoß auf die Gewebe ausübt, dieselben vermöge ihrer Elastizität gespannt und etwas ausgedehnt werden. Es verhält sich dies genau so wie mit einem Gummi, den wir mit einer Schrotkugel durchschießen. Wir werden finden, daß dadurch ein Loch entsteht, durch welches das Schrotkorn nicht eher wieder hindurch gelangen kann, als bis wir das Loch im Gummi wieder genügend weit ausgezogen haben.

Was beobachten wir nun, Vorstehendes festhaltend, wenn die verletzten Teile anzuschwellen beginnen? Die Anschwellung pflegt sich meist sehr bald einzustellen; damit hört aber auch sofort die frühere Elastizität auf. Die verletzten Teile sind jetzt mit Blut und Heilungsmaterial überfüllt, und deshalb gespannt und straff. Will man jetzt die Kugel auf ihrem Hinwege zurückziehen, wie das, wenn irgend angängig, bei gewöhnlicher Behandlung angestrebt wird, so wird das ganz unausführbar sein, denn nicht nur die Eingangspforte der Wunde und ihr ganzer Lauf ist verschwollen, sondern die vorher sich leicht dehnenden Gewebe haben auch ihre ganze Spannkraft und Beweglichkeit eingebüßt. Also nur ein weiteres Zerreißen und Verletzen dieser Körperteile würde das Herausschaffen des Geschosses möglich machen. Welche unheilvolle Wirkung damit auf den Organismus ausgeübt wird, läßt sich leicht ermessen. Das Geschoß selber ist dem Körper weit weniger gefährlich als das übliche gewaltsame Entfernen desselben. Der Körper macht jenen großen Fremdstoff, ihn zuerst in eine wässerige Masse hüllend, sehr bald völlig unschädlich. Die wässerige Umhüllung verwandelt sich mit der Zeit in eine feste Kapsel. Ferner bringt der Körper, wenn man ihm in keiner Weise durch antiseptische Giftbehandlung seine volle Lebenskraft raubt, solche fremde Körper sehr bald – zuweilen auch erst nach Jahren – auf den geeignetsten, für den Körper passendsten Wegen zur Ausscheidung. So ist es ja schon oft erlebt worden, daß ein Geschoß, welches beispielsweise an der Schulter steckengeblieben war, nach Monaten und Jahren am Gesäß oder an der Hüfte durch ein Geschwür heraus kam.

Nicht auf Herausschaffung des Geschosses, sondern auf Verhinderung einer zu großen Hitze muß in erster Linie hingewirkt werden. Es erscheint deshalb ratsam, daß jeder Soldat etwas Leinwand und eine Wollbinde mit sich führt, um die erste Hilfe sofort selbst ausführen zu können. Wasser ist fast überall erhältlich, jedenfalls leichter als andere Hilfsmittel zu beschaffen. Sobald die Wunde fest verbunden ist, können auch Gras, feuchte Erde usw. im Notfalle zur Kühlung Anwendung finden. Auf diese Weise können sich viele Soldaten selbst die erste Hilfe leisten und brauchen nicht kostbare Zeit ungenutzt verstreichen zu lassen. Jeder Soldat müßte über diese Art naturgemäßer und operationsloser Wundbehandlung genau unterrichtet sein. Dann kann er nach seiner Verwundung sofort selber sachgemäß handeln und braucht nicht unter hilflosem Gewimmer tatenlos zu warten, bis der Arzt kommt. Auch werden Leichtverwundete dann in der Lage sein, den Schwerverletzten sofort beizustehen.*

Während des deutsch-französischen Krieges 1870/71 und nach demselben habe ich genugsam Beobachtungen über den Nachteil der antiseptischen Wundbehandlung gemacht und ihre verderblichen Folgen kennengelernt. Es sei hier ein recht vielsagender Fall mitgeteilt. Im Jahre 1883 kam ein Herr zu mir, der im Kriege 1870 einen Schuß durch den Unterleib erhalten hatte. Die Kugel war auf dem Rücken dicht am Rückgrat herausgekommen. Trotz aller antiseptischen Behandlung war die Wunde in 13 Jahren noch nicht völlig ausgeheilt, vielmehr eiterte sie fortwährend. War sie auch vorübergehend zugeheilt gewesen, immer wieder brach sie bei irgend einer Gelegenheit von neuem auf. Der Zustand des Patienten verschlimmerte sich immer mehr und machte ihm besonders das Gehen un-

---

* Bei der Verwendung von feuchter Erde als Kühlung besteht die Gefahr einer Infektion von Starrkrampfbazillen, wie es sich im ersten Weltkrieg auf dem westlichen Kriegsschauplatz (Champagne mit den Pferdeweiden) gezeigt hat.

möglich. Wie ich sofort erkannte, lag die Ursache dieser Erscheinung allein in einer starken allgemeinen Belastung des Betreffenden mit Fremdstoffen und dem damit verbundenen chronischen Fieberzustande seines Körpers. Eine örtliche Behandlung der Wunde wurde nicht im geringsten vorgenommen, sondern ich sorgte zunächst durch meine ableitenden Bäder sowie Dampfbäder und durch eine geeignete Diät für Beseitigung dieses chronischen Zustandes. Bereits innerhalb einer Woche war die Wunde zugeheilt; sie ist auch bis heute nicht wieder aufgebrochen. Nach 14 Tagen konnte der Mann, froh über den schnellen Erfolg, wieder gehen. Auf meine Veranlassung setzte er dann meine Kur noch einige Zeit fort, bis schließlich seine Belastung vollständig behoben war.

Ein gleich erfreuliches Resultat erzielte ein Herr, dem im Kriege die Kniescheibe zertrümmert worden war. Ungeachtet aller möglichen Mittel war er nicht geheilt worden. Das Bein war nicht ganz steif, aber doch in seiner Bewegungsfähigkeit wesentlich behindert. Dieser Fall verdient um so mehr Beachtung, als dieser Patient 20 Jahre lang nach den Prinzipien der Naturheilkunde behandelt wurde, ohne jedoch den gewünschten Erfolg zu erreichen. 20 Jahre nach seiner Verletzung gebrauchte er nun meine Bäder und zwar nicht wegen seines Knies, sondern um überhaupt deren Wert zu erproben. Er war nicht wenig erstaunt, als nach einiger Zeit die Kniescheibe sich wieder etwas zu entzünden begann, ein Beweis, daß man früher die Verletzung nicht richtig geheilt hatte. Bei Fortsetzung meiner Kur wurde jedoch die Entzündung in kurzer Zeit wieder beseitigt. Noch größer war aber sein Erstaunen, als sich nunmehr sein Bein wieder vollständig beweglich, völlig leistungsfähig zeigte.

Knochenbrüche

Zu den Krankheitserscheinungen, welche durch äußere Verletzungen entstehen und deren Heilung mehr oder minder langwierig vonstatten geht, zählen die Knochenbrüche. Während die moderne Schulmedizin in solchen Fällen meistens einen Gipsverband anlegt, lasse ich ganz andere, viel zuverlässigere und wirksamere Heilfaktoren anwenden. Vor allen Dingen schafft mein Verfahren sofort Kühlung, und zwar so lange, bis die bei Brüchen auftretenden Anschwellungen und die sie begleitenden heftigen Schmerzen geschwunden sind. Nicht zu unterschätzen ist gleichzeitig der Gebrauch von ableitenden Bädern, welche die Heilung der Knochenbrüche wesentlich begünstigen. Wer das verletzte Glied durch den Gipsverband der vernunftgemäßen und natürlichen Behandlung mit Wasser entzieht, verleugnet die Wahrheiten bestimmter Lebensgesetze. Macht sich aus rein lokalen Ursachen, also in Fällen, wo das verletzte Glied nicht durch Wasserumschläge selbst in der erforderlichen Lage erhalten werden kann, dennoch eine feste Einpackung nötig, dann kann auch zum Einschienen mittels Holz, Pappe, Baumrinde oder irgend ein festes Material gegriffen werden. Für den Gipsverband gilt immer das kategorische „Niemals"!

Wer meinen Rat befolgt, wird erfahren, wie auf Grund dieser Methode Knochenbrüche unglaublich rasch heilen und wie dabei die Schmerzen sich auf das kleinste Maß verringern.

Ein 30jähriger Mann hatte den rechten Oberarm dicht am Ellbogengelenk gebrochen. Als Anhänger der Naturheilkunde wandte er sofort Wasserumschläge und kalte Armbäder an. Ein zu Rate gezogener Arzt gedachte einen Gipsverband anzulegen, zugleich erklärend, daß der Arm voraussichtlich steif werden würde. Diese nicht gerade verlockende Aussicht bestimmte den Mann, meinen Rat einzuholen. Ich schlug eine Schienung des Armes mittels Drahtgeflecht und Pappe vor, sowie die Bruchstelle mit kalten Umschlägen in der oben beschriebenen Weise zu kühlen. Meine ableitenden Bäder sowie reizlose Diät bei größter Mäßigkeit waren gleichfalls Erfordernis. Der Erfolg war ein erstaunlicher. Schmerzen und Geschwulst schwanden bereits nach 24 Stunden. Nach einer Woche vermochte der Patient bereits wieder etwas zu schreiben. Nach einer weiteren Woche konnte er schon einen Stuhl ohne Mühe heben, nach drei Wochen war er völlig geheilt.

Offene Wunden

Der Hieb, Stich und Schuß im Kriege, die äußere Verletzungen herbeiführen, lassen eine leichte und rasche Heilung zu. Im grellsten Gegensatze dazu stehen jene ekelhaften offenen Wunden, durch welche sich ein dauernder Abstoßungsprozeß vollzieht, der in den veränderlichsten Formen und an den verschiedensten Teilen des Körpers aufzutreten pflegt. Man kann diese eiternden und stinkenden Absonderungen als syphilitischer, krebsiger oder tuberkulöser Natur bezeichnen, immer bleiben sie ein charakteristischer Verwesenszustand bei lebendigem Leibe. Der Allopathie hat es bis jetzt nicht gelingen können, solche offene Wunden zur völligen Heilung zu bringen. Wenn es ihr auch möglich ist, durch scharfe Medikamente den durch solche Wunden sich kundgebenden Zersetzungsprozeß des Körpers zu verhindern oder in ein anderes Stadium zu bringen, indem sie die aus dem Körper herausgärenden Fremdstoffe wieder zurückdrängt, so vermag sie doch nicht das Übel vollständig zu beseitigen. Ihr fehlen Macht und Mittel, der Krankheit von Grund aus wirksam zu begegnen. So sehen wir denn, wie anscheinend von ihr geheilte Wunden an einer anderen Stelle wieder aufbrechen, kurz, wie sich der Vorgang des Abscheidens schlechter Stoffe in dem Körper immer wiederholt. Bei irgend einer Gelegenheit bricht die Wunde an einer anderen Stelle wieder auf. Solche offene Wunden ohne äußere Verletzungen haben zwar vielfach nicht die schmerzhafte Natur wie andere, gleichsam akute Verletzungen, doch ist andererseits ihre Heilung, wenn von einer solchen überhaupt noch die Rede sein kann, eine auffallend langsame und schwierige. Ihr Auftreten hängt stets mit einem tieferen chronischen Leiden zusammen. Wie viele Selbstmorde, deren Ursache in solcher Erkrankung zu suchen ist, sind schon begangen worden und werden noch begangen. Gerade hieraus kann man ersehen, wie sehr der Mensch gegen die Gesetze der allweisen Mutter Natur handelt, wie er denselben zuwiderlebt. Was ist die Ursache solcher Wunden? Ich behaupte, daß dieselben nur durch Belastung des Körpers mit Fremdstoffen entstanden sind und daß sie das vorgerückte Stadium anderer bereits vorausgegangener Krankheitsprozesse bilden, die damals nicht geheilt, sondern nur unterdrückt wurden. Meist sind diese Endstadien durch Verseuchung mit medizinischen sogenannten Heilmitteln: Quecksilber, Jod, Jodkali, Brom, Salizyl, Digitalis, Chinin usw., welche als arge Gifte für den Körper gelten müssen, herbeigeführt worden. Auch die Schutzpocken-Impfung muß als eine bedauerliche Zuführung von Giftstoffen bezeichnet werden, durch welche das Menschengeschlecht immer mehr verseucht wird und entartet. Die Impfung schwächt die Heil- und Lebenskraft des Körpers ganz entschieden. So kommt es, daß der Krankheitsstoff, der sich in den einzelnen Individuen allmählich angesammelt hat, jetzt nicht mehr durch Pockenepidemien, sondern durch noch scheußlichere schleichende, oft unheilbare Krankheiten, Krebs u. a. in verheerender Wirkung sich geltend macht. Die verderblichen Einflüsse der den Patienten eingegebenen, eingeimpften und eingespritzten Medikamente treten oft erst nach Jahren oder Jahrzehnten zu Tage.

Es ist eine bekannte Tatsache, daß die medizinische Wissenschaft fortwährend nach neuen Medikamenten, Desinfektionsmitteln und Antisepticis sucht. Das eine Mittel ist dann immer schärfer und giftiger als das andere und muß es auch notwendigerweise sein. Bei dem ersten Auftreten einer Krankheit (Heilkrisis) vermochte man die Lebenskraft des Körpers zum Beispiel durch Antifebrin so abzuschwächen, daß sie nicht mehr imstande war, die begonnene Heilkrisis, also die betreffende Krankheit, im Körper fortzusetzen. Dadurch hört nun wohl die Krankheitserscheinung auf, die Krankheitsursache wird aber nicht beseitigt. Immerhin genügt es der Allopathie, dann von einer Heilung zu reden. Tritt nun nach einiger Zeit, wenn die Lebenskraft wieder stärker geworden, dieselbe oder eine andere Krankheit im Körper wieder auf, so pflegt dieser nicht mehr auf das frühere Mittel zu reagieren, sondern er bedarf bereits stärkerer, giftigerer Mittel, um denselben Effekt wie das erste Mal hervorzubringen. Je stärker und bedeutender die Lebenskraft des Körpers ist, desto schwächerer Medikamente bedarf es, um ihn von einer Heilkrisis abzulenken; je schwächer und siecher sie aber ist, desto stärkere, giftigere Medikamente sind erforderlich, um sie von ihrem ursprünglichen Zwecke abzubringen. Jedes Medikament ist ein Gift, ist ein starker Fremdstoff für den Körper. Je größer nun die Lebenskraft des menschlichen Organismus ist, desto intensiver und schneller wird sie diesen eindringenden Fremdstoff unschädlich zu machen suchen. Sie schleimt und kapselt ihn ein. Ist die Lebenskraft dagegen geschwächt, so genügt eine kleine Dosis, ein schwaches Gift schon nicht mehr, um sie aufzurütteln. Sie ist abgestumpft und wird erst reagieren, wenn die Notwendigkeit sie dazu zwingt. Aber auch viel langsamer wird diese Unschädlichmachung des Giftstoffes jetzt vonstatten gehen.

An einem Beispiele aus meiner Praxis möge das Vorstehende erläutert werden. Gegen offene Wunden an den Beinen glaubte ein Arzt ein ganz vortreffliches Mittel gefunden zu haben. Dadurch war er zu großer Berühmtheit gelangt. Das Medikament wirkte so zuverlässig, daß die Wunden meist in kurzer Zeit zuheilten. Der Krankheitsstoff wurde einfach wieder in den Körper zurückgedrängt. So waren auch bei einem Herrn tiefe fressende Wunden, die sich auf dem ganzen Schienbein zeigten, sehr rasch durch dieses Mittel beseitigt worden. Nach zwei Jahren brachen indessen die alten Wunden wieder auf. Der Patient ging wieder zu jenem Arzt. Das alte bewährte Mittel versagte aber diesmal vollständig. Der Arzt erklärte in seiner Verlegenheit, die Wunden seien jetzt anderer Natur geworden; es liege jetzt nicht mehr die früher behandelte, sondern eine andere Krankheit vor; daher wirke das Mittel nicht; es bleibe nichts übrig als eine Amputation. Armselige Wissenschaft! Von den Leistungen erfahrener Naturärzte oft überflügelt, weiß die Allopathie sich nicht anders zu helfen, als daß sie Glieder, deren anormalen Zustand sie nicht beseitigen kann, einfach wegschneidet.

Eine einheitliche Ursache, nämlich die Belastung des Körpers mit Fremdstoffen, liegt auch den offenen, fressenden Wunden zugrunde. Liegt es doch klar auf der Hand, daß der stets ausscheidende Eiter Fremdstoffe enthält. Es handelt sich dabei immer um ein weit vorgeschrittenes Stadium, das von abnormen Temperaturen im Körper abhängig ist. Diese abnormen Temperaturen erzeugen einen Zersetzungszustand der Fremdstoffe, welcher der Entwicklung der Bazillen den denkbar größten Vorschub leistet.

Wenn wir an vorstehenden Erklärungen festhalten, dann ist uns ganz von selbst der Weg zur Beseitigung jener Zustände und zur Tötung der gefürchteten Bazillen gegeben. Die anormalen Temperaturen müssen reguliert werden. Meine ableitenden Reibe- und Dampfbäder, unterstützt durch eine reizlose Diät, führen in hervorragender Weise diese Temperaturregulierung herbei.

Unzählige Patienten mit solchen Wunden sind in meiner Behandlung gewesen. War die Lebenskraft nur einigermaßen ausreichend und war der Körper nicht schon zu sehr mit giftigen Medikamenten durchsetzt, so gelang eine Heilung meist überraschend schnell. Ich will von diesen vielen Kuren nur den Verlauf eines ganz besonders schweren Falles mitteilen, der das Drei- bis Sechsfache der Zeit zu seiner Heilung in Anspruch nahm, als die meisten übrigen.

Ein 50jähriger Mann hatte an beiden Beinen offene, eiternde Wunden zwischen dem Fußgelenk und dem Knie und an den Füßen. Wunde befand sich neben Wunde, eine hatte die Größe eines Fünfmarkscheins. Fortwährend quoll ein wässeriger, übelriechender Eiter aus den etwa 30 Wunden heraus. Zeitweilig wurde wohl früher ein Zuheilen erreicht, aber dann trat an denselben Stellen ein so heftiges Jucken ein, daß der Patient zu unablässigem Kratzen genötigt war und damit die Wunden erneuerte. Brachen die Wunden wieder auf, so blieb das Jucken weg. Das ganze Bein wies eine dunkelbraune Färbung auf, ein Beweis dafür, daß es bereits brandig war. Einzelne Wunden gingen bis auf den Knochen. Alle Heilmethoden waren erfolglos dagegen angewandt worden. Vor der Alternative stehend, das Bein amputieren zu lassen oder daran zugrunde zu gehen, trieb ihn die Not zu mir, obwohl er meiner Sache nicht sympathisch gegenüberstand.

Ich stellte fest, daß die Verdauung völlig danieder lag. Der Magen vermochte nicht die leichtesten Speisen genügend zu verarbeiten. Der Körper war demnach außerstande, normales Blut zu fabrizieren. Auch die Lunge funktionierte bereits unregelmäßig. Fremdstoffe hatten darum schon im Körper überhandgenommen. Magen und Lunge sorgten täglich für reichliche Zufuhr. Der Patient ahnte nicht, daß bei ihm bereits eine chronische Belastung vorlag; er konnte darum auch zunächst nicht begreifen, warum ich den Schwerpunkt meiner Behandlung auf den gesamten Körper und nicht auf die Beine legte. Auf die Wunden an den Beinen hatte ich nur leichte, nasse Umschläge von Leinwand, mit einem Wolltuch überdeckt, legen lassen, das Hauptaugenmerk aber auf eine völlig reizlose naturgemäße Diät, viel frische Luft und täglich vier ableitende Bäder sowie natürliche Schweißerzeugung gerichtet. Mein Patient legte dagegen von Anfang an mehr Wert auf die Vornahme von Umschlägen an den Beinen und ihre Erneuerung und vernachlässigte, weil er sich die Wirkung nicht erklären konnte, Diät und Bäder. Die Folge davon war, daß es während eines halben Jahres mit dem Erfolg recht langsam ging. Schließlich befolgte er genau meine Vorschriften. Die nächsten sechs Monate führten zu einem weitaus erfreulicheren Resultate. Die Wunden hatten sich bereits etwas abgeflacht; viele kleinere waren völlig zugeheilt. Das lästige Jucken war völlig, die Eiterung zum größten Teile gehoben. Das Allgemeinbefinden und die Verdauung waren wesentlich besser geworden, und das Lungenleiden war völlig zum Stillstand gekommen. Diese günstigen Anzeichen veranlaßten den Patienten, die Kur gewissenhaft fortzusetzen. Im zweiten Jahre zogen sich die Wunden von unten nach oben, die unteren heilten zu, überm Knie brachen neue auf. So ging es näher dem Unterleibe zu, eine recht günstige Erscheinung. Unten wurde das Bein immer normaler. Als die erste offene Wunde überm Knie, wo früher noch niemals eine solche gewesen war, aufbrach, meinte der Patient, auch meine Kur helfe nichts, rückten ihm doch die Wunden immer näher an den Leib. Ich erklärte ihm nun, daß dies ein großer Fortschritt sei. Die Krankheitsstoffe müßten wieder ihren Rückweg nach dem Unterleibe, ihrem einstigen Ausgangspunkte, antreten. Das leuchtete ihm denn auch am Ende ein, und er setzte die Kur konsequent fort, doch hat es fast dreier Jahre bedurft, bis seine Verdauung und Lungentätigkeit soweit gestärkt waren, daß alle Wunden gründlich zuheilten. Damit war zugleich die Hautfarbe wieder eine normale geworden. So ist jenes schwere Leiden, halb tuberkulös, halb krebsiger Natur, welches nach der Ansicht berühmter Ärzte unheilbar schien, durch mein naturgemäßes Verfahren noch wirklich geheilt worden, ohne daß sich bis heute irgend eine Spur davon wieder gezeigt hätte.

Stiche von giftigen Insekten, Bisse von Schlangen, Blutvergiftung

Das menschliche Blut ist in seinen einzelnen Körperchen von außerordentlicher Empfindlichkeit. Auch wenn ein Mensch gesund in unserem Sinne ist, so wird doch der Biß einer giftigen Schlange sofort Fiebererscheinungen hervorrufen.

Wenn nun gar der Körper mit Fremdstoffen belastet ist, dann wirkt natürlich das Gift noch viel intensiver. Solche Fremdstoffe werden selbstverständlich durch das Eindringen weiterer Gifte in das Blut wesentlich vermehrt. Es entsteht eine erhöhte Ansammlung von Fremdstoffen im Organismus und eine ganz bedenkliche Steigerung der Gefahr. Je mehr Fremdstoffe im Körper sind, um so schlimmer wird die Wirkung sein, welche eine solche Blutvergiftung herbeiführt. So erklärt es sich auch, daß Bienenstiche bei dem einen eine ungeheure Geschwulst, bei dem anderen kaum dieselbe Wirkung wie ein Mückenstich hervorrufen. Ich habe auch bemerkt, daß Schlangengift bei dem einen tödlich wirkt, bei dem anderen nur Fieber erzeugt. Die Schwere der Gefahr liegt also nicht immer im Biß, sondern oft auch im Zustande des Gebissenen. Das Gleiche gilt von Blutvergiftungen, wie dieselben oft nach Operationen eintreten.

Halten wir nun Rundschau über die verschiedenen Arten von Blutvergiftungen, gleichviel welchen Ursachen entspringend, so finden wir durchweg, daß dieselben mit einer Anschwellung der verletzten Körperstelle beginnen, womit stets eine größere Hitze, ein heftigeres Fieber, wenn auch zunächst nur in lokaler Form, einherzugehen pflegt. Die Beseitigung des letzteren muß die erste Aufgabe sein, wozu sich eine örtliche Kühlung als außerordentlich wirksam erweist. Bei bedeutenden Vergiftungen macht sich, soweit es der Körperteil zuläßt, oft eine stundenlange direkte Kühlung der Wunde im Wasser notwendig. Ist ein direktes Halten in kaltes Wasser unmöglich, so muß fortgesetzt mit kalten Leinen-Umschlägen gekühlt werden. Gleichzeitig müssen abwechselnd meine ableitenden Rumpfreibe- und Reibesitzbäder Anwendung finden.

Bienenstiche oder sonstige kleinere Verletzungen behalten eine Zeitlang die durch sie hervorgerufene Geschwulst bei, ohne irgend welche nachteiligen Folgen zu hinterlassen. Es tritt dabei, was hier noch besonderer Erwähnung verdient, die Erscheinung zu Tage, daß die Insekten in erster Linie solche Körperteile zu treffen pflegen, die besonders reich mit Krankheitsstoffen durchsetzt sind. Die bereits früher besprochenen kalten Leinwand-Umschläge sind in solchen Fällen ein ausreichendes Mittel. Sie unterstützen den Körper in seinem Bestreben, den Giftstoff durch Ausscheidung oder Einschleimung und Einkapselung unschädlich zu machen.

Werden durch die Anschwellungen benachbarte Körperteile bedroht, so empfiehlt sich möglichst rasches Handeln. Der betreffende Körperteil muß gründlich gekühlt und am besten sofort in kaltes Wasser gesteckt, oder falls dies unmöglich, mit nassen Umschlägen bedeckt werden. Gestatten es die Verhältnisse, so gereichen gerade in solchen Fällen meine Dampfbäder, lokale wie ganze, mit nachfolgenden Reibesitz- oder Rumpfreibebädern dem Patienten zu hervorragendem Nutzen. Die ableitenden Bäder müssen auch gesondert gebraucht und, ist Gefahr im Verzuge, alle zwei bis drei Stunden wiederholt werden. Dadurch, nämlich durch Ableitung der Fieberhitze, vermag man am nachdrücklichsten einzuwirken. Gleichzeitig muß man aber hungern oder nur sehr wenig Grahambrot und etwas Obst genießen. Wassertrinken ist nicht nachteilig. Viel Aufenthalt in der Sonne wie überhaupt Bewegung im Freien ist zur Wiedererwärmung nach den Bädern ratsam. Falls die verletzten Körperstellen noch hart geworden sind, so sind ganz besonders lokale Dampfbäder zu empfehlen. Darauf muß stets ein ableitendes Bad folgen. Mit dem beim Dampfbad erzeugten Schweiß kommen eine Menge der giftigen Fremdstoffe heraus.

Ein junger Mann wurde mittags auf dem Felde von einem giftigen Insekt in die Hand gestochen. Da der Stich nicht sehr schmerzte und die Anschwellung nur gering war, wurde ihm wenig Beachtung beigelegt. Nach einigen Stunden stellte sich aber Schüttelfrost ein und die ganze Hand begann anzuschwellen. Bald erstreckte sich die Anschwellung auch auf den Arm. Der herbeigerufene Arzt stellte Blutvergiftung fest und fügte hinzu, daß sich wahrscheinlich die Amputation des Armes notwendig machen würde. Zufälligerweise war ein mit meinem Verfahren Vertrauter zugegen; so kam meine Methode zur Anwendung. Lokale Dampfbäder mit nachfolgenden

Rumpffreibebädern, sowie letztere gesondert, hatten vortreffliche Wirkung. Dem Umsichgreifen der Geschwulst wurde entschieden begegnet. In den Zwischenzeiten wurden kalte Wasserumschläge angewandt, für natürliches Schwitzen durch Bewegung im Freien wurde gesorgt. Auf diese einfache, naturgemäße Art wurde nicht nur jede Spur des Stiches beseitigt, sondern auch das Allgemeinbefinden des Patienten aufs beste beeinflußt.

Frauenkrankheiten.

Der komplizierte Bau des weiblichen Körpers bringt es mit sich, daß die Frauen einer ganzen Reihe von Leiden unterworfen sind, die mit der Geschlechtssphäre in Beziehung stehen. Diese Leiden treten oft in höchst intensiver Weise auf.

Abgesehen von den Unregelmäßigkeiten, welche in den natürlichen Vorgängen, der Menstruation, der Schwangerschaft, der Niederkunft, wie im Wochenbett und beim Stillen sich äußern, legen auch gewisse selbstverschuldete Leiden, die aus den Fehlern der heutigen Zeit mit ihrer Genußsucht, mit ihrer Verzärtelung, mit ihrer Verbildung entspringen, den Grund zu nachhaltigen, schädlichen Störungen des weiblichen Organismus. Sie schaffen eine ganze Kette anormaler Zustände, mit deren Beseitigung die Schulmedizin sich oft vergeblich abmüht.

Woher kommt diese Fülle der Krankheitserscheinungen, der Gesundheitsstörungen gerade bei dem weiblichen Geschlecht? Sie entspringt einer meist falschen Lebensweise der Frau, einer Vernachlässigung ihrer Körperpflege, dem Mangel einer regelmäßigen Bewegung im Freien, der Nachlässigkeit in der natürlichen und rechtzeitigen Befriedigung der Bedürfnisse, einer übertriebenen Genußsucht und zahlreichen kleineren und größeren Abweichungen von der von der Natur vorgeschriebenen Lebensweise.

Alle diese schädlichen Einflüsse wirken nun in mannigfacher Verbindung auf den eigentümlichen zarten Organismus des Weibes ein, und es ist dann kein Wunder, wenn dieser die Widerstandskraft verliert und von einer Menge Leiden heimgesucht wird.

Wie kann es auch anders sein? Wer einen Vergleich zwischen der gesundheitsstrotzenden Bäuerin, die übrigens auch nicht immer ganz naturgemäß lebt, und der Modedame der Stadt zieht, dem muß die Wahrheit meiner Behauptung ohne weiteres einleuchten.

Wenn also der weibliche Organismus so häufig zum Sitz mannigfacher Krankheitsformen wird, die teils auf einen unabwendbaren äußeren oder ererbten Einfluß, teils auf individueller Vernachlässigung beruhen, so muß um so mehr auf eine Heilmethode Gewicht gelegt werden, welche alle diese verschiedenen Krankheitserscheinungen erfolgreich zu bekämpfen vermag.

Erfreulicherweise begegnet mein Heilsystem, welches schon seiner Einfachheit und Billigkeit wegen alle anderen übertrifft, gerade bei Frauen und Mädchen der verständnisvollsten Aufnahme. Ihnen bot die wiedergewonnene Gesundheit, das wiedererlangte Wohlbefinden die sicherste Gewähr für die Zuverlässigkeit meiner Heilmethode und überzeugte sie, ohne langes Fragen nach dem Wo und dem Wie der Erscheinungen, von der segensreichen Wirkung einer auf natürliche Voraussetzungen aufgebauten Behandlungsweise, für welche sie dann begeisterte Prophetinnen wurden.

Das Ergründen des Übels und das Erkennen eines weit zurückgreifenden Leidens ist gerade beim weiblichen Geschlecht äußerst wichtig. Werden doch bedenkliche Krankheiten desselben vielfach lediglich deshalb vernachlässigt, weil sich Frauen und Mädchen einer ärztlichen Untersuchung nicht aussetzen mögen.

Und wie dankbar ist die Frauenwelt gerade dafür, daß meine Methode die lästigen Behandlungen mit Instrumenten an den Geschlechtsteilen ein für allemal ausschließt!

Bei meiner den Frauen sofort als praktisch einleuchtenden Behandlungsart ergaben sich glücklicherweise über alle Maßen günstige Erfolge. Daher fand ich, wie ich schon vorher erwähnte, auch gerade bei Frauen und Mädchen die vollste Anerkennung meiner Methode, Beweis genug für die befreiende Kraft derselben. Sie brachte den Gequälten und mit Krankheitszuständen aller Art Behafteten die ersehnte Erlösung.

Menstruations-Störungen

Die Menstruation des Weibes bedeutet ein fortwährendes Bereitsein zur Fortpflanzung. So lange keine Empfängnis eingetreten ist, geht das Menstrualblut ab, ohne seinen Zweck erfüllt zu haben. Bei gesunden Personen darf dieser Vorgang aber weder mit Schmerzen noch mit sonstigen Unannehmlichkeiten verbunden sein. Gehen Schmerzen oder Beschwerden mit der Menstruation einher, so ist mit Sicherheit auf eine Belastung des betreffenden Körpers mit Krankheitsstoffen zu schließen.

Der naturgemäße Vorgang, wie wir ihn hier beim weiblichen Organismus beobachten, hängt nach meinen langjährigen Erfahrungen mit der Zu- und Abnahme des Mondes zusammen. Bei einem völlig gesunden Körper muß, wie ich zu behaupten wage, die Periode jedesmal mit dem Vollmond eintreten und drei bis vier Tage dauernd, sich genau alle 29 Tage wiederholen. Frauen, bei denen sich die Menstruation zu dieser Zeit oder um sie herum nicht einstellt, können mit Sicherheit auf eine entsprechende Belastung ihrer Unterleibsorgane schließen, die um so größer ist, je weiter entfernt die Tage der Periode vom Tage des Vollmondes liegen. Noch chronischer wird jene Belastung sein, wenn die Tage der Menstruation in 14tägigen oder dreiwöchigen Pausen eintreten, oder wenn gar der Blutverlust selbst 14 Tage anhält, beides Erscheinungen, die leider in der Gegenwart außerordentlich oft vorkommen.

Wie alles in der Natur einem fortwährenden Wechsel unterworfen ist, so ist auch der Vorgang der Menstruation ein fortwährendes Steigen und Fallen, ein Zu- und Abnehmen. Die Zeiten der Periode sind für Mädchen und Frauen von hervorragender Bedeutung. Ruhiges Verhalten in jenen Tagen, Meiden aller Aufregungen ist allen Frauen dringend anzuraten, wenn nicht nachteilige, zuweilen sogar bedenkliche Folgen eintreten sollen. Dies gilt insbesondere auch von schwangeren Frauen an den Tagen, an denen auf Grund des früheren Rhythmus wieder eine Menstruation fällig wäre. Alle ihre Gedanken und Handlungen beeinflussen in erheblicher Weise das Nervensystem und auch die sich entwickelnde Frucht. Die Krankheiten, welche in diesen Tagen entstehen, pflegen meist von schlimmen Folgen begleitet zu sein.

Wie ich bereits ausführte, sind sowohl eine zu starke als auch eine zu schwache Periode, eine fehlende oder eine unregelmäßige Menstruation untrügliche Zeichen vorhandener Belastung mit Krankheitsstoffen. Wie beseitigt man solche krankhaften Zustände? Die neue Heilwissenschaft läßt uns auch hier nicht im Stich. Mangelhafte Verdauung, hervorgerufen durch Ansammlung von Fremdstoffen im Unterleibe, muß und wird auch den Menstruationsstörungen vorausgegangen sein und auch stets ihre naturgemäße Begleiterscheinung bilden. Bessern wir die Verdauung, führen wir einen regelmäßigen Stuhlgang herbei und setzten wir die anormal hohe Temperatur im Unterleib herab, so werden jene unliebsamen Folge-Zustände ganz von selbst aufgehoben.

Meine ableitenden Bäder, je nach dem Belastungsgrade individualisiert, die reizlose Diät und meine sonstigen bekannten Kurmaßnahmen leisten auch bei Menstruationsstörungen, wie die Kurerfolge beweisen, ganz hervorragendes.

Das Menstrualblut stellt nach meiner Überzeugung einen Überschuß von Körpersäften dar. Bei eintretender Schwangerschaft wird dasselbe zur Ernährung der Frucht verwandt. Tatsache ist, daß die für die Entwicklung der Frucht wichtigsten Tage immer diejenigen um den Vollmond herum sind, bei gesunden Frauen also die Tage, in welchen bei nicht schwangerem Zustande die Periode eintreten würde.

Ebenso bin ich zu der Überzeugung gelangt, daß Krankheitserscheinungen, welche mit der Gebärmutter zusammenhängen, bei zunehmendem Mond eine Verschlimmerung erfahren. Mit dem Tage der Abnahme des Mondes pflegt sofort eine Besserung einzutreten. Auch diese Vorgänge liefern auf das Deutlichste den Beweis, wie sehr der Mensch mit der Natur zusammenhängt.

Es dürfte den verehrten Leserinnen und Lesern wahrscheinlich nicht uninteressant sein, an einigen mir bekannten Fällen die Bedeutung jener Zeiten stärker zu beleuchten.

Der erste betrifft eine schwangere Frau, die eine unbeschreibliche Angst vor Mäusen hatte. Eines Tages lief ihr eine Maus auf den nackten Arm, und zwar gerade zu der Zeit, in welcher sonst ihre Menstruation eingetreten wäre.

Wie groß der Schreck der Frau gewesen sein mag, geht daraus hervor, daß die Furcht vor jenem Tier sie nicht verlassen wollte, sogar in der Nacht träumte sie von ihm. Als das Kind nach sechs Monaten geboren wurde, hatte es auf seinem Arm eine Maus, d. h. einen Fleck in der Größe und Form einer solchen nebst einem mit

Haaren bewachsenen Mäuseschwanz. Der Fleck selber war mit der übrigen Haut des Armes gleich hoch, nur mit grauen Haaren bewachsen.

In einem zweiten Falle ging eine Frau mit dem sechsten Kinde schwanger. Frau, Mann und fünf Kinder hatten sämtlich dunkle Haare. In der ersten Hälfte ihrer Schwangerschaft befand sich nun ein Mädchen in ihrer täglichen Umgebung, das sie zärtlich liebte und das mit auffallend üppigem, brennend rotem, wellig gekräuseltem Haar ausgestattet war. Die Schwangere empfand außerordentliche Zuneigung für dieses Mädchen, dabei den innigen Wunsch hegend, ihr Kind, das sie unter dem Herzen trage, möge dasselbe Haar bekommen. Besonders rege wurde der Wunsch zu den Zeiten, in denen gewöhnlich ihre Blutung einzutreffen pflegte, so daß sie sogar des nachts lebhaft davon träumte. Nach fünf Monaten wurde das Kind, ein Mädchen, geboren. Dasselbe ähnelte äußerlich seinen Eltern, hatte aber den auffallenden Haarwuchs, der jenes Mädchen auszeichnete.

Noch ein dritter Fall sei hier mitgeteilt. Eine Frau gebar ein Kind, dessen Mund von Ohr zu Ohr reichte. Bald nach der Geburt starb das Kind. Die Ursache der Mißbildung war ein bedeutender Schreck, den die Mutter beim Anblick einer Maske bekommen hatte, die einen Mund von Ohr zu Ohr zeigte. Dieser Schreck war so heftig gewesen, daß sie mehrere Nächte nicht hatte schlafen können. Zweifellos hatte sich dieser Vorfall in der Menstruationszeit ereignet, sonst hätte er nicht solche Wirkung ausgeübt.

So wird es den verehrten Leserinnen und Lesern begreiflich sein, wie die verschiedenartigen Charaktere und abnormen Eigenschaften und Anlagen der Kinder vielfach abhängig sind von dem jedesmaligen Verhalten, der Stimmung und den Umständen, unter welchen die Frauen während der Schwangerschaft ihre Menstruationszeiten verbringen. Sind sie während derselben sehr traurig und pessimistisch gestimmt, so wird diese Stimmung auch bei den Kindern später mehr oder weniger ihr Echo finden. Der gleichen Ursache entspringen auch Anlagen zu Zorn, Furchtsamkeit, Mut, Kleptomanie (Stehlsucht), Betrug, Geldgier und zu allen sonstigen schlechten oder guten Eigenschaften.

Aus diesen Erscheinungen müssen wir die schwerwiegende Schlußfolgerung ziehen, daß alle jene äußeren Einflüsse, die wir mit unseren Sinnen beobachten und empfinden, also mit dem Kopfe wahrnehmen, ihre Hauptwirkung nicht im Kopfe, sondern im Unterleibe und dessen Organen durch Übertragung mittels der Nerven bekunden. Wer meine Fiebertheorie genau verfolgt hat, wird gesehen haben, daß ich den Ausgangspunkt aller Krankheits-Entstehungsursachen in den Unterleib verlegt habe. Meine Theorie, die immer wieder auf den Unterleib hinweist, erhält durch obige Ausführungen die beste Stütze.

Gebärmuttervorfall, Tragen eines Ringes

Auch diese Krankheitserscheinungen entspringen derselben Ursache, die in einer Durchsetzung der Gebärmutter mit Fremdstoffen zu suchen ist. Auch hier wird durch Krankheitsstoffe ein innerer Druck herbeigeführt, der die Gebärmutter infolge ihrer geringen Widerstandsfähigkeit nach außen drängt. Es ist dies ähnlich zu denken wie bei den Eingeweidebrüchen.

Die Schulmedizin faßt das Übel niemals an der Wurzel, sucht vielmehr den Vorfall zurückzuhalten, indem sie einen Gummiring in die Scheide einführt und damit die Gebärmutter abschließt. Wie viele Frauen habe ich in Behandlung gehabt, die solche Ringe trugen! Mögen diese auch ein vorübergehendes Hilfsmittel sein, niemals werden sie die Ursache beseitigen.

Unter Anwendung meiner Kur ließ der innere, den Vorfall verursachende Druck bald nach und das Tragen des Ringes wurde überflüssig. Mit der Beseitigung des Krankheitsstoffes war aber zu gleicher Zeit der Entstehung neuer Vorfälle vorgebeugt. Was von den letzteren gilt, hat auch Gültigkeit für die *Gebärmutterknickungen*. Auch diese Erscheinungen bedürfen zu ihrer Heilung derselben Mittel. Jeder operative Eingriff kann, wie die Erfahrung hinreichend gelehrt hat, eine dauernde Schädigung der betreffenden Organe hervorbringen.

Unfruchtbarkeit

Wie viele unfruchtbare Frauen gibt es doch jetzt! Wie oft kommen solche zu mir und schütten ihr Herz aus, daß sie sich so unglücklich fühlen, weil ihnen keine Nachkommenschaft beschert ist. Oft meinen sie, sie seien doch so gesund. Das ist natürlich ein großer Irrtum, denn es gehört schon eine starke Belastung dazu, wenn die Fortpflanzung nicht möglich ist.* Namentlich müssen die betreffenden Geschlechtsteile (Eierstöcke, Eileiter, Gebärmutter usw.) mit Krankheitsstoffen belastet sein. Kann es, je nach dem Grade der Belastung, auch manchmal noch zur Empfängnis kommen, so ist doch die durch Ansammlung von Fremdstoffen im Unterleibe erzeugte Entzündung so groß, daß die aus letzterer wieder folgende Spannung oder der Druck eine Fehlgeburt oder Frühgeburt (Abortus) herbeiführt. Dieser Vorgang tritt meist innerhalb der ersten vier Schwangerschaftsmonate ein und wird begünstigt durch Gelegenheitsursachen, wie Gemütsbewegungen aller Art, durch Schreck oder Stoß, welche allesamt die Krankheitsstoffe in erhöhte Gärung bringen. Das starke Schnüren mit Korsetts muß gleichfalls als ein die erwähnte Erscheinung begünstigter Faktor angesehen werden.

Auf dem Lande, wo die Gesundheitszustände der Frauen noch bei weitem besser sind, pflegt man Frühgeburten fast gar nicht zu beobachten. Ich habe Frauen kennengelernt, die bis zum 7. Schwangerschaftsmonate flott tanzten, ohne auch nur die geringsten nachteiligen Folgen davon zu verspüren.

Nur durch Beseitigung der Ursache, durch Beseitigung der die Geschlechtsteile heimsuchenden Belastungen, vermögen wir also jene bedauerlichen Erscheinungen zu heben. Operationen, Einspritzungen oder andere das weibliche Schamgefühl so verletzende Maßnahmen werden niemals den gewünschten Erfolg erzielen. Sie werden vielmehr die Heilkraft des Körpers nur lähmen, so daß schließlich auch durch mein Verfahren eine Heilung nicht mehr möglich ist.

Bei dieser Gelegenheit möchte ich eine Erfahrungstatsache an-

---

* Die Unfruchtbarkeit der Ehen ist heute in ca. 40 Prozent der Fälle durch den Ehemann bedingt.

führen. Es ist nämlich nicht gleich, zu welcher Zeit die Vereinigung von Mann und Frau behufs Empfängnis stattfindet. Wie alles in der Natur am Morgen die größte Lebenskraft entwickelt, so pflegt es auch beim Menschen zu sein, und mithin ist auch bei ihm der Morgen die zur Befruchtung günstigste Zeit. Der Beischlaf zu anderer Tageszeit wird nicht nur die Nerven der Zeugenden stärker reizen und deshalb schwächen, sondern es wird auch, falls eine Empfängnis erfolgen sollte, die sich entwickelnde Furcht nicht so lebenskräftig sein.

Wenn die Belastung nicht zu groß ist und der Körper noch über Kräfte verfügt, so ist die Unfruchtbarkeit heilbar. Eine schon acht Jahre verheiratete Frau, welche von dem Wunsche beseelt, Kinder zu haben, bei den Spezialisten keine Hilfe gefunden, kam schließlich zu mir. Ich machte sie darauf aufmerksam, daß eine bedeutende Belastung des Unterleibes die Ursache sei und daß es unsere erste Aufgabe sein müsse, jene Belastung zu beseitigen. Nur auf diese Weise würde sie das Ziel ihrer Wünsche erreichen können.

Meine Verordnungen bestanden in täglich zwei bis drei ableitenden Bädern, reizloser Diät und naturgemäßer Lebensweise. Hierdurch wurde ihre Belastung nach und nach verringert, und sie konnte mir schon nach einigen Monaten die erfreuliche Mitteilung machen, daß die Empfängnis eingetreten sei. Eine leichte Geburt und ein gesundes Kind waren weitere beachtenswerte Beweise für die vortreffliche Wirksamkeit meines Heilverfahrens.

Schlimme Brüste und fehlende Nahrung

Die beste, weil die natürlichste Ernährungsquelle für das Kind bildet die Brust der Mutter. Sie ist ein über alle Maßen wichtiges Organ, dessen Funktionen unverstandenerweise leider häufig genug noch unterschätzt zu werden pflegen. Auf dieser Unterschätzung beruht vielfach die Vernachlässigung eines der kostbarsten Mittel zur gesunden Erziehung der heranwachsenden Menschheit. Es gibt in der Gegenwart auffallend viel Mütter, die ihre Kinder nicht oder nur ungenügend stillen können. Solche Mütter sind, streng genommen, nicht mehr fortpflanzungsfähig. Finden wir etwas Ähnliches bei dem Tier? Sehen wir, daß es seine Jungen nicht zu ernähren vermöchte, oder daß es durch das Säugen gar schlimme Saugapparate bekäme? Niemals! Also liegen bei dem menschlichen Individuum doch ganz zwingende Ursachen vor, welche diesen abnormen Zustand herbeiführen. Eine solche Ursache liegt schon in den vor der Schwangerschaft und noch vor dem Säugen außerordentlich üppig entwickelten Brüsten. Ist es doch bekannt, daß gerade viele mit solchen Brüsten versehene Frauen heute kein Kind mehr selber stillen können oder doch vielfach beim Säugen mit schlimmen Brüsten sich plagen müssen. Üppig entwickelte Brüste im jungfräulichen Zustande sind niemals normal. Sie sind im Gegenteil ein sicheres Anzeichen für eine erhebliche Belastung des betreffenden Körpers mit Krankheitsstoffen.

Besonders auf dem Lande pflegt man zu beobachten, daß Frauen ohne Mühe ihre Kinder zur Welt bringen und ohne jeden Schmerz stillen, obwohl sie weder vor ihrer Schwangerschaft noch auch bei dem Säugen üppig entwickelte Brüste hatten. Milchmangel tritt auch dann bei der Frau auf, wenn eine zu große krankhafte Magerkeit vorherrscht, ein Stadium, das auf einen noch tieferen chronischen Belastungszustand schließen läßt. In solchen Fällen, besonders, wenn dabei noch nach den heutigen Begriffen kräftige und nahrhafte Kost, nämlich Fleisch, Wein, Bier, Eier, Milch usw. gebraucht wird, habe ich bemerkt, daß die Frauen aus „Nahrungsmangel" überhaupt nicht zu stillen vermochten. Im Gegenteil habe ich sehr oft die Erfahrung gemacht, daß gerade durch geeignete reizlose Kost bei Anwendung meiner ableitenden Bäder sowie bei dem Gebrauch von Dampfbädern die Unfähigkeit zu nähren sich heben ließ und daß schlimme Brüste dabei verschwanden.

Eine Frau hatte das dritte Kind geboren. Keines der beiden ersten vermochte sie zu stillen. Jetzt hatte sie einige Zeit vor ihrer Niederkunft meine Kur gebraucht, und ihr Wunsch ging nun in Erfüllung; es stand ihr hinreichend Milch zur Ernährung des Kindes zu Gebote.

Auch über Heilung schlimmer Brüste möchte ich aus der Masse meiner Heilerfolge einen herausgreifen.

Einer jungen Frau schwollen einige Wochen nach der Niederkunft die Brüste bedenklich an. Der Hausarzt hatte als letzte Hilfe die Spaltung derselben in Aussicht genommen. Die junge Frau konnte sich zu dieser Operation nicht entschließen und schickte noch am späten Abend zu mir. Ich erklärte ihr, daß ich eine Operation nicht für nützlich, sondern im Gegenteil für schädlich halte, aber sicher glaube, ihr in kurzer Zeit auf andere Weise helfen zu können. Noch während der Nacht nahm sie einige Reibesitzbäder mit 12,5 Grad C Wasser. Am nächsten Tag hatte sich ihr Zustand bereits wesentlich gebessert. Nach einigen Tagen waren alle Schmerzen gewichen und nach einigen Wochen war der Zustand wieder völlig normal, weil die Krankheitsursache beseitigt war.

Wie erreicht man leichte und glückliche Geburten?

In dem lebendigen, von ewigen, unumstößlichen Gesetzen geregelten Kreislauf der Natur, in dem Werden und Wachsen der organischen Welt sind auch die Bedingungen genau vorgezeigt, unter welchen sich der Aufbau der einzelnen Geschöpfe vollzieht.

Halten wir einmal in der Natur Rundschau, unter welchen Umständen diejenigen Tiere, welche nicht durch den Einfluß der Menschen degeneriert sind, ihre Jungen zur Welt bringen.

Beobachten wir ein Reh, eine Häsin, eine Katze oder irgend welche andere in der freien Natur lebenden Tiere, so werden wir überall finden, daß sie bei den Geburtsakten niemals einer Mithilfe bedürfen, und daß diese selbst nie schmerzhaft oder schwer sind oder länger als nötig dauern. Nirgends bemerken wir, daß solche Tiere schon vor der Geburt irgend welche Furcht oder Unruhe bekunden. Dieser bei den Menschen oft so gefährliche Akt wird in der Tierwelt ohne alle Mühe leicht und schnell vollzogen, ohne irgend welche Störungen in dem Befinden der Tiere herbeizuführen.

Nicht selten beobachtete ich solche Tiere, und ich fand immer, daß sie fast unmittelbar nach vollzogenem Geburtsakt in ihre gewohnte Lebensweise zurückkehrten, als ob nichts geschehen wäre, nur daß sie gleichzeitig alle erdenkliche Sorge um ihre Nachkommenschaft an den Tag legten. Niemals habe ich bemerkt, daß die Natur in der gesunden Tierwelt andere Erscheinungen vor Augen führte. Ich kann mich eines Falles entsinnen, bei dem eine Häsin, die bereits zwei Junge zur Welt gebracht hatte und in ihrem Geburtsgeschäft vom Jäger gestört wurde, trotzdem so rasch davon lief, als ob sie sich in normalem körperlichen Zustande befände. Die Häsin wurde geschossen, und nachdem sie genauer in Augenschein genommen worden war, stellte es sich heraus, daß sie bei der Geburtstätigkeit gestört worden war. Der Jäger öffnete sofort ihren Leib und fand darin ein noch lebendes Junges vor. Die anderen zwei vorher geborenen wurden nach einigem Suchen ebenfalls gefunden.

Bei den Menschen freilich gehören leichte Geburten zur größten Seltenheit. Wenn schwere, langwierige, unglückliche Geburten und namentlich Fehlgeburten aller Art, verbunden mit allen erdenklichen Nebenleiden während der Schwangerschaft an der Tagesordnung sind, so muß diese Erscheinung doch sehr zum Nachdenken anregen. Eine Geburt ohne Hilfe der Hebamme ist kaum noch denkbar; der Geburtsakt selbst aber ist viel häufiger Kunst- als Naturakt. Dabei bedarf überdies jede Frau nach vollzogener Geburt, um alle nachteiligen Folgen zu vermeiden, längere oder kürzere Zeit der ungestörten Bettruhe.

Alle diese Abweichungen von einem unerschütterlich feststehenden Naturgesetze müssen selbstverständlich einen tiefliegenden Grund haben, sie müssen aus Vorgängen entstehen, welche diesen Gesetzen geradezu zuwiderlaufen. Die Natur ruft solche Störungen nie hervor, ihr Wirken ist unwandelbar. Der Mensch allein greift mit eigenmächtigem Wirken in den fest geregelten, natürlichen Organismus ein und rüttelt, in Verkennung seiner Aufgaben, an den Grundgesetzen der Natur. Nicht die Natur und ihre Gesetze sind es also, welche etwa der Menschheit gegenüber unvollkommen geworden sind, – nein, die Menschheit selbst neigt immer mehr der Unvollkommenheit zu.

Es darf nun nicht Wunder nehmen, daß die Mißachtung der Naturgesetze sich an dem Menschengeschlechte immer mehr rächt und es dem Abgrunde körperlicher Zerrüttung immer näher bringt. Erst mit dem Abweichen von der Natur wurde die Menschheit allmählich krank, d. h. sie sah sich mit Fremdstoffen belastet. Bald fühlte sie, in welch unangenehmer Weise sich diese Übertretung der Naturgesetze gerade bei der Fortpflanzung störend bemerkbar machte. So ging das Paradies verloren, jenes irdische Glück, das sich in dem Gefühle völliger Gesundheit offenbart, das aber nur da möglich ist, wo die Menschheit im engsten Zusammenhang mit der Natur lebt und ihre Gesetze streng befolgt.

Fassen wir nun das Vorstehende in den folgenden leitenden Grundsatz zusammen: „Völlig gesunde Mütter werden stets leichte Schwangerschaften, glückliche Geburten und gesunde Kinder haben."

Das Kind wird aber nur ganz gesund sein, wenn auch der Vater frei von jeder Belastung ist. Die Natur ist stets bestrebt, jedes im Mutterleibe sich entwickelnde Lebewesen aus den besten Bestandteilen der Eltern zu bilden. Eine direkte Vererbung der Krankheiten besteht in vielen Fällen nur darin, daß die beim Vater oder der Mutter während der Zeugung krank oder belastet gewesenen Organe beim Kinde schwächer ausgebildet werden, so daß das Kind nicht proportioniert entwickelt zur Welt kommt. Entsteht nun im Kinde, wie das heute durch die Impfung und bei der künstlichen Ernährung unvermeidlich ist, eine Belastung mit Fremdstoffen, so müssen, da solche stets das Bestreben haben, dahin ihren Weg zu nehmen, wo ihnen der geringste Widerstand entgegengebracht wird, gerade die verhältnismäßig schwächer ausgebildeten Organe der Ablagerungsplatz der Fremdstoffe werden. Die bei den Eltern schwachen Organe werden bei den Kindern infolgedessen besonders anfällig, wenn wir auch imstande sind, gerade beim Kinde durch naturgemäße Behandlung und sorgfältige Beobachtung der Naturgesetze jede Belastung mit Fremdstoffen fernzuhalten und so etwa schwächer veranlagte oder leicht zur Belastung neigende Organe allmählich wieder zu kräftigen und gesund zu erhalten. Auf diese Weise wird es möglich, allmählich wieder ein gesünderes und kräftigeres Geschlecht zu schaffen.

Vielfach beobachten wir, daß, wo die Eltern bereits stark belastet waren, auch die Kinder stark belastet zur Welt kamen. „An ihren Früchten werdet ihr sie erkennen", kann man hier mit völliger Berechtigung sagen. Die den Kindern auferlegte unnatürliche Lebensweise hat es nun dahin gebracht, daß das Menschengeschlecht von Generation zu Generation kränker geworden ist.

Aber noch andere Umstände sind es, welche heute arge Schädigungen an unserer Gesundheit herbeiführen müssen.
Nirgends in der Natur finden wir, daß Tiere durch die Geburtstätigkeit schwächer, häßlicher oder geradezu umgeformt würden. Wie sieht es in dieser Beziehung bei uns Menschen aus? Wenig erfreulich. Fast durchgängig beginnen die Frauen schon nach der ersten Niederkunft zu altern oder es stellen sich andere Übelstände, wie z. B. starker Leib, ein. Daran soll dann immer nur die Schwan-

gerschaft, der Geburtsakt und das Stillen des Kindes schuld sein. Nach jeder Niederkunft werden viele Frauen immer unschöner, obgleich sonst ganz gesunde Verhältnisse in bezug auf Lebensgewohnheiten und Lebensweise vorliegen.

Hier möge gleich auf eine Ursache dieser Erscheinung hingewiesen sein. Nirgends in der Natur, außer bei dem bevorzugten Menschengeschlechte, beobachteten wir, daß nach stattgefundener Empfängnis sich ein weibliches Wesen noch weiterer Begattung aussetzte; es verweigert dieselbe vielmehr auf das entschiedenste. Dies entspricht dem Naturgesetz. Der Begattungsakt ist nur zum Zwecke der Empfängnis, niemals aber nur zum Vergnügen da. Findet doch während desselben eine vermehrte Blutzufuhr nach den Geschlechtsteilen statt, welche, wenn das weibliche Wesen bereits schwanger ist, stets eine nachteilige Wirkung auf die in der Entwicklung befindliche Frucht ausübt. Ganz besonders aber fällt diese nachteilige Wirkung auf die betreffende Mutter selber zurück. Die Mißachtung dieses natürlichen Gesetzes äußert sich bei den Frauen in dem schnellen Verbrauch der Lebenskräfte und in vielen lästigen Frauenkrankheiten.

Auch die lästigen Begleiterscheinungen der Schwangerschaft wie Erbrechen, Zahnweh, mit Hitze wechselnde Kälteschauer, Neigung zu Trübsinn und zum Weinen, leichte Reizbarkeit der Nerven, Widerwillen gegen gewohnte Genüsse sind Folgen dieses Verstoßes gegen das erwähnte Naturgesetz. Manchmal sind diese Erscheinungen allerdings auch auf erbliche Belastung zurückzuführen. Der gesunde Instinkt jedes Weibes verbietet diesem jede weitere Begattung nach stattgehabter Empfängnis. Es sind sowohl unsere heutigen Gewohnheiten als auch der durch falsche Lebensweise sich steigernde Geschlechtstrieb der Männer, welche diese Naturwidrigkeit zeitigen. Den Landwirten ist bekannt, daß man bei Rinderherden den unnatürlich gesteigerten Geschlechtstrieb auf Krankheiten zurückführt. Ähnlich ist es bei der geschlechtlichen Überreiztheit der Schwindsüchtigen.

Frei von allen erotischen Nebengedanken, frei von allem unnatürlichen Drange ist der Trieb auch beim Manne nur zur Erhaltung der Art da. Niemals darf er ein Bedürfnis werden, unter dessen zeitweiliger Nichtbefriedigung das Individuum Qualen der Entbehrung zu leiden hätte. Freilich vermag nur derjenige diesen Zustand richtig zu beurteilen, der gesund ist und sich seinen Körper durch reizlose Nahrung und naturgemäße Lebensweise rein hält. Wer also nicht haben will, daß sein Wille im Widerspruch mit demjenigen der Natur steht, wer ferner seinen Körper derart reguliert sehen möchte, daß die geschlechtliche Begierde auf das richtige Maß zurückgebracht werde, damit ihm das zur Wohltat wird, was unter anderen Umständen als der gewaltsamste Zwang erscheint, der kehre zur Natur zurück.

Halten wir einmal Rundschau, welche verschiedenartigen unnatürlichen Geburten heute überall vorkommen. Wieviel hören wir zunächst von Fehl- und Frühgeburten. Hier haben wir eine Steißgeburt, dort kommt ein Kind in der Seitenlage nach dem Ausgangswege. Dann finden wir wieder Kinder mit unnatürlich großen Köpfen und dabei so enge Geburtswege bei der Mutter, daß eine Geburt ohne künstliche Eingriffe nicht möglich ist. Bei anderen Müttern beobachten wir viel zu geringe Wehentätigkeit. Kurzum, eine Menge unnatürlicher Vorkommnisse können eintreten, welche durch die verschiedene Belastung der Mutter mit Fremdstoffen ihre Erklärung finden.

Eine falsche Lage des Kindes im Mutterleibe wird durch die Belastung der Mutter oder durch ungeeignete Arbeit und Beschäftigung, namentlich in der ersten Hälfte der Schwangerschaft, hervorgerufen. Es wird das Kind durch die Ablagerungen oder solche Beschäftigungen, bei denen der Unterleib gedehnt und gestreckt wird, einfach von seiner richtigen Lage verdrängt und verschoben. Wo die Geburtswege der Frau verengt sind, da findet in jedem Falle eine erschwerte Geburt statt. Das Kind selber kann, sofern die Eltern stark belastet waren, ebenfalls bereits belastet sein, so daß es viel zu groß in seinen Dimensionen, namentlich mit einem zu großen Kopf, geboren wird. Diese Erscheinung muß ebenfalls zu einer schweren Geburt führen. Eine Belastung der Geburtswege ist nun so zu denken, daß alle in Betracht kommenden Muskeln, Sehnen und Bänder derart mit Fremdstoffen durchsetzt sind, daß sie verschwollen erscheinen und an ihrer Elastizität, ihrer Nachgiebigkeit eine erhebliche Einbuße erleiden. Eine völlige Gesundheit in unserem Sinne ist aber für jede leichte Geburt die erste Voraussetzung.

Jeder belastete Muskel leidet an seiner Funktionsfähigkeit und verursacht Schmerzen, wenn er, wie dies bei der Wehentätigkeit der Fall ist, krampfhaft zusammengezogen wird. Wir sehen, die großen Schmerzen bei einer Geburt rühren immer von einer Krankheit in unserm Sinne her. Dieselben Ursachen liegen zugrunde, wenn die Nachgeburt angewachsen ist.

Kann es nun noch Wunder nehmen, daß belastete Frauen eine große Angst vor dem Geburtsakt haben? Diese Angst ist keineswegs eine natürlich begründete, sondern einzig und allein aus der Belastung folgende. Eine wirklich gesunde Frau kennt solche beklemmende Gefühle nicht. Wer mir auf das Gesagte einwenden will, daß es zweifellos doch viele Fälle geben werde, wo bei Geburten operative Hilfe notwendig sei, der beachte das Folgende.

Eine Frau von 36 Jahren, welche ihr zweites Kind zur Welt bringen wollte, hatte bereits zwei Tage und zwei Nächte vergeblich unter starken Wehen zugebracht, ohne daß sich das Kind in ihrem Leibe rührte. Die Hebamme war der Ansicht, daß ärztliche Hilfe zugezogen werden müsse, ohne welche die Geburt nicht möglich sei. Ein sehr geschickter und als Geburtshelfer berühmter Arzt wurde herbeigeholt. Vier Stunden lang arbeitete dieser mit allen möglichen Instrumenten. Schließlich sprach er sich dahin aus, daß es bei der verkehrten Lage des Kindes ganz unmöglich sei, dasselbe ohne Gefahr für das Leben der Mutter herauszubekommen. Die arme Frau wollte, wie sie sagte, lieber sterben, als noch länger die Qualen dieser ärztlichen Hilfe ertragen. Ohne zum Ziele zu kommen, ging der Arzt wieder von dannen und erklärte, daß die Frau sterben müsse, weil das Kind nicht herauszubringen sei. Die Natur hatte es aber anders beschlossen als jener Arzt. Nach 24stündiger, fortgesetzter Wehentätigkeit kam das Kind ohne Arzt, nur mit Hilfe der Hebamme, zur Welt. Wer hatte hier wohl mehr geschafft, der berühmte Arzt oder – die einfache Natur? Der naturwidrige ärztliche Eingriff blieb aber nicht ohne nachteilige Folgen, denn die Frau blieb nach stattgefundener Geburt noch neun Wochen lang krank und man fürchtete für ihr Leben. Durch die instrumentalen Eingriffe war sie fast gelähmt worden, und nur ihre kräftige Natur half ihr schließlich wieder auf die Beine.

Bei der allgemeinen chronischen Entartung der Menschen können nun, das gebe ich gern zu, beim Geburtsakte Komplikationen eintreten, vor deren Lösung Arzt und Geburtshelfer ratlos stehen. Ich bin auf Grund meiner Erfahrungen der Meinung, daß es in allen sollen Fällen das Ratsamste ist, alles ruhig der Natur zu überlassen. Besseres als diese leistet niemand. Zur Unterstützung erschlaffter Wehentätigkeit ist mir aber kein besseres Anregungsmittel bekannt als die Reibesitzbäder. Auch Heilerdeumschläge auf den Leib sind als gutes Hilfs- und Linderungsmittel anzusehen. Man streicht feuchte Heilerde nicht zu dünn auf ein Leintuch und legt dieses mit der Erdseite auf den Unterleib. Darüber wird ein wollenes Tuch gelegt. Dieser Umschlag kann alle ein bis zwei Stunden erneuert werden. Es bleibt immer die eigene Schuld der Frau, wenn sie in Zustände gerät, bei welchen eine Geburt ohne die Eingriffe von Instrumenten undenkbar erscheint. Sie hat ja lange genug die Mittel in der Hand, eine glückliche Geburt vorzubereiten. Wer meine Methode kennt, der weiß, was er zu tun hat, um leichte Geburten zu erzielen. Es ist leichter, zu rechter Zeit einer schwierigen Geburt vorzubeugen, als in dem Geburtsmomente Hilfe zu bringen.

Wer also glückliche Geburten und gesunde Kinder zu erzielen beabsichtigt, der sorge vor allen Dingen dafür, daß sein eigener Körper in der Zeit der Zeugung von Fremdstoffen frei, also gesund ist. Gesund kann man aber nur werden, wenn man die Fremdstoffe aus dem Körper herausschafft und eine abermalige Belastung vermeidet, indem man die in diesem Buche gegebenen Vorschriften befolgt.

Eine Frau befand sich wegen Gelenkrheumatismus schon seit einiger Zeit in meiner Behandlung. Sie war ziemlich stark mit Fremdstoffen belastet, namentlich im Unterleibe. Sie hatte bereits fünf Kinder, jedoch unter den allerschwierigsten Umständen geboren. Hatten doch die Geburten stets zwei bis drei Tage lang gedauert, da die Wehentätigkeit ungenügend war. Infolgedessen hatte die Frau jedesmal schreckliche Schmerzen ausstehen müssen, bis der Arzt durch Zuhilfenahme der Zange den Geburtsakt vollendete. Während ihrer sechsten Schwangerschaft hatte diese Frau nun genau meine Kurvorschriften befolgt und täglich zwei bis drei Reibesitzbäder gebraucht. Der Erfolg war der, daß die sechste Geburt, welche sonst sicherlich die schwerste geworden wäre, die leichteste wurde. Die Geburtstätigkeit selber dauerte kaum eine Stunde, die Wehen traten vom ersten Einsetzen an in richtiger Folge fast schmerzlos auf.

Dieser Erfolg war der Frau in der Tat unbegreiflich. Als ich ihr vor der Geburt sagte, daß ich diesen Ausgang erhoffte, meinte sie mißtrauisch, schmerzlose Geburten würde ich nicht erfinden. Hinterher bedauerte sie sehr, bereits so alt zu sein, daß sie schwerlich noch auf eine neue Schwangerschaft werde rechnen können. Heute, wo sie ein Mittel wüßte, schmerzlos und leicht zu gebären, würde sie gern noch mehr Kindern das Leben schenken. Auch war sie sehr verwundert, diesmal das Kind selber stillen zu können, welches Glück sie früher niemals hatte genießen können.

Und das alles hatte seine natürliche Ursache darin, daß die Frau seit ihrer Bekanntschaft mit meiner Methode streng naturgemäß lebte und meine Bäder gebrauchte. Ihr vorher stark belasteter Körper wurde dadurch ziemlich frei und geistige Leistungsfähigkeit war die direkte Folge.

Gleichen Erfolg erzielte Frau Z. von hier, die auf meinen Rat während ihrer Schwangerschaft meine Kur anwendete. Nach siebenmonatlicher Befolgung derselben erfolgte die Niederkunft, fast schmerzlos in Dauer einer halben Stunde, ohne daß eine Hebamme zugegen war.

Verhalten nach der Entbindung.

Für völlig gesunde Frauen wären Ratschläge über das Verhalten nach der Niederkunft überflüssig. Nicht nur die Tiere, sondern vielfach auch Frauen von Naturvölkern sind imstande, fast unmittelbar nach der Entbindung ihren gewöhnlichen Verrichtungen nachzugehen. Die Frauen der Kulturvölker sind nur in seltenen Fällen dazu in der Lage. Daher pflegt man sie auch zu einer längeren Bettruhe zu nötigen. Es ist weniger der Kräftemangel, der dazu nötigt, als vielmehr der Umstand, daß sich die Geburtsorgane zu langsam in ihre alte Lage zurückziehen. Die lange Bettruhe hat aber große Nachteile. Der Stoffwechsel wird schwächer, denn die Verdauung leidet unter der Untätigkeit des Körpers. Oft entsteht hartnäckige Verstopfung. Ein Aufstehen, bevor die Geburtsorgane ihre richtige Lage angenommen haben, läßt jedoch leicht einen starken Leib entstehen.

Ich habe viel darüber nachgedacht, wie dem Übel vorzubeugen sei, ohne die Frauen so lange ans Bett zu fesseln. Folgendes hat sich bewährt: Sobald der Geburtsakt vollendet ist, ruhe die Frau nach Bedürfnis aus; sehr vorteilhaft ist es, wenn sie einige Zeit schlafen kann. Wenn sie sich stark genug fühlt, reinige sie sich gründlich, was am besten durch ein Reibesitzbad geschieht. Das Wasser kann eine Temperatur von 23 bis 25 ° C haben und 3 bis 8 cm über die Bretteinlage reichen. Nach dem Bade lege sie eine Leibbinde fest um den Unterleib. Dieselbe muß aus poröser Leinwand hergestellt und mit Bändern versehen sein. In nebenstehender Figur wird die Anwendung einer solchen dargestellt. Die Bänder werden zusammengebunden und an einer Türklinke oder einem Haken befestigt. Nun erfolgt das Anlegen so, daß man sich das andere Ende der Binde fest an den Leib hält und sich solange dreht, bis die ganze Binde festsitzt. Dadurch erhalten die inneren Teile den festen Halt, der ihnen sonst fehlt, und die Wöchnerin kann, wenn sie sich sonst kräf-

317

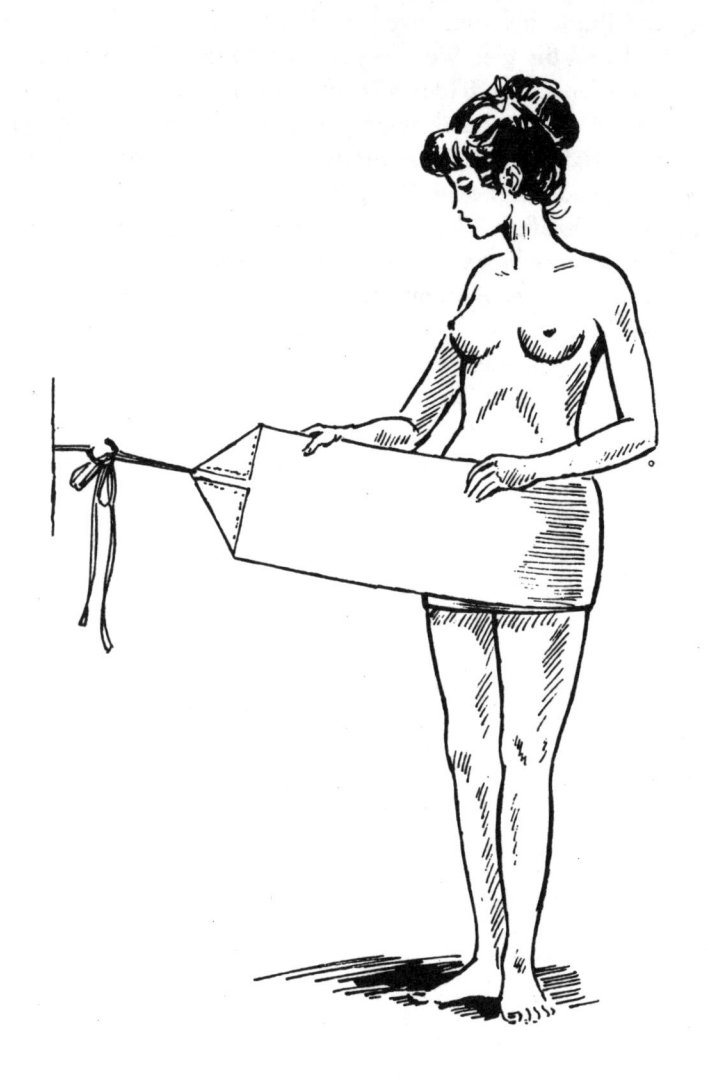

tig genug fühlt, ruhig aufstehen. Man kann natürlich mit dem Anlegen der Binde bis zum zweiten oder dritten Tage warten. Die Binde soll drei bis vier Wochen getragen werden. Stellt sich Fieber ein, so werden obige Bäder abwechselnd mit Heilerdeumschlägen gute Dienste tun. Dadurch wird der Körper leicht zum Schwitzen gebracht, so daß das Fieber weicht und der Ausgleich bald eintritt.

Wenn irgend möglich, soll die Wöchnerin das Kind selbst nähren. Der Milchzufluß läßt sich nicht etwa durch übermäßiges Essen und Trinken erzwingen, er kann dadurch sogar gehemmt werden. Es gilt auch in dieser Zeit, nur dann zu essen oder zu trinken, wenn Hunger oder Durst dazu mahnt. Daß die Wöchnerin eine naturgemäße Kost genießen muß, ist selbstverständlich. Solche Kost bringt bei gesunden Müttern Milch in genügender Menge und in bester Beschaffenheit hervor.

Die Behandlung des Kindes in den ersten Monaten.

Wer aufmerksam die Vorgänge in der Natur beachtet, wird erkennen müssen, daß ein enger Zusammenhang zwischen Mutter und Kind auf längere Dauer bestehen muß. Namentlich im ersten Lebensjahre ist die Verbindung des Kindes mit der Mutter eine innige. Es ist ein großer Fehler, das Kind frühzeitig aus der Nähe der Mutter zu entfernen und ihm die Wohltat der Nestwärme zu entziehen.

Einst wurde ich in eine Familie gerufen, in welcher der jüngste Sprößling, ein Kind von drei Wochen, durchaus nicht mehr ruhig in seiner Wiege liegen wollte. Er machte der Mutter viel Sorge, zumal auch eine ordentliche Verdauung fehlte. Einige ableitende Rumpfbäder verhalfen dem Kinde zur Ruhe und versetzten es in einen normalen Zustand.

Da jetzt die meisten Mütter ihre Kinder nicht oder nicht vollständig stillen können, so gibt es viele schwach entwickelte Kinder. Der beste Ersatz für Muttermilch ist Ammenmilch. Aber wenn die Amme nicht gesund ist, so erhält das Kind zu seiner ererbten Belastung noch eine neue. Künstliche Nahrungsmittel sind fast immer unzweckmäßig hergestellt. Wer Kuhmilch gibt, verabreiche dieselbe ungekocht, nur angewärmt, mit Wasser verdünnt, denn gekochte Milch ist viel schwerer verdaulich als ungekochte. Das Abtöten von schädlichen Organismen in der Milch ist nicht so wichtig, wie man oft meint. Milch von Tieren, die auf freier Weide leben, ist natürlich besser als solche von Stalltieren.

Die nahrhaftesten Speisen sind natürlich die am leichtesten zu verdauenden. Solange die Verdauung in Ordnung ist, besitzt unser Verdauungssaft die Kraft, alles Schädliche zu vernichten und aus dem Körper zu entfernen. Während ungekochte Milch sich außerordentlich leicht verdauen läßt, bleibt die gekochte länger in den Verdauungswegen zurück und ruft Gärungserscheinungen hervor.

Daraus erklärt sich das Auftreten so vieler Krankheiten bei Kindern und die gesteigerte Sterblichkeit derselben. Künstliche Kindernährmittel, Extrakte, tragen nur dazu bei, die Verdauungsstörungen zu vermehren. Sie treiben den Leib des Kindes auf und erzeugen große Unruhe. Gerade das, was die Gelehrten in der Milch durch das Abkochen töten wollen, ist das, was dieselbe leichter verdaulich macht. Sobald die Milch in den Verdauungskanal gelangt, soll sie in Zersetzung übergehen. Freilich sieht man in der Natur nirgends, daß die Milch, bevor sie das Kind saugt, erst die Luft berührt. Aus der Brust der Mutter soll die Milch, die weiter nichts als ein Ernährungssaft ist, unmittelbar in den Körper des Kindes übergehen, ohne die Luft zu berühren. Denn sobald das letztere geschieht, beginnt auch eine Veränderung, die schon auf die Verdauung des Kindes nachteilig wirkt. Wird aber die Milch möglichst frisch verwandt, so ist die Veränderung noch nicht bedeutend. Immerhin ist aber mit einer gewissen Vorsicht zu verfahren, da auch die Kuh durchaus nicht frei von Fremdstoffen zu sein braucht. Es ist beispielsweise eine arge Täuschung, wenn man annimmt, daß eine fette, dicke, runde Kuh, die Sommer und Winter im Stalle gehalten wird, nun auch der beste Milchproduzent sein müsse. Im Gegenteil, bei ihr zeigt sich eine vollständig krankhafte Aufschwemmung des Leibes, welche naturgemäß einen ungünstigen Einfluß auf die Milch äußern muß. So wird die Welt überhaupt verurteilt sein, immer ein mit Krankheitsstoffen geschwängertes Produkt zu genießen, denn Milch von ganz gesunden Kühen gibt es in unseren hochkultivierten Ländern selten. Als Ergänzung zur Kuhmilch ist am besten Haferschleim zu wählen. Dieser muß aus grober, guter, nicht bitterer, ungedarrter Hafergrütze hergestellt werden, die man durch ein Haarsieb schlägt. Man gibt den Schleim ungesalzen und ohne Fett und Zucker. Die Hafergrütze kommt ihrer besseren Haltbarkeit wegen überall präpariert, d. h. etwas gedarrt in den Handel. Sie verliert aber durch diese Manipulation an ihrer leichten Verdaulichkeit und eignet sich daher in diesem Zustande nicht mehr zur Kinderernährung. Das Produkt, welches ich zu diesem Zwecke im Auge habe, ist eine völlig ungedarrte Hafergrütze. Wer eine solche nicht erlangen kann, kaufe sich enthülste Haferkerne und koche aus diesen den Haferschleim. Wo auch diese nicht zu haben sind, nehme man ganzen Hafer, quetsche ihn in einem Mörser, oder schrote ihn auf der Schrotmühle, um dann daraus den würzigen Haferschleim zu kochen. Dieses letztere Produkt ist das für die Kinder vorteilhafteste, nur hat es seine Schwierigkeiten, den Hafer zu schroten. Man darf sich die Mühe indessen nicht verdrießen lassen, nach einigen Versuchen gelingt dies schon. Nach einigen Monaten kann man dem Haferschleim schon Obst- und Gemüsesäfte zusetzen.

Es ist eine bedauerliche Tatsache, daß die Not, welche Eltern mit der Erziehung ihrer Kinder haben, oft recht groß ist. Da wollen die Knaben nicht lernen, haben stets die Gedanken auf andere Dinge gerichtet, sind ungezogen, zornig, leicht erregbar, unverträglich, wiewohl sich Eltern und Lehrer die erdenklichste Mühe geben, etwas Vernünftiges aus ihnen zu machen. Eltern und Lehrern erscheint es rätselhaft, daß die Erziehung so schwierig sein soll. Man sucht nach Gründen, findet solche nicht und tröstet sich schließlich mit dem heutigen Zeitgeist, ohne zu ahnen, daß in allen diesen Fällen ganz andere Ursachen zugrunde liegen. Nur überall da, wo eine Belastung des jugendlichen Körpers mit Fremdstoffen vorhanden ist, werden die Funktionen des Gehirns und des ganzen Körpers unnatürlich beeinflußt und verändert. Wird dagegen diese Belastung gehoben, so tritt wieder ein völlig natürlicher Zustand ein. Ich habe es in meiner Praxis nicht selten erlebt, daß Kinder, welche anscheinend gar nicht erziehungsfähig waren, durch meine Kur die artigsten, ruhigsten und angenehmsten Wesen wurden. Knaben, welche durchaus nichts lernen konnten, welche stundenlang über der kleinsten Arbeit saßen, ohne sie fertigzustellen, wurden durch Herausschaffen der Fremdstoffe aus ihrem Körper völlig verändert. Sie lernten und begriffen wieder rasch, waren nicht mehr so schlaff wie früher und wurden wieder die Freude ihrer Eltern. Wer da weiß, welche Freude es gewährt, gesunde Kinder aufzuziehen und wie geringe Sorgen und Mühen das erheischt, der wird gewiß nicht unterlassen, den Seinigen alle Vorbedingungen für dieses Glück zu schaffen.

Es sei nun an dieser Stelle noch eines Punktes gedacht, der zu wichtig ist, als daß ich ihn übergehen könnte. Das ist der sich stets steigernde Geschlechtstrieb der Jugend und dessen unnatürliche Befriedigung, die Onanie. Bisher hat man die Ursache dieser Jugendsünde nicht erkannt. Auf dem Lande weiß man schon lange, daß da, wo sich bei Tieren ein gesteigerter Geschlechtstrieb zeigt, ein krankhafter Zustand vorliegt. Auch der Mensch ist denselben Naturgesetzen unterworfen. Ebenso wie bei den Tieren ein krankhafter Zustand, also eine Belastung des Körpers mit Fremdstoffen, einen unnatürlich gesteigerten Geschlechtstrieb hervorruft, so ist das auch bei den Menschen der Fall. Der Drang oder Hang zur Onanie ist nichts weiter als ein sicheres Anzeichen dafür, daß Fremdstoffe in dem Körper sind, die die Geschlechtsorgane bedrängen und ständig reizen. Werden diese Fremdstoffe aus dem Körper entfernt, so läßt der unnatürliche Hang ganz von selber nach. Alle Strafen, die Eltern ihren Kindern für das Spielen an den Geschlechtsteilen zukommen lassen, sind nutzlos. Nur die Beseitigung der Ursache kann jenen fortwährenden Reiz aufheben. Vermag man es durch Stärkung des Willens auch bei Kindern dahin zu bringen, daß sie dem Laster entsagen, der Drang dazu bleibt doch in ihnen und schwindet nicht früher, bis die Ursache beseitigt ist.

Meine langjährigen Erfahrungen mit Onanisten haben mich zu der Überzeugung kommen lassen, daß es neben reizloser Diät und naturgemäßer Lebensweise kein geeigneteres Mittel zur Beseitigung des Lasters gibt als meine ableitenden Bäder. Diese sind in der Tat ein vortreffliches Mittel zur Herbeiführung einer besseren Sittlichkeit unserer Jugend. Es sollte für jedermann Ehrenpflicht sein, sich von dieser Wahrheit zu überzeugen.

Alphabetisches Inhaltsverzeichnis

Seite

Aasfresser	35
Abbinden von Blutgefäßen	277
Abführmittel	255, 260
Abhärtung des Körpers	215
Ablagerungen	31, 32
Ableitende Bäder	281, 289, 293, 294, 295, 301
Abnormer Blutverlust	72
Abkühlung nach dem Dampfbad	76
Abortus	304
Abstoßungsprozeß	290
Abweichen von natürlicher Nahrung	111
Ägyptische Augenentzündung	220
Affen	152
Allgemeine Schwerhörigkeit	227
Alkohol	102
Allopathie im Vergl. zur neuen H.	21
Amputation	285, 292
Anlegen der Leibbinde	317
Anpassungsprozeß	112
Anstaltseröffnung	19
Ansteckungsgefahr	56
Antifebrin	291
Antiseptische Behandlung	271, 283
Anweisung zur Bereitung von Schrotsuppe	118
Anweisung zur Bereitung des Weizenschrotbrotes	118
Arthrosen	132
Asthma	149, 160

Arzneigift	138
Atemnot	149
atrophia cerebi	147
Atropineinträufelung	221, 224
Aufstoßen	102
Augenleiden	218
Augenoperation	220
Ausbleiben der Menstruation	298
Ausdünstung	253
Aussatz	250–254, 298
Ausscheidung	100
Ausscheidungsorgane	170
Ausschlag	47
Auswahl natürlicher Kost	119
Bakteriengifte	45
Bandwurm	255
Bazillen	292, 293
Begleiterscheinungen der Schwangerschaft	311
Behandlung des Kleinkindes	319
Belastung, erbliche	231
Belastung mit Fremdstoffen	290, 292
Bettnässen	180, 185
Bettruhe nach der Entbindung	316
Bewegung im Freien	296
Bienenstiche	295
Blasenkatarrh	186
Blasenleiden	180
Bleichsucht	72, 209, 211
Blutarmut	211
Blutabgang durch Darm	196
Blutblasen	281
Blutvergiftung	295
Blutzirkulation	278
Brand	194

Brandwunden	284
brandige Wunden	293
Brechdurchfall	240
Brechdurchfall, chronisch	293
Brei aus ganzem Weizen	124
bolus alba	278
Brom	291
Bruchband	261, 265
Brustkrebs	261, 265
Bubonen	169
Buchinger, Dr. Otto	127
Centralheizung	69
Chinin	291
Cholera	236, 237, 239
Chronische Augen- und Ohrenleiden	224
chronischer Gelenkrheumatismus	132
Closettpapier	24
Cocain	276
Dampfbäder	74, 89
Darmfistel	185
Darmkanal	108
Darmleiden	180
Dauer der Fastenkuren	134
Diagnose	142
Diät, reizlose	105, 225
Digitalis	291
Diphtherie	39, 95
Doppelsehen	222
Drehen des Augapfels	222
Druck im Kopf	42
Durchfall	246
Durchfallkrisen	240
Durst	232

Einfache Kochrezepte	120
Eingeweidebrüche	255, 258
Eingeweidewürmer	256
Einheit der Krankheit	37, 39
Einpökeln	96
Einspritzungen von Quecksilber etc.	175
Eisen	214
Eiterung	294
Entbindung, Verhalten danach	316
Entleerung des Darmes	129
Entzündung an der Reibestelle	85
Epileptische Krämpfe	207
Erbsen und Linsen in leichtverdaulicher Form	122
Erstickungsanfälle	268
Essig	96
Exkremente	101
Fasten	274
Fastenbrechen	131
Fastenkuren	124
Feigwarzen	169
Fettsucht	131
Fieber, Entstehung	26, 32, 41, 51
Filzläuse	255
Flechten	188
Frauenkrankheiten	298
Fremdstoffe	28, 37, 70
Fressender Hautwolf	165
Frugivoren	106, 110
Füße, kalte	62
Gallenfieber	220
Gallenerkrankungen	301
Gallensteine	180, 186
Gallopierende Schwindsucht	149

Gärung	33, 156
Gebärmutterkrebs	261
Gebärmuttervorfall	303
Geburten, leichte	308
Gehirnschwund	147
Gehirnentzündung	233
Gehirntuberkulose	233, 234
Gelbsucht	180, 186
Gelbfieber	242
Geisteskrankheiten	142
Gelenkrheumatismus	63
Geruchsinn	104
Geschlechtskrankheiten	168
Geschlechtstrieb	322
Geschmack	104
Geschosse, Entfernung derselben	285
Geschoßsplitter	285
Geschwüre, ihre Entstehung	154
Geschwulst	297
Gesichtsausdruckskunde	27, 142
Gesichtslupus	166
Gicht	62, 67, 68
Gipsverband	288, 289
Grad der Belastung	175
Grauer Star	220
Grippe	230
Grüne Bohnen mit Apfel	121
Grünkohl mit Hafergrütze	120
Grüner Star	225
Haarausfall	162
Hämorrhoidalknoten	233, 259
Hämorrhoidalleiden	201, 204
Hafergrütze	320
Haferschleim	320

Halsdampfbad	79
Halsleiden	231
Hartleibigkeit	237
Hauptfeind der Moral	113
Hautflechten	180
Hautporen	34
Heilerde	278, 314, 318
Heilung, scheinbare	214
Heilkrise	130
Herbivoren	107
Herzwassersucht	193
Hitzegefühl	70
Hochgradige Verstopfung	73, 98, 132, 237
Homöopathie	21
Hypochondrie	137
Hysterie	137
Impfung	291
Impotenz	177
Infektion	171
Influenza	230
Insektenstiche	295
Irrsinn	137
Jod	291
Jodkali	291
Jodoform	276
Jucken	293, 294
Jugendsünden	322
Kalte Armbäder	289
Kalte Füße und Hände	69
Kältegefühl	70
Kartoffelklöße	122
Kartoffelsalat	122

Karnivoren	107
Kehlkopfentzündung	231
Keuchhusten	39, 49, 50
Kinderkrankheiten	39, 40
Kindernährmittel	320
Klistiere	18, 259
Klosettpapier	24
Kniescheibenverletzung	288
Knochenbrüche	288
Knochenfraß	164
Knochentuberkulose	164
Knotenbildung	155
Kopfdampfbad	79
Kopf, heißer	62
Kopfschmerzen	234
Kopfsalat	122
Kompresse	278
Kochen	16
Körperformen	23, 27
Krankheitsstoffe	294
Krankheitsursache	37
Krankenspeise	116
Krätze	255, 257
Krätzmilbe	255
Krebsknoten	267
Krebsleiden	254, 291
Kreislauferkrankungen	132
Kreosot	157
Kreuzen der Sehnerven	222
Kropf	231
Kristallinse	220
Kühlung der Wunden	42, 295, 296
Kurzsichtigkeit	219
Latende Krankheiten	30

Lebenskraft	86, 293
Leberleiden	180, 186
Leibbinde anlegen	317
Leichte Geburten	308, 315
Lepra	250
Leprose	198, 248
Linksseitige Taubheit	226
Linsen mit Pflaumen	121
Lokale Dampfbäder	78, 79
Luftdruck	276
Lungenentzündung	149
Lungenkost	29
Lungenleiden	149
Lupus	149, 165
Luvos, Heilerde	278, 314, 318
Magenerweiterung	97
Magenkrebs	261
Magersucht	132
Magenkost	29
Malaria	242
Mannesschwäche	177
Masern	39, 41
Massage	130
Maßhalten im Essen	117
Medikamente gegen Blutarmut	214
Menstruationsstörungen	299
Migräne	233
Milben	257
Milchzufluß der Wöchnerin	318
Mittelohrkatarrh	218
Morgenfasten	135
Morphium, Morphiumsucht	261
Mückenplage	34
Müsli	123

Nachgeburt angewachsen	313
Nahrungsmittelentwertung	96
Nasenkrebs	261
Naturgemäße Lebensweise	117
Naturheilkunde	22
Nervenkrankheiten	137
Nervosität	137
Nervus sympathikus	145
Neuralgie	137
Neurasthenie	137
Nikotingift	87, 102
Nierenleiden	180
Oedembildung	131
Ohrenfluß	226
Ohrenlaufen	219
Ohrenleiden	218
Omnivoren	107
Onanie	322
Ohrensausen	226
Packungen	18
Paralyse	137
Parasiten	255
Pocken	39, 46
Pockenausschlag	47
Pockenimpfung	291
Pockennarben	47
Pockenvirus	48
Pollutionen	169
Pusteln	47
Quecksilber	168, 291
Quellwasser	96
Quetschwunden	276, 281

Rachenkatarrh	231
Rauchen	102
Räuchern	96
Reibesitzbad	74, 84, 91
Reinigung nach der Entbindung	316
Reis mit Äpfeln	121
Reisspeise	121
Reizlose Diät	279, 322
Rheuma	62
Ring tragen	303
Rippenfellentzündung	149, 156
Rißwunden	276
Rote Rüben	122
Rotkohl mit Äpfeln	122
Ruhr	236, 237, 239
Rumpfreibebad	74, 82, 89
Rückenbelastung	145
Rückenmarksleiden	201
Rückenmarksschwindsucht	201, 203
Saftfasten	134
Salizyl	291
Sauna	74, 80
Säuglingsbehandlung	319
Schanker	169
Scharlach	39, 44, 221
Schielen	222
Schienen	289
Schizophrenie	143
Schlaflosigkeit	137
Schlangenbisse	295
Schlangengift	295
Schlimme Brüste	305
Schmarotzerkrankheiten	255
Schmerzen bei Menstruation	300

Schnaps	103
Schnittwunden	276
Schnupfen	230
Schrotbrot	116
Schußwunden	285
Schutzpockenimpfung	291
Schüttelfrost	296
Schwangerschaft	301, 302
Schweiß, Schwitzen	36, 77, 296, 297
Schweißfüße	186, 187
Schwerhörigkeit	227
Schwere Geburten	314
Sehkraft	225
Sehnerven	222
Sinnliche Leidenschaft	113
Skrofulose	39, 52
Sodbrennen	102
Sonnenbaden	74, 81
Spezialistentum	141
Spinat	120
Star, grauer	220
Star, grüner	220
Star, schwarzer	219
Starker Leib nach der Geburt	316
Steinleiden	182
Steinpilze	122
Stichwunden	276
Stillen	298, 305
Stuhlträgheit	73, 98
Stuhlgang, regelmäßiger	301
Sublimat	276
Suppen	96
Syphilis	169
Temperaturherabsetzung	256
Teilfasten	135

Theodor Hahn	114
Thymusdrüse	132
Tragen von Ringen	303
Tripper	169, 176
Trunksucht	261
Tuberkulose	149, 163
Tuberkuloseknoten, ihre Entstehung	153, 156
Tuberkulose, fortgeschritten	162
Typhus	236
Umschläge	278
Unfruchtbarkeit	304
ungekochte Milch	319
Ungünstige hygienische Verhältnisse	102
Unnatürliche Geburten	312
Unnatürlich gesteigerter Geschlechtstrieb	311
Unterdrückung des Geschlechtstriebs	171
Unterleib, Dampfbad für den	78
Urämie	180
Urinverhalten	183
Verdauung	93, 100, 101, 140
Verengte Geburtswege	312
Verhalten nach der Entbindung	316
Verletzungen, innere	281
Verstopfung	73, 98, 132, 237, 241, 316
Volldampfbad	43, 71
Vollkornbrot	103
Vorbereitung leichter Geburten	314
Wärmeerzeugung	31
Wasserkopf	221
Wassersucht	174, 190, 195, 259
Wasser trinken	115, 296
Wasserumschläge	278, 289

Wechselfieber	242
Weißer Fluß	169
Weißkraut mit Tomaten	120
Wildes Fleisch	259, 278
Willensstärkung	322
Wundbehandlung	271
Wunden, fressende	292
Wunden, offene	273, 290, 292, 294
Wundfieber	272
Wunderkinder	145
Wundwerden beim Reibesitzbad	264
Würmer	255
Würzen	96
Zahnleiden	228
Zähneputzen	229
Zahnstein	229
Zangengeburt	314
Zersetzungsprozeß in der Lunge	153
Zersetzungszustand	292
Ziegenpeter	54
Zuckerkrankheit	180
Zungenkrebs	261
Zungennerven	117

Neue Erkenntnisse in der Naturheilbehandlung

von Dr. med. A. Rosendorff, 7. Auflage, 45. - 54. Tausend, 160 Seiten

Aus dem Vorwort

Im vorliegenden Buche habe ich in Kürze das Ergebnis meiner 50jährigen Ärztepraxis, davon 30jährigen Forscherarbeit als Naturheilarzt, niedergelegt. Ich gelangte immer mehr zu der Überzeugung, daß ich durch die allopathische Methode selbst bei einer anscheinend gelungenen Kur die verlorene Gesundheit nicht wiedergeben konnte und ahnte, daß in den überlieferten Theorien und Dogmen eine Lücke sein müsse, andererseits konnte ich mir niemals vorstellen, daß das größte Wunderwerk des Schöpfers, der menschliche Körper, so mangelhaft gebaut sei, daß es einer ungeheuren Menge von über 20 000 verschiedenen Arzneimitteln bedürfe.

Durch Beobachtungen am eigenen Körper und an Patienten lernte ich allmählich die Quellen der sogenannten Krankheiten erkennen und entdeckte schließlich in der **Ptose**, der Magenerweiterung, die Grundursache fast aller Leiden. Ich fand auch das Mittel, die Ptose radikal zu beseitigen und jede Krankheit durch Reinigung des verschmutzten Körpers radikal zu heilen. Die Prinzipien dieser Heilmethode sind Naturgesetze, deren Wirksamkeit jeder Mensch an sich selbst kontrollieren kann. Ich habe sie an Tausenden von Kranken in immer gleichbleibender Weise bestätigt gefunden. Sie wird an Einfachheit der Anwendung von keiner anderen Heilmethode übertroffen.

Dr. Alexander Rosendorff

Lösungs- und Atemtherapie bei Schlafstörungen

Von Alice Schaarschuch. 80 Seiten, kartoniert

Das Büchlein ist nicht nur ein Wegweiser zu Gesundheit, Gelöstheit und Lebensfreude, es lüftet auch etwas die Decke von dem inneren Geheimnis des Atems, der wahrhaft zu beleben vermag und einschwingen läßt in das Fluidum göttlichen Odems.

Was Jedermann sucht   Unser Ziel   Unser Auftrag

Gesundung durch Einheit des Lebens   Befreiung unserer schöpferischen Lebenskräfte   Die Entwicklung des inneren Menschen

Drei Bände von Dr. **Rebecca Beard.** Je 160 - 170 Seiten. Leinen

In diesen drei Bänden von Dr. Rebecca Beard werden die Ideen der geistigen Einheit entwickelt, welche die Verfasserin durch ihre vielen Erfahrungen während ihrer langjährigen Praxis als Ärztin unterbaut. Sie zeigt, welchen Einfluß Gedanken und Gemütsbewegungen auf unsere seelisch-körperliche Gesundheit haben. Aus dem streng logisch angelegten Weg von der „Befreiung unseres Bewußtseins" bis zur „Reife unseres Empfindens" kann man den Pfad zur Verwirklichung „unseres Zieles" erkennen.

TURM VERLAG   BIETIGHEIM (WÜRTTEMBERG)